"十二五"职业教育国家规划教材

经全国职业教育教材审定委员会审定

供高职高专护理类专业使用

内科护理实训指导

主　编　张小来

副主编　方　欣　魏　艳　朋彩虹　王荷菱

编　者　(按姓氏汉语拼音排序)

代木花(曲靖医学高等专科学校)

方　欣(安徽医学高等专科学校)

黄　萍(湖北三峡职业技术学院第一临床医学院)

刘文慧(河套大学医学院)

陆一春(淮阴卫生高等职业技术学校)

朋彩虹(安徽医学高等专科学校)

汪凤霞(合肥市第一人民医院)

王凤华(聊城职业技术学院)

王荷菱(贵阳护理职业学院)

王　静(湖北三峡职业技术学院第一临床医学院)

魏　艳(安徽省立医院)

吴凤琼(安徽省立医院)

杨玉琴(江西医学高等专科学校)

张文娟(遵义医药高等专科学校附属医院)

张小来(安徽医学高等专科学校)

赵立波(承德护理职业学院)

庄光群(安徽省立医院)

U0287217

科学出版社

北　京

内 容 简 介

　　本教材是2010年国家级精品课程、2013年国家级精品资源共享课程(立项)《内科护理》主教材的配套教材。其特色为:①为开展"教学做"一体化教学创造了条件。②实训形式多样、新颖,供师生酌情选用。③校企合作,携手共编,使本教材既贴近临床,又与护士执业资格考试接轨。

　　本教材在编写时力求科学化、临床化、人文化、创新化,供高职高专护理教学、学生自学、实践训练使用。

图书在版编目(CIP)数据

内科护理实训指导 / 张小来主编. —北京:科学出版社,2014.5
"十二五"职业教育国家规划教材
ISBN 978-7-03-040480-0

Ⅰ. 内… Ⅱ. 张… Ⅲ. 内科学–护理学–高等职业教育–教学参考资料
Ⅳ. R473.5

中国版本图书馆 CIP 数据核字(2014)第 081540 号

责任编辑:许贵强 / 责任校对:李　影
责任印制:李　彤 / 封面设计:范璧合

科 学 出 版 社 出版
北京东黄城根北街 16 号
邮政编码:100717
http://www.sciencep.com

北京虎彩文化传播有限公司 印刷
科学出版社发行　各地新华书店经销
*

2014 年 8 月第　一　版　　开本:787×1092　1/16
2022 年 2 月第六次印刷　　印张:16
字数:380 000
定价:39.00 元
(如有印装质量问题,我社负责调换)

前　言

本教材是 2010 年国家级精品课程、2013 年国家级精品资源共享课程(立项)《内科护理技术》主教材的配套教材,有以下几点特色。

1.促进开展"教学做"一体化教学　本教材与主教材配套,将实训项目穿插在整个教材之中,便于师生边讲边做边练。此外,本教材还设有多个实训项目,供内科护理教学时酌情选用。

2.实训形式多样、新颖　①设有"情境对话",指导学生如何与病人及家属沟通,如何将健康教育融入护理工作之中等,缩短学生与病人的距离。②设有模拟训练,提高学生临床应用能力及操作能力。③设有临床诊疗技术操作流程及配合,帮助学生迅速了解配合诊疗操作的要点。④设有病例讨论、填空、连线、看图说话、选择题、简答题等多种训练形式。

3.校企合作携手共编　本教材将每一种主要疾病分为"实践指导"、"练习题"两部分。前者主要由来自临床一线的护理专家根据临床真实工作过程编写,后者主要由校内专任教师依据全国护士执业资格考试大纲要求编写。充分发挥临床护理专家和校内专任教师各自的优势,使本教材既贴近临床,又与护士执业资格考试接轨。

4. 便于学生自学　本教材"实践指导"、"练习题"均配有答案或简要提示,便于学生自学、自练。

本教材形式活泼、重点突出、实用性强、理论扎实,力求提高学生的人文素养,培养学生创新思维能力,强化技能训练。本教材编委主要是资深教师及长期工作在临床护理一线的内科护理专家,安徽省立医院、合肥市第一人民医院的多位临床护理专家及临床医生也对本教材进行了认真的审核,确保了本教材的严谨性及实用性,在此一并表示感谢。

由于编写时间仓促,加之编者水平有限,书中难免有不尽完善之处,祈盼广大读者不吝指正。

张小来

2013 年 11 月

目　　录

第1章 绪 论

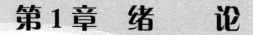

练 习 题

简答题

1.《内科护理》的课程目标是什么?

2.《内科护理》的思维程序是什么?

参 考 答 案

简答题

1. 答:

(1)素质目标:培养学生高度的责任心、同情心、爱心,良好的职业道德和敬业精神,勇于探索、自强不息的精神。

(2)能力目标:培养学生观察、判断病情变化的能力,配合医生进行诊疗操作的能力,配合医生合理用药的能力,对内科疾病实施护理的能力,进行健康教育的能力。

(3)知识目标:帮助学生掌握常见内科疾病的临床表现、护理措施,熟悉常见内科疾病的诊疗要点,了解常见内科疾病的病因、发病机制及主要辅助检查项目的临床意义。

2. 答:根据病因、发病机制、临床表现、辅助检查等错综复杂的线索→判断病情,并提出护理问题→找出首优问题→选择处理方法。

第2章 循环系统疾病病人的护理

第1节 循环系统基础知识

练 习 题

（一）选择题

1. 下列不属于心脏传导系统的是
A. 希氏束　　　　　B. 窦房结
C. 房室结　　　　　D. 冠状窦
E. 结间束

2. 心脏的正常起搏点位于
A. 窦房结　　　　　B. 房室结
C. 希氏束　　　　　D. 左心耳
E. 冠状窦

（二）简答题

1. 请简述肾素-血管紧张素-醛固酮系统（RAAS）的作用。

2. 请简述钙离子、钠离子、钾离子、镁离子对循环系统的主要影响。

3. 请简述交感神经和副交感神经对循环系统的主要影响。

4. 请用箭头图简单描述血液循环（包括体循环和肺循环）的路径和方向。

5. 请简述体循环动脉、静脉和毛细血管的关系。

6. 请简述心悸的护理。

参 考 答 案

（一）选择题

1~2　DA

（二）简答题

1. 答：RAAS 有留钠、排钾、升血压、增加血容量作用。

2. 答：钙离子、钠离子可加速心率，增加心肌收缩力。钾离子、镁离子作用相反。

3. 答：交感神经使心率增快、心肌收缩力增强、周围血管收缩、血管阻力增加及血压增高，副交感神经作用相反。

4. 答：上、下腔静脉→右心房→三尖瓣→右心室→肺动脉瓣→肺动脉→肺毛细血管→肺静脉→左心房→二尖瓣→左心室→主动脉瓣→主动脉→冠状动脉及全身。

5. 答：心脏→动脉（含氧多）→毛细血管（血液和组织液交换营养物质和代谢产物）→静脉（含二氧化碳多）→心脏

6. 答：①评估：评估病人心悸发作的诱因、伴随症状、用药史、既往病史等。观察病人的意识状况、生命体征、心率、心律变化，注意有无胸痛、呼吸困难、发热及晕厥等伴随症状。了解辅助检查结果。②休息：保持环境安静、舒适。严重心悸时应卧床休息，可取半卧位。睡眠障碍者可按医嘱给予少量镇静剂。③放松：指导病人通过深呼吸、听音乐、看电视、与人谈话等方式转移注意力，使其情绪放松。④饮食：饮食宜清淡，嘱病人少食多餐，避免过饱，避免摄入辣椒、浓茶、咖啡等刺激性的食物或兴奋性饮料，戒烟酒。⑤保持大便通畅。

第2节 心电图基础知识

一、实 践 指 导

▲实训2-2-1

【实践目的】　帮助学生识别心电图。

【实践地点】　模拟病房。

【实践内容】　识别心电图。

【实践用物】　每个学生都有一份已经描记过的心电图等。

【实践方法】　模拟训练:每讲一个波、段后,就请学生看自己拿的那份心电图,识别是否有相应的波、段。

　　＊参考情境:略。

▲**实训 2-2-2**

【实践目的】　训练学生进行胸导联定位。

【实践地点】　模拟病房。

【实践内容】　胸导联定位。

【实践用物】　每组 1 张病床、1 台心电图仪、做心电图辅助用物等。

【实践方法】　模拟训练:每个小组在 1 个同学身上进行胸导联 $V_1 \sim V_6$ 定位。

　　＊参考情境:略。

▲**实训 2-2-3**

【实践目的】　训练学生掌握做 12 导联心电图操作方法。

【实践地点】　模拟病房。

【实践内容】　12 导联心电图操作。

【实践用物】　每组 1 张病床、1 台心电图仪、做心电图辅助用物等。

【实践方法】　模拟训练:学生相互做 12 导联心电图。

　　＊参考情境:①环境和设备。②患者准备。③接电源、开机。④皮肤准备。⑤电极安置:连接肢体导联及胸导联。⑥描记心电图。⑦记录床号、姓名、时间。

▲**实训 2-2-4**

【实践目的】　帮助学生熟悉分析心电图的方法。

【实践地点】　模拟病房。

【实践内容】　分析心电图。

【实践用物】　每个学生都有一份已经描记过的 12 导联心电图等。

【实践方法】　模拟训练:请学生看自己拿的那份 12 导联心电图,分析并测量电压、时间、心率、心电轴、P 波、QRS 波、T 波、P-R 间期、Q-T 间期、ST 段等。

　　＊参考情境:略。

▲**实训 2-2-5**

【实践目的】　帮助学生熟悉判断心电图是否异常的方法。

【实践地点】　模拟病房。

【实践内容】　判断心电图。

【实践用物】　每个学生都有一份已经描记过的 12 导联心电图等。

【实践方法】　模拟训练:请学生看自己拿的那份 12 导联心电图,初步判断是否正常。

　　＊参考情境:

①分析 P 波的形态和出现规律,确定主导心律:若 P 波规律出现,形态、方向正常,P-R 间期在 0.12～0.20 秒,为窦性心律。②测量心律是否整齐:若同导联 P-P 间距之差>0.12 秒,提示心律不齐。③计算心率。④测量心电轴。⑤测量各波形、波段。⑥初步结论:是否为窦性心律,心电图是否正常。

二、练 习 题

（一）选择题

1. 常规十二导联包括

A. Ⅰ、Ⅱ、Ⅲ、V₁、V₂、V₃、V₄、V₅、V₆、V₇、V₈、V₉

B. Ⅰ、Ⅱ、Ⅲ、Ⅳ、Ⅴ、Ⅵ、aVR、aVL、aVF、V₁、V₂、V₃

C. Ⅰ、Ⅱ、Ⅲ、Ⅳ、Ⅴ、Ⅵ、V₁、V₂、V₃、V₄、V₅、V₆

D. Ⅰ、Ⅱ、Ⅲ、Ⅳ、Ⅴ、Ⅵ、aVR、aVL、aVF、V₁、V₂、V₃、V₁R、V₂R、V₃R

E. Ⅰ、Ⅱ、Ⅲ、aVR、aVL、aVF、V₁、V₂、V₃、V₄、V₅、V₆

2. 正确的肢体导联连接方式是

A. 右上肢-黄色、左上肢-红色、左下肢-蓝色

B. 右上肢-红色、左上肢-黄色、右下肢-蓝色

C. 右上肢-红色、左下肢-蓝色、右下肢-黄色

D. 右上肢-红色、左上肢-黄色、左下肢-蓝色

E. 右上肢-蓝色、左上肢-黄色、左下肢-红色

3. 正确的胸导联连接方式是

A. V₁：胸骨右缘第 2 肋间隙

B. V₂：胸骨左缘第 2 肋间隙

C. V₃：V₂ 与 V₄ 的中点

D. V₄：左锁骨中线与第 4 肋间隙交点

E. V₅：V₄ 水平与腋中线交点

4. 正确的胸导联连接方式是

A. V₁ 红   B. V₂ 绿

C. V₃ 棕   D. V₄ 黑

E. V₅ 黄

5. 目测心电轴中 QRS 波群主波方向主要依据的两个导联是

A. Ⅰ、Ⅱ   B. Ⅱ、Ⅲ

C. Ⅰ、Ⅲ   D. aVR、aVL

E. aVL、aVF

6. P-R 间期的意义是代表

A. 心房除极时间

B. 心房复极时间

C. 心房除极至复极时间

D. 心房除极至心室开始除极的时间

E. 心房除极与心室复极的时间

7. 正常 P 波时间为

A. 0.06～0.11 秒   B. 0.04～0.10 秒

C. <0.12 秒   D. <0.13 秒

E. <0.05 秒

（二）简答题

1. 简述心电图各波段的意义。

2. 简述心率测量方法。

参 考 答 案

（一）选择题

1～5 EDCAC 6～7 DC

（二）简答题

1. 答：

P 波：代表心房除极过程的电位与时间变化。

QRS：代表心室除极过程的电位与时间变化。

T 波：代表心室复极过程的电位与时间变化。

P-R 间期：房室传导时间。

Q-T 间期：从 QRS 波开始到 T 波结束，反映心室肌除极和复极的总时间。

ST 段：从 QRS 波结束到 T 波开始，代表心室早期缓慢复极的电位与时间变化。

2. 答：

▲心律规则（同导联 R-R 时间相差<0.12 秒）

心率=60 秒/R-R 或 P-P 间期（秒）。

或心率=1500/小格数（R-R 之间）。

▲心律不规则（同导联 R-R 时间相差>0.12 秒）

心率=30 大格内 QRS 波数量×10。

或测量 P-P 或 R-R 间期：测量 5 个或 5 个以上 P-P 或 R-R 间期，计算其平均值，60 除以该平均值即为每分钟的心率。

第 3 节 心律失常病人的护理

一、实 践 指 导

▲实训2-3-1

【实践目的】 帮助学生识别心电图。

【实践地点】　教室、模拟病房。

【实践内容】　识别心电图。

【实践用物】　每个学生都有一份已经描记过的心电图等。

【实践方法】　模拟训练:每讲一个心律失常后,就请学生看自己拿的那份心电图记录纸,识别是否有相应的心律失常。

* 参考情境:略。

▲实训 2-3-2

【实践目的】　帮助学生了解病态窦房结综合征病人的护理要点。

【实践地点】　模拟病房。

【实践内容】　病态窦房结综合征病人的护理要点。

【实践用物】　入院宣教告知书、各种风险评估单。

【实践方法】　模拟情景:实习护生看见老师手里拿着"入院宣教告知书",向老师咨询病态窦房结综合征病人的护理要点。

*参考情境

实习护生:老师,你刚才在做"入院宣教"吗?

带教老师:是的。新入院的是位病态窦房结综合征的病人。

实习护生:我刚看见病人活动自如,年龄又不是太大,您为什么要给她填写"跌倒坠床评估表"呢?

带教老师:病态窦房节综合征的病人常有严重而持续的心动过缓,可合并有窦房传导阻滞、短暂窦性停搏、房室传导阻滞等。病人往往因为心率过慢,心、脑等脏器供血不足而发生阿-斯综合征,也就是病人会突然出现意识丧失,所以跌倒的风险非常大。我们要针对病人情况采取一些预防跌倒的措施,并且告知病人,请他配合。

实习护生:除了防跌倒以外,我们还需要注意什么呢?

带教老师:这位病人心率在静息状态时仅 40 次/分,需要心电监护,卧床休息。我们要密切观察心率、心律的变化,在病人卧床期间还要加强基础护理。

实习护生:病态窦房结综合征的病人如何治疗呢?

带教老师:病态窦房结综合征的病人除有窦性心动过缓以外,常合并快速心律失常,因此,最好安装心脏起搏器,在此基础上用抗心律失常药物控制快速心律失常。

实习护生:所以,我们还需要向病人介绍安装心脏起搏器的相关知识,对吗?

带教老师:对。

▲实训 2-3-3

【实践目的】　帮助学生了解心房颤动的心电图特征及治疗。

【实践地点】　模拟病房。

【实践内容】　心房颤动的心电图特征及治疗。

【实践用物】　病床、心电监护仪等。

【实践方法】　模拟情景:实习护生和带教老师在观察病人心电监护情况。

*参考情境

实习护生:老师,17 床病人的心电监护显示波形不齐,节律也不规律,这是不是心房颤动?

带教老师:是的,我们看不到这位病人心电图上的 P 波,只能看到很多间隔不均、振幅不等、形状不同的 f 波,且 f 波的频率往往能达到 350~600 次/分;其次 QRS 波群间隔绝对不规则,QRS 波形态正常。这些都是心房颤动心电图的典型特征。

实习护生:可是心电监护仪上的心率数值是 90 次/分,不是 350~600 次/分?

带教老师:心电监护仪上显示的心率数值是指心室率,我们所说的 350~600 次/分是心房率。

实习护生:这位病人的心室率不是很快,需要治疗吗?

带教老师:心房颤动的危害性不仅仅在于心室率的快慢,还在于它容易导致心房内血栓形成,脱落后可引起动脉栓塞,最常见的是脑栓塞。所以,急性心房颤动治疗的主要目的是转为窦性心律。慢性心房颤动治疗的主要目的是减慢心室率,防止血栓形成。

实习护生:具体用哪些治疗方法呢?

带教老师:对急性、频繁发作、发作时症状明显者可给予洋地黄、普罗帕酮、胺碘酮药物治疗,或进行同步直流电复律。对慢性心房颤动可用洋电黄、普罗帕酮、胺碘酮控制心室率,同时抗凝治疗。

实习护生:老师,您说的这几种方法只能控制心室率,达不到根治的目的。有没有根治的方法呀?

带教老师:你问的很好,除以上几种方法以外,对于心房颤动的病人确实还有一种根治的方法,就是最近几年才成熟的一种介入治疗方法——射频消融术。不过这种方法对医生的技术水平要求较高。

实习护生:谢谢老师,我懂了。

表 2-2-1 抗快速心律失常药物的作用与副作用填空表

药物	用途
利多卡因	
美西律	
普罗帕酮(心律平)	
美托洛尔(倍他乐克)	
胺碘酮	
维拉帕米(异搏定)	
地尔硫䓬	

▲实训 2-3-4

【实践目的】 帮助学生了解"抗快速心律失常药物"的作用、副作用。

【实践地点】 无特殊要求。

【实践内容】 抗快速心律失常药物的作用与副作用。

【实践用物】 抗快速心律失常药物的作用与副作用填空表(表 2-2-1)

【实践方法】 填空。

＊参考答案:见表 2-2-2

表 2-2-2 抗快速心律失常药物的作用与副作用汇总表

药物	用途	副作用
利多卡因	急性心肌梗死伴室性心动过速	嗜睡、头晕、较大剂量可出现精神症状、低血压、呼吸抑制
美西律	室性心动过速、心律失常	头晕、恶心、震颤,较少引起血细胞减少,大剂量静脉应用可引起精神症状和心血管抑制作用(心动过缓、传导阻滞、心力衰竭、低血压)
普罗帕酮(心律平)	各型期前收缩、心动过速、预激综合征	头晕、头痛、口干、恶心、呕吐,大剂量有心血管抑制作用(窦房结抑制、房室传导阻滞、低血压),可能加重支气管痉挛、心力衰竭、口内金属味,眼闪光,手指震颤
美托洛尔(倍他乐克)	高血压、冠状动脉粥样硬化性心脏病伴期前收缩、心动过速	失眠、肢端发冷、腹胀、便秘,大剂量时有心血管抑制作用
胺碘酮	各种期前收缩、心动过速、心房扑动、心房颤动、预激综合征	消化道反应,角膜微小沉淀,甲状腺功能混乱,肺间质纤维化(最严重),大剂量可引起心血管抑制作用和扭转型室性心动过速,转氨酶升高,偶致肝硬化
维拉帕米(异搏定)	室上性期前收缩,室上性心动过速,减慢心房颤动、心房扑动的心室率	头晕、头痛,消化道反应,静脉注射时可见心动过缓、房室传导阻滞、低血压
地尔硫䓬	同上	眩晕、口干、心动过缓、低血压

▲实训 2-3-5

【实践目的】 训练学生对服用华法林的病人进行用药护理。

【实践地点】 模拟病房。

【实践内容】　对服用华法林的病人进行用药护理。

【实践用物】　无特殊要求。

【实践方法】　模拟情景:对服用华法林的病人进行用药护理。

＊参考情境

护士:小张,您好,您入院已经有两天了,对于您服用的药物您清楚吗?

病人:您每天发什么药我就吃什么药,具体什么药,起什么作用虽然跟我说了,但我没心思记,也没记住。

护士:小张,您要清楚自己正在吃什么药,这样才能配合观察疗效及不良反应啊。我现在再跟您说一遍,您要记住哟。

病人:好的。

护士:您患有心房颤动,目前服用的药物是华法林。

病人:哦,华法林啊? 什么作用?

护士:抗凝的作用,可以防止血栓形成。

病人:那我需要注意什么?

护士:因为华法林主要是通过抑制维生素 K 参与的Ⅱ、Ⅶ、Ⅸ、Ⅹ凝血因子的在肝脏内的合成,达到抗凝作用的,所以要少食富含维生素 K 的食物,如猪肝、蛋黄、大豆油、胡萝卜、生菜、菠菜、包心菜、橘子、苹果等;其他许多药物也会影响华法林的药效,所以在服药期间,请您不要擅自服用其他药物,好吗?

病人:好的。

护士:另外您还要注意,您刚吃这个药,剂量还在调整,如果您出现牙龈出血、鼻出血、便血、皮下瘀斑等情况,千万不要大意,一定要及时的告诉医生,医生会为您调整用药剂量的。

病人:哦,这个药这么厉害啊! 那我得小心点,你说的我记住了,谢谢你!

护士:不客气!

▲实训 2-3-6

【实践目的】　帮助学生了解服用华法林期间监测凝血象的重要性。

【实践地点】　模拟病房。

【实践内容】　服用华法林期间监测凝血象。

【实践用物】　静脉采血用物。

【实践方法】　模拟情境:护士拟为服用华法林的病人采血,监测凝血象,病人不理解。

＊参考情境

病人:护士,怎么又给我抽血,我入院都抽两次血了。

护士:老人家,是这样的,因为您刚刚开始口服华法林,医生要通过抽血查凝血象来了解您服药后的效果,并调整药物的剂量,使药物效果好,有没有出血并发症。

病人:这样啊,我说怎么老是抽血,都抽怕了。

护士:这是治疗需要,请您配合,好吗?

病人:好吧。

▲实训 2-3-7

【实践目的】　训练学生掌握心电监护仪的使用方法。

【实践地点】　模拟病房。

【实践内容】　心电监护仪的使用方法。

【实践用物】　病床、心电监护仪若干个等。

【实践方法】　模拟训练:以小组为单位练习使用心电监护仪。

＊ 参考情境:略。

▲实训 2-3-8

【实践目的】　训练学生掌握起搏器植入的术前护理。

【实践地点】 模拟病房。

【实践内容】 起搏器植入术的术前护理。

【实践用物】 病床、便盆、屏风等。

【实践方法】 模拟情境:护士进行起搏器植入术的术前护理。

*参考情境

护士:王奶奶,您手术前检查已经都做完了,结果都正常。医生安排您明天做永久起搏器植入术。

病人:好的,请问护士,手术前我要注意什么?

护士:因为手术只是局部麻醉,所以术前您不需要禁食。但有一点需要注意,那就是术后您需要卧床3天,也就是说3天内您不能下床,必须在床上大小便。很多病人不习惯床上排便,导致术后便秘、尿潴留。所以,现在您需要练习床上排便,防止术后出现以上情况。

病人:好吧,听你的。

(护士协助病人卧床,拉上屏风,将便盆放在病人臀部下面,指导病人卧床排便)

护士:刚开始有点不适应,别紧张,放松,集中精力,一心想着排便。

病人:我能解出来,谢谢!

护士:不客气,有疑问随时叫我。

▲实训2-3-9

【实践目的】 帮助学生了解永久起搏器植入术后出院指导。

【实践地点】 模拟病房。

【实践内容】 永久起搏器植入术后出院指导。

【实践用物】 永久起搏器植入术后指导宣传材料等。

【实践方法】 模拟情景:永久起搏器植入术后出院指导。

*参考情境

进行永久起搏器植入术后出院指导。

病人:护士,我已经装了起搏器,明天就可以出院了。出院后回家我要注意什么呀?

护士:术后2周内要避免起搏器侧胳膊高举过头顶,避免较剧烈地咳嗽、打喷嚏等,这些动作可造成急性或慢性电极脱位。

病人:回家后我能洗澡吗?

护士:可以,但是要避开起搏器部位,要预防埋藏起搏器的部位皮肤出现任何破损和感染。

病人:我什么时候才能恢复正常的生活和工作呢?

护士:手术后两到三个月以后。只要电极牢固,经起搏器医师检查同意就可以完全恢复日常生活、工作和娱乐了。但要注意,还是不能进行剧烈的运动,同时要避免起搏器侧手臂单独做高举重物或剧烈地用力挥动等动作。

病人:我能使用家用电器吗? 看电视,用冰箱、用手机会有影响吗?

护士:现代起搏器对于各种外界环境通常具有良好的抗干扰性能,如电视机、微波炉、电话、电脑等家庭生活用电一般不影响起搏器工作。但平时要注意避开强磁场和高电压的地方,如核磁、激光、理疗、变电站等。

病人:如果我要外出旅游坐飞机可以吗?

护士:可以,但是您要随身携带起搏器随访卡,方便机场安检。

病人:我出院后多长时间来医院复诊?

护士:起搏器病人出院后应根据医嘱定期接受医生程控检查和调整起搏器的工作状况。

病人:也就是说,我按时到医院检查就行了。

护士:不完全是这样。除了常规的定期检查外,当您出现下列情况必须随时到医院就诊:如晕倒、头晕、水肿(右心衰竭)、脉搏慢而不规则、脉率与预设起搏心率相差较大、起搏器部位局部红肿和疼痛,以便医生及时采取相应措施。

病人:谢谢您! 您这样一说我就完全明白了,知道出院以后该如何做了。

护士:不客气! 为了防止您忘记刚才讲的那些知识,这是"术后指导宣传材料",您可以经常看看。

二、练 习 题

(一)选择题

1. 下列不是窦性心律心电图特点的是
A. P 波在 aVR 导联倒置
B. P 波在 V₁ 导联倒置
C. P 波在 Ⅱ 导联直立
D. P-R 间期在 0.12~0.20 秒之间
E. P 波在 aVF 导联倒置

2. 窦性心律 P-R 间期的正常范围为
A. 0.06~0.10 秒　　　B. 0.10~0.12 秒
C. 0.12~0.20 秒　　　D. 0.20~0.25 秒
E. 0.25~0.30 秒

3. 正常成人窦性心律的频率为
A. 50~60 次/分　　　B. 60~80 次/分
C. 60~100 次/分　　　D. 80~100 次/分
E. 80~120 次/分

4. 窦性心动过缓常发生于
A. 剧烈运动时　　　B. 睡眠状态时
C. 发热时　　　D. 应用肾上腺素药物时
E. 使用阿托品时

5. 用于治疗缓慢性心律失常的药物是
A. 维拉帕米　　　B. 利多卡因
C. 胺碘酮　　　D. 阿托品
E. 普罗帕酮

6. 窦性心动过速常见于
A. 健康运动员　　　B. 使用阿托品时
C. 睡眠状态　　　D. 应用 β-受体阻滞剂时
E. 洋地黄过量时

7. 窦性心动过速心电图特征为:窦性 P 波规律出现,频率为
A. 60~80 次/分　　　B. 80~100 次/分
C. 100~150 次/分　　　D. 180~200 次/分
E. 200~220 次/分

8. 病态窦房结综合征的理想治疗方法是
A. 心脏电复律治疗　　　B. 药物治疗
C. 射频消融术　　　D. 安装永久起搏器
E. 手术治疗

9. 临床上最常见的心律失常为
A. 窦性心律不齐　　　B. 期前收缩
C. 窦性心动过速　　　D. 窦性心动过缓
E. 心室颤动

10. 房性期前收缩心电图特征中,下列描述正确的是
A. 期前收缩的代偿间歇多不完全
B. P 波提早出现,形态与窦性 P 波相同
C. P-R 间期大于 0.20 秒
D. QRS 波群形态与正常窦性心律的形态不同
E. 房性期前收缩的 P 波后可无 QRS 波群

11. 持久性心房颤动最常见的并发症是
A. 肺感染　　　B. 感染性心内膜炎
C. 房室传导阻滞　　　D. 室性期前收缩
E. 动脉栓塞

12. 心房颤动病人常有
A. 交替脉　　　B. 水冲脉
C. 缓脉　　　D. 细脉
E. 洪脉

13. 心律绝对不规则,第一心音强弱不一致,脉搏短绌的心律失常是
A. 窦性心动过速　　　B. 房性期前收缩
C. 心房颤动　　　D. 室性期前收缩
E. 心室颤动

14. 下列关于心房颤动特征叙述错误的是
A. 心室率多在 350~600 次/分
B. 多伴有脉搏短绌
C. 心室搏动快慢不一
D. 易发生动脉栓塞
E. 心音强弱不等

15. 某病人突然感心悸,心率 180 次/分,节律规则,于发生恶心、呕吐后心率减慢至 70 次/分,心悸缓解,应考虑
A. 窦性心动过速
B. 阵发性室性心动过速
C. 阵发性室上性心动过速
D. 频发期前收缩
E. 心房颤动

16. 下列几种期前收缩的表现形式中,描述正确的是
A. 每一个窦性搏动后出现两个期前收缩,为二联律
B. 每两个窦性搏动后出现三个期前收缩,为三联律

C. 每一个窦性搏动后出现三个期前收缩,为成对期前收缩

D. 期前收缩>5 次/分为频发性期前收缩

E. 期前收缩<5 次/分为频繁性期前收缩

17. 以下因素不会诱发期前收缩的是

A. 高钠饮食　　　　B. 过度劳累

C. 大量饮酒　　　　D. 饮浓茶

E. 情绪激动

18. 室性期前收缩心电图的正确描述是

A. 有提前出现的宽大畸形的 QRS 波

B. T 波与 QRS 波主波方向相同

C. QRS 波群前出现倒置的 P 波

D. 代偿间歇不完全

E. 室性融合波

19. 多源性室性期前收缩是指

A. 多个室性期前收缩起源于多个异位起搏点

B. 多个室性期前收缩均起源于房室结

C. 多个室性期前收缩均起源于心房肌

D. 多个室性期前收缩均起源于结间束

E. 多个室性期前收缩均起源于窦房结

20. 病人,男性,60 岁。胸痛 2 小时,含服硝酸甘油无效。诊断为急性心肌梗死,收入院治疗。进行心电监护,室性期前收缩 8 次/分,呈二联律。除立即止痛外应迅速给予

A. 普鲁卡因胺口服　　B. 美西律口服

C. 利多卡因静脉给药　D. 普罗帕酮静脉给药

E. 维拉帕米口服

21. 室性心动过速最常见的病因是

A. 心肌病　　　　　B. 心肌炎

C. 心脏瓣膜病　　　D. 冠心病

E. 感染性心内膜炎

22. 随时有猝死危险的心律失常是

A. 室上性阵发性心动过速

B. 偶发室性期前收缩

C. 心房颤动

D. 室性心动过速

E. 第一度房室传导阻滞

23. 病人,女性 70 岁。因胸痛 1 小时,急诊入院,考虑为急性心肌梗死,住院后突然发生室性心动过速,心率 192 次/分,血压 130/80mmHg,意识清楚,无明显心力衰竭体征。首选的治疗药物是

A. 利多卡因　　　　B. 地高辛

C. 阿托品　　　　　D. 硝酸甘油

E. 呋塞米

24. 病人,女性,57 岁。突发持续性胸骨后疼痛 6 小时,含服硝酸甘油无效,心电图示急性前壁心肌梗死,急性心肌梗死病人预示心室颤动发生的心律失常是

A. 室上性心动过速　　B. 窦性心动过速

C. 心房颤动　　　　　D. 室性心动过速

E. 一度房室传导阻滞

25. 最危重的心律失常是

A. 心房颤动　　　　　B. 心室颤动

C. 室上性心动过速　　D. 房性心动过速

E. 房室传导阻滞

26. 心室纤颤最常见的病因是

A. 心肌病　　　　　　B. 心脏瓣膜病

C. 休克　　　　　　　D. 急性心肌梗死

E. 预激综合征

27. 心跳、呼吸骤停时心电图表现为

A. 房性心动过速　　　B. 病理性 Q 波

C. 心房扑动　　　　　D. 二度房室传导阻滞

E. 心室颤动

28. 非同步电复律适用于

A. 心室颤动　　　　　B. 室上性心动过速

C. 心房扑动　　　　　D. 心房颤动

E. 室性心动过速

29. 护士巡视病房时,发现某病人突然出现抽搐、意识丧失、颈动脉触诊无搏动,首先应

A. 建立静脉通路,静脉注射利多卡因

B. 抬病人至抢救室进行电除颤

C. 吸氧

D. 立即通知医师抢救

E. 心肺复苏术

30. 护士发现病人心室颤动时,需首先采取的措施是

A. 通知医生　　　　　B. 吸氧

C. 开放静脉　　　　　D. 电除颤

E. 气管插管

31. 病人,男性,70 岁。因急性心肌梗死急诊入院,住院后突然意识丧失,颈动脉搏动消失。心电图显示心室颤动,首选抢救措施是

A. 非同步直流电复律　B. 静脉注射利多卡因

C. 心脏按压　　　　　D. 人工呼吸

E. 心腔内注射肾上腺素

32. 一度房室传导阻滞与其他类型房室传导阻滞在心电图上最根本的区别是

A. P-R 间期延长　　　B. QRS 波无脱漏

C. ST 段和 T 波无变化　D. 心室律不整齐

E. 心率<40 次/分

33. 第一度房室传导阻滞是指 P-R 间期超过
   A. 0.11 秒　　　　　　B. 0.12 秒
   C. 0.20 秒　　　　　　D. 0.40 秒
   E. 0.32 秒
34. 下列哪项适宜安装人工心脏起搏器
   A. 心室颤动　　　　　B. 窦性心律失常
   C. 心房颤动　　　　　D. 三度房室传导阻滞
   E. 快速心律失常
35. 为协助诊断心律失常,首选的检查
   A. X 线检查　　　　　B. CT
   C. 超声心动图　　　　D. 心电图
   E. 心脏活检

（二）简答题
   1. 什么是心律失常?
   2. 心房颤动的心电图特点是什么?
   3. 室性期前收缩的心电图特点是什么?
   4. 随时有猝死危险的心律失常有哪些?
   5. 潜在引起猝死危险的心律失常有哪些?

参 考 答 案

（一）选择题
   1~5　ECCBD　6~10　BCDBA　11~15　ECCAC
16~20　DAAAC　21~25　DDADB　26~30　DEAED
31~35　ABCDD

（二）简答题
   1. 答:心律失常是指心脏冲动的起源、频率、节律、传导速度、激动顺序异常。
   2. 答:①无正常 P 波,代之以大小不等、形状各异的 f 波(以 V$_1$ 导联最明显)。②心室律绝对不规则。

   3. 答:①提前出现宽大畸形的 QRS-T 波群,QRS 时限>0.12 秒。②期前收缩的 QRS 波前无 P 波。③T 波与主波方向相反。④有完全代偿间歇。
   4. 答:室性心动过速、心室扑动、心室颤动、三度房室传导阻滞、病窦综合征(心率<50 次/分)等。
   5. 答:室上性心动过速、心房颤动、二度Ⅱ型房室传导阻滞、危险的室性期前收缩(频发、多源、联律、成对、R on T)等。

第 4 节　心力衰竭病人的护理

慢性心力衰竭病人的护理

一、实 践 指 导

▲实训 2-4-1
【实践目的】　帮助学生掌握心力衰竭的诱发因素。
【实践地点】　模拟病房。
【实践内容】　心力衰竭的诱发因素。
【实践用物】　病床等。
【实践方法】　模拟情境:李大爷是慢性心力衰竭病人,刚出院 5 天,又再次入院。护士指导其避免心力衰竭的诱发因素。

　*参考情境
   护士:李大爷,您刚出院 5 天,怎么又入院了?
   李大爷:我胸闷,喘不过来气,还有点咳嗽。
   护士:您这几天有没有受凉啊?
   李大爷:您怎么知道啊? 前两天,我晚上贪凉,一时没盖被子,感冒了,第二天就不舒服了。
   护士:李大爷,您的疾病叫慢性心力衰竭,很多原因都可以诱发该疾病。比如说感染、情绪激动、用力排便、过度劳累等,您以后一定要注意避免这些诱因。这次您就是因为呼吸道感染诱发了心力衰竭而再次入院。

▲实训 2-4-2
【实践目的】　帮助学生掌握心源性呼吸困难的特点。

【实践地点】 教室。

【实践内容】 心源性水肿的特点。

【实践用物】 心源性呼吸困难特点填空表(表2-4-1)。

表 2-4-1 心源性呼吸困难特点填空表

心源性呼吸困难形式	特点
劳力性呼吸困难	
夜间阵发性呼吸困难	
端坐呼吸	
急性肺水肿	

【实践方法】 填空。

*参考答案:见表2-4-2。

表 2-4-2 心源性呼吸困难特点汇总表

心源性呼吸困难形式	特点
劳力性呼吸困难	是最早出现及最常见的症状
夜间阵发性呼吸困难	是典型的症状
端坐呼吸	上身与床形成的角度越大提示心力衰竭程度越重
急性肺水肿	是最严重的表现

▲实训 2-4-3

【实践目的】 帮助学生掌握右心衰竭的常见症状。

【实践地点】 模拟病房。

【实践内容】 右心衰竭的常见症状。

【实践用物】 无特殊要求。

【实践方法】 模拟情境:右心衰竭病人不思饮食,家属不能理解。

*参考情境

(病人与家属在病房内发生剧烈争执)

护士:怎么了? 你们怎么吵起来了?

家属:我都气死了,这人怎么这么难伺候,做什么给他吃,他都只吃几口。

病人:我真的没什么胃口,不想吃,不是故意不珍惜她的劳动。

护士:(对家属)您别生气,他确实不是故意不吃的,他有右心衰竭,由于胃肠道淤血,会出现食欲不振的表现,除此之外,还有可能出现恶心、呕吐、腹胀、腹痛等症状。(对病人)您也不要生气,情绪激动对您的病情不好。

家属:哦,您这样说我就明白了,谢谢,我不跟他吵了。

护士:不客气!

▲实训 2-4-4

【实践目的】 帮助学生掌握心源性水肿的特点。

【实践地点】 教室。

【实践内容】 心源性水肿的特点。

【实践用物】 心力衰竭病人的下肢图片(图2-4-1)。

【实践方法】 请指出图2-4-1中心力衰竭病人的问题,其特点是什么。

*参考答案

答:该病人下肢有凹陷性水肿。心力衰竭病人水肿往往出现在身体下垂部位。

▲**实训 2-4-5**

【实践目的】　帮助学生掌握用洋地黄类药物的中毒表现。

【实践地点】　模拟病房。

【实践内容】　洋地黄类药物的中毒表现。

【实践用物】　听诊器、发药用物等。

【实践方法】　模拟情境:护士发药时向病人解释洋地黄类药物的中毒表现及监测方法。

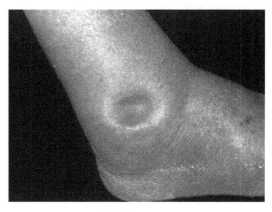

图 2-4-1

*参考情境

病人:护士,我们病房有三个病人,您给我们发药时为什么只给我一个人听心率呀? 为什么不给他们两人听心率呢?

护士:因为三位中只有您一人吃地高辛这种药物呀。

病人:地高辛是干什么的?

护士:地高辛属于洋地黄类药物,它是治疗心力衰竭的药物。它的治疗量与中毒量非常接近,很容易发生中毒反应。所以我们对于使用地高辛的病人特别重视。

病人:哦,我明白了,您给我听心率就是在观察我有没有出现地高辛中毒。

护士:是的。洋地黄药物中毒反应中最严重的是出现心律失常,我给您听心率就是判断您服用这种药物后有没有心律失常。

病人:除了出现心律失常还有哪些方面的表现呢?

护士:中毒表现还有以下两点。①胃肠道反应:如食欲下降、恶心、呕吐等。②有神经系统反应:如头晕、头痛,视物模糊、黄视、绿视等。所以,我们发药时,除了听心率以外,还要询问病人有没有胃肠道症状和神经系统的表现。

病人:在医院您能给我们听心率,回家以后我怎么办呢?

护士:您出院以后就可以自己监测心率或脉率的变化,当心率<60 次/分或心律由整齐变为不整齐,或心律由不整齐变为慢而整齐时,就要暂停地高辛,去医院就诊。

▲**实训 2-4-6**

【实践目的】　训练学生掌握用洋地黄类药的护理。

【实践地点】　模拟病房。

【实践内容】　用洋地黄类药的护理。

【实践用物】　每组可摇病床 1 张、听诊器、发药用物、心电图机等。

【实践方法】　模拟训练:以小组为单位,两人一组一位同学扮演护士,给病人用洋地黄类药物,请同学们识别发药方法是否正确;另一位同学扮演洋地黄类药物中毒病人,请同学们模拟处理。

*参考情境

1. 发洋地黄前、中、后,问症状、数心率。

2. 若 HR< 60 次/分,或有洋地黄中毒症状,①立即停用洋地黄。②通知医生。③做心电图。④必要时补钾,停用排钾利尿剂。⑤纠正心律失常,禁电复律。

▲**实训 2-4-7**

【实践目的】　帮助学生了解正确记录尿量的重要性。

【实践地点】　模拟病房。

【实践内容】 正确记录尿量的重要性。

【实践用物】 无特殊要求。

【实践方法】 模拟情景:护士向病人讲解正确记录尿量的重要性。

＊参考情境

护士:您好,老人家,您今天白天解了多少小便呀?

病人:记小便量太麻烦,我没记。记这个有什么用啊?

护士:因为您水肿比较明显,医生给您用了利尿剂,通过记录尿量,医生可以知道您水肿消退的情况,以便了解您的病情。同时通过尿量的多少我们还可以了解您是否容易发生电解质紊乱,以便及时调整用药。

病人:那我要记多久啊?

护士:大爷,您现在心衰比较严重,还需要使用一段时间利尿剂。在使用利尿剂期间,一直都需要记录尿量。尿量太多或太少(用容器演示),都需要及时告诉医务人员,以便调整用药。

病人:原来记尿量这么重要啊,那我从现在开始要好好记哦。

护士:谢谢!

▲实训 2-4-8

【实践目的】 帮助学生了解检查血钾的意义及低钾血症的临床表现。

【实践地点】 模拟病房。

【实践内容】 检查血钾的意义及低钾血症的临床表现。

【实践用物】 采集血标本的用物。

【实践方法】 模拟情境:护士在为病人抽血之前,向病人解释查血钾的意义及低钾血症的临床表现。

＊参考情境

护士:李红,您好,现在我要给您抽血查血钾。

病人:我入院的时候刚查过血钾,怎么现在又要查啊?

护士:您入院时虽然已经查过血钾,但是最近几天您一直在使用利尿剂,特别是今天,您的尿量达到4000ml。而且您还主诉腹胀、下肢乏力,这些都提示您可能出现了低钾血症。所以还要给您抽血复查血钾。

病人:那又要花钱了?

护士:医生开的检查项目都是经过深思熟虑的,是必要的检查。医生根据检查结果能及时调整用药,帮助您就能早日康复出院。

病人:我明白了,治好病,早点康复出院才能真正省钱。您抽血吧。

护士:谢谢! 检查结果我们会及时告诉您的。

病人:谢谢!

护士:不客气!

▲实训 2-4-9

【实践目的】 帮助学生掌握补钾的重要性和饮食注意事项。

【实践地点】 模拟病房。

【实践内容】 补钾的重要性和饮食注意事项。

【实践用物】 无特殊要求。

【实践方法】 模拟情境:护士向病人解释补钾的重要性和饮食注意事项。

＊参考情境

护士:李红您好,今早上抽血检查结果出来了,您血钾有点低,医生要给您静脉补点钾。

病人:我现在血钾有多低啊?

护士:正常血钾值是 3.5~5.5mmol/L,您现在是 3.0mmol/L。

病人:我以前静脉输过补钾的药物,好疼啊,我也口服过补钾的药,胃好难受,这次我能不能不补钾了,血钾低一点没关系吧!

护士:血钾低了对人体有很大的影响,首先会感觉肌无力,其次还有消化道症状,严重时可导致恶性心律失常,会危及生命的。

病人:哦,难怪我这两天感觉浑身没有劲,还不想吃东西。

护士:这些都是低钾的表现,所以要赶快把血钾补上来,除了静脉输注或口服补钾药外,还要多食富含钾的食物,如香蕉、橙子、橘子、茄子等。

病人:我明白了,谢谢您!。

护士:不客气!

▲实训 2-4-10

【实践目的】　帮助学生掌握利尿剂的作用及注意事项。

【实践地点】　模拟病房。

【实践内容】　利尿剂的作用及注意事项。

【实践用物】　无特殊要求。

【实践方法】　模拟情境:带教老师指导实习护生观察利尿剂的作用及注意事项。

＊参考情境

带教老师:(对实习护生)小刘,这位病人为什么使用利尿剂呀?

实习护生:这位病人双下肢水肿较明显。使用利尿剂可以减轻体液潴留,减轻心脏负荷。

带教老师:对于使用利尿剂的病人我们应该观察哪些方面呢?

实习护生:观察病人的尿量,通过尿量的多少来了解药物的疗效。因此准确记录24小时尿量尤为重要。

带教老师:除了观察尿量,我们还需要注意什么呀?

实习护生:我们还需要观察病人在使用药物前后水肿消退情况。定期测量体重,以了解利尿效果。

带教老师:利尿剂有不良反应吗?

实习护生:有,利尿剂通常包括保钾利尿剂和排钾利尿剂两种。使用过程中容易出现电解质紊乱,高钾血症或低钾血症。对于病人来说,无论是高钾血症还是低钾血症,都是有相当高的危险性。因此,用利尿剂期间要按医生要求定期复查电解质。

带教老师:很好。

▲实训 2-4-11

【实践目的】　帮助学生了解 ACEI 的副作用。

【实践地点】　模拟病房。

【实践内容】　ACEI 的副作用。

【实践用物】　无特殊要求。

【实践方法】　模拟情境:服用 ACEI 病人有咳嗽症状,护士对其进行解释。

＊参考情境

病人:护士,我这几天总是有点咳嗽,不是感冒了吧?

护士:老人家,您咳嗽时有痰吗?

病人:没有痰,只是干咳。

护士:您咳嗽几天了?

病人:从三天前开始,一直没有好。

(护士看该病人的病历)

护士:老人家,是这么回事。三天前医生给您增加了一种药物,叫卡托普利(ACEI 类),这类药物有一个不良反应就是刺激性干咳。

病人:哦,原来是药物导致的。那怎么办呢?

护士:如果咳嗽轻微,一般不停药。如果咳嗽非常严重,医生会根据您的病情调整药物的。

病人:我只是偶然咳嗽,不严重。

护士:那我们再继续观察,若咳嗽严重或还有其他不适,请及时告诉我,好吗?

病人:好。

▲实训 2-4-12

【实践目的】 帮助学生掌握心力衰竭的饮食。

【实践地点】 模拟病房。

【实践内容】 心力衰竭饮食。

【实践用物】 无特殊要求。

【实践方法】 模拟情境:带教老师指导实习护生进行心力衰竭的饮食宣教。

＊参考情境

实习护生:老师,刚刚有个心力衰竭病人问我饮食方面需要注意什么?

带教老师:那您跟他说了吗?

实习护生:说了。

带教老师:您是怎么说的?

实习护生:我告诉他饮食应清淡、易消化、少刺激。禁用浓茶、咖啡或辣椒等,多吃新鲜蔬菜、水果、豆制品。要少量多餐,不宜过饱,以免加重心脏负担,要控制每天的食盐量(每天不超过 5g),水分也不宜过多(每天大约 1000ml 左右)。

带教老师:您说的基本都对。只是食盐的摄入量说的不具体。钠盐摄入多少,应视病情轻重而定。钠除存在于食盐中,还广泛地存在于食物中,如罐头、咸肉、腊肉、肉松、咸鱼、熏鱼、罐头鱼、海鱼、咸蛋、松花蛋、咸菜、酱菜、榨菜、部分含钠高的蔬菜(芹菜、茼蒿、菠菜等)、味精、食盐、酱油等。心力衰竭病人要少吃或不吃是含钠高的食物。

实习护生:我明白了。谢谢老师!

带教老师:不客气!

▲实训 2-4-13

【实践目的】 帮助学生掌握心力衰竭的并发症。

【实践地点】 模拟病房。

【实践内容】 心力衰竭的并发症。

【实践用物】 无特殊要求。

【实践方法】 讨论:心力衰竭的并发症。

＊参考情境

老师:你们知道心力衰竭病人有哪些并发症吗?

学生甲:心力衰竭病人常伴有水肿、呼吸困难而表现为强迫体位,且该类病人不能活动或活动受限,加之缺氧、末梢循环差,极易发生压疮。

老师:对于这类病人我们如何护理?

学生乙:对于强迫体位,伴有高度水肿的病人,在保持皮肤清洁、干燥的同时,要注意避免划破、摩擦等,要保持皮肤的完整性,要避免局部长期受压。

老师:心力衰竭病人还有哪些并发症?

学生丙:长期卧床病人还易发生下肢深静脉血栓,可每日按摩下肢,鼓励并协助病人在床上做主动或被动的肢体伸屈活动。尽量避免在下肢静脉输液。注意观察下肢皮温、颜色,注意下肢有无肿胀和疼痛,如有异常,提示有血栓形成,应及时与医生联系,采取治疗措施。

老师:同学们说得很好。我们一定要对病人细心、耐心和有责任心,预防病人发生并发症。

▲**实训 2-4-14**

【实践目的】　训练学生对心力衰竭病人进行用药指导。

【实践地点】　模拟病房。

【实践内容】　心力衰竭病人的用药指导。

【实践用物】　无特殊要求。

【实践方法】　模拟情境:模拟护士对心力衰竭病人进行用药指导。

＊参考情境

病人:护士,我明天就要出院回家了。

护士:好,回家后您还要注意保健,继续治疗。我了解了一下,您回家后主要服用利尿剂、洋地黄类药物和血管紧张素转换酶抑制剂,我分别跟您说一说用这三种药物的注意事项。

病人:好的。

护士:服用洋地黄类药物时,应注意洋地黄的毒性反应。每天服药前要测量一下脉搏。服药后若出现恶心、呕吐、腹泻、乏力、视力有改变、看东西发黄、脉搏紊乱、心跳不规则等,是洋地黄的中毒反应,应立即停药,并去医院检查治疗。您会测量脉搏吗?

病人:会,其他护士已经教过我了。

护士:好,我再说服用利尿剂的注意事项。您服的是排钾利尿剂,用药时要观察尿量,定期测量体重及腹围,以便判断利尿剂的效果。同时定期复查电解质,防止利尿引起低血钾。此外,还要记得利尿剂不应在睡前使用,以免影响休息。

病人:我知道了。

护士:血管紧张素转换酶抑制剂主要不良反应是咳嗽、低血压、头晕、肾损害、高血钾等,用药期间需定期到医院复查,监测血压、血钾、肾功能等。

病人:谢谢!

护士:不用谢,等会我再给您一份书面出院指导,上面有详细的用药注意事项介绍。

▲**实训 2-4-15**

【实践目的】　训练学生指导病人家属进行心力衰竭病人的家庭护理。

【实践地点】　模拟病房。

【实践内容】　心力衰竭病人的家庭护理。

【实践用物】　无特殊要求。

【实践方法】　模拟情境:指导病人家属进行心力衰竭病人的家庭护理。

＊参考情境

护士:李大姐,您父亲过两天就要出院了。回家以后您要注意照顾他,家庭护理对于心力衰竭病人可是非常重要的呀。

家属:我要注意哪些问题呢?

护士:首先要保持房间环境安静、舒适、整齐,空气新鲜,冬天注意保暖,以防止呼吸道感染使病情加重。其次,氧疗是治疗心功能不全的重要措施之一。如果家庭有条件可以备氧气筒。

家属:回家以后我一定会让他卧床休息,不能下床活动。

护士:这就不对了。一般心力衰竭的病人是可以活动的。活动的时间、活动的量以及活动的方式与病人的心功能有关。对于轻度心功能不全病人,不宜做重体力活动,但可进行日常生活活动。对于中度心功能不全病人,需增加卧床休息时间,酌情进行散步类轻度活动,避免激烈运动,若活动时出现心功能不全症状要立即停止活动;重度心功能不全病人应绝对卧床休息,待心功能改善后,根据病情恢复情况尽早活动,以防止长期卧床而导致肌肉萎缩、消化功能减退、深静脉血栓形成等,活动应注意循序渐进。

家属:哦,我明白了。那饮食方面需要注意什么呢?

护士:饮食宜清淡易消化,少量多餐,宜用低盐饮食,每日食盐不宜超过 5g;忌食盐腌制食品。严禁烟、酒,不喝浓茶或咖啡。

家属:在用药方面需要注意什么?

护士:严格按医嘱服药,不得随便改变药物的用法和用量,特别在服用利尿剂和地高辛时更应如此,以免发生不良后果。

家属:您讲了这么多,我记不住怎么办?

护士:放心,我稍后给您一本宣传手册,上面有详细的介绍。

家属:谢谢! 出院后如果没有严重异常还要不要来医院看病?

护士:一般是需要的。医生会根据您父亲的病情告诉您需要多长时间复查 1 次,到时候要记着按时来复查哦。

家属:好的。

二、练习题

(一)选择题

1. 病人,男性,65 岁,患冠心病,重度体力活动时,有心悸、气短,可诊断为

A. 心功能 Ⅰ 级　　　B. 心功能 Ⅱ 级

C. 心功能 Ⅲ 级　　　D. 心功能 Ⅳ 级

E. 以上都不是

2. 引起左心压力负荷过重的疾病是

A. 二尖瓣关闭不全　B. 三尖瓣关闭不全

C. 主动脉瓣狭窄　　D. 主动脉瓣关闭不全

E. 二尖瓣狭窄

3. 引起右室压力负荷过重的疾病是

A. 肺动脉瓣关闭不全　B. 三尖瓣关闭不全

C. 严重贫血　　　　D. 肺动脉高压

E. 高血压

4. 心力衰竭最常见的诱因是

A. 心律失常　　　B. 过度体力劳动

C. 情绪激动　　　D. 感染

E. 洋地黄中毒

5. 引起左心衰竭症状的主要原因是

A. 体循环淤血　　B. 循环血量减少

C. 高血压　　　　D. 肺循环淤血

E. 心室重构

6. 左心衰竭最早出现及最常见的症状是

A. 劳力性呼吸困难　B. 咳嗽、咳痰

C. 咯血　　　　　D. 乏力

E. 头晕

7. 以下属于左心衰竭表现的是

A. 肝大　　　　　B. 交替脉

C. 颈静脉怒张　　D. 肝颈静脉反流征阳性

E. 下肢水肿

8. 最严重的心源性呼吸困难是

A. 心源性哮喘　　B. 端坐呼吸

C. 劳力性呼吸困难　D. 急性肺水肿

E. 阵发性夜间呼吸困难

9. 引起右心衰竭症状的主要原因是

A. 体循环淤血　　B. 循环血量减少

C. 高血压　　　　D. 肺循环淤血

E. 心室重构

10. 以下属于右心衰竭表现的是

A. 交替脉　　　　B. 肝大

C. 咳嗽　　　　　D. 咳痰

E. 肺部湿啰音

11. 下列哪项不符合右心衰竭的临床表现

A. 食欲不振、恶心、呕吐

B. 肝肿大和压痛

C. 早期在身体组织疏松部位(如眼睑)出现水肿

D. 呼吸困难和口唇、甲床发绀

E. 颈静脉征

12. 不能准确反映心功能状态的辅助检查是

A. 胸部 CT　　　　B. 放射性核素检查

C. X 线检查　　　D. 超声心电图

E. 有创性血流动力学检查

13. 以下哪个药不是治疗心力衰竭的正性肌力药物

A. 多巴胺　　　　B. 毛花苷 C

C. 二硝酸异山梨醇酯　D. 地高辛

E. 多巴酚丁胺

14. 洋地黄治疗心力衰竭的主要目的是

A. 调节心肌耗氧量　B. 抑制心脏传导系统

C. 增强心肌收缩力　D. 减慢心室率

E. 提高异位起搏点的自律性

15. 病人,女性,70 岁。既往有风湿性心脏病二尖瓣狭窄。进行洋地黄制剂、利尿剂、扩管治疗,下列属于应用洋地黄类药物禁忌证的疾病是

A. 心房颤动　　　　B. 室上性心动过速

C. 充血性心力衰竭　D. 三度房室传导阻滞

E. 心房扑动

16. 病人,女性,50 岁。有风湿性心脏病、心力衰竭病史,采用地高辛治疗。洋地黄作用引起的心电图改变是

A. ST 段出现鱼钩样改变

B. T 波倒置

C. ST 段压低

D. ST 段抬高

E. 出现 Q 波

17. 发药前需常规测量脉搏或心率的药物是

A. 洋地黄　　　　B. 泼尼松

C. 普萘洛尔　　　D. 地西泮

E. 氯丙嗪

18. 病人,女性,67 岁。有高血压、心力衰竭病史 15 年,进行洋地黄制剂、利尿剂、扩管治疗,近日主诉食欲明显减退,视力模糊,护士测心率 50 次/分。病人可能出现了

A. 心源性休克　　B. 低钾血症

C. 心力衰竭加重　D. 颅内压升高

E. 洋地黄中毒

19. 洋地黄中毒最严重的表现是

A. 胃肠道反应　　B. 头痛

C. 心律失常　　　D. 色视

E. 乏力

20. 发现洋地黄制剂毒性反应时应及时处理,其措施下列哪项不妥

A. 立即停用洋地黄

B. 有低血钾者应给予补充钾盐

C. 给利尿剂

D. 快速型心律失常可选苯妥英钠或利多卡因

E. 缓慢型心律失常可试用阿托品治疗或安置临时起搏器

21. 病人,女性,68 岁。因慢性心力衰竭入院,遵医嘱服用地高辛、双克治疗,现病人有胸闷、气急,心电图示:室性期前收缩、二联律,下列治疗错误的是

A. 加用利多卡因　B. 加用呋塞米

C. 停用地高辛　　D. 补钾

E. 停用氢氯噻嗪

22. 病人,女性,48 岁。有慢性心力衰竭病史 20 年,长期遵医嘱服用地高辛,每日 0.125mg,某日病人将白墙看成黄墙,提示病人出现

A. 洋地黄药物中毒　B. 血钾低

C. 心衰好转征象　　D. 心律恢复正常

E. 血钠高

23. 病人出现了急性左心衰竭,进行强心、利尿、扩管治疗,利尿剂的最佳使用时间是

A. 早晨　　　　B. 中午

C. 下午　　　　D. 傍晚

E. 夜间

24. ACEI 的作用应除外

A. 扩张血管

B. 抑制血管紧张素 II 的产生

C. 抑制交感神经兴奋性

D. 改善心脏重塑的作用

E. 收缩血管

25. 心功能不全呼吸困难病人,夜间睡眠宜取的体位是

A. 侧卧位　　　　B. 屈膝仰卧位

C. 平卧位　　　　D. 俯卧位

E. 半卧位

26. 心衰病人的护理,下列哪项是错误的

A. 根据心功能情况决定休息时间和方式

B. 给予低盐易消化饮食

C. 保持大便通畅,嘱患者勿用力大便

D. 严重左心衰竭者,应立即取平卧位休息

E. 控制静脉补液速度

27. 心脏病病人出现心源性呼吸困难时,下列护理措施哪项不妥

A. 嘱病人要注意休息,以减轻心脏负荷

B. 病人可采取半卧位或端坐位以减轻呼吸困难

C. 根据病情给予氧气吸入

D. 密切观察病情变化

E. 静脉输液时输液速度一般为 60~80 滴/分

28. 护理心源性水肿病人,下列哪项措施不妥

A. 补液滴速宜 20~30 滴/分

B. 保持会阴部皮肤清洁

C. 使用热水袋保暖应注意烫伤

D. 定期观察体重变化

E. 严重水肿时,应严格控制水分,每日入液量 500ml

29. 下列关于心源性水肿病人的护理措施正确的是

A. 宜进食清淡、易消化的低蛋白饮食

B. 钠盐的量一般在 8g/d

C. 入液量一般为 500ml/ 日

D. 保持皮肤清洁、干燥,防止破损和污染

E. 伴胸水或腹水的病人宜采取平卧位

30. 减轻心力衰竭病人心脏负荷的护理措施不

包括

    A. 半卧位休息

    B. 使用洋地黄类药物

    C. 低热量饮食,控制钠盐的摄入

    D. 保持大便通畅

    E. 减轻焦虑

31. 病人,女性,50 岁。有高血压、心力衰竭病史 15 年,近日有胸闷、咳嗽、咳痰、呼吸困难、尿少,考虑病人出现了心力衰竭,给予低盐饮食,其原因是

    A. 减轻肺水肿　　　B. 减少液体潴留

    C. 提高心肌收缩力　　D. 减轻肾脏负担

    E. 避免肝脏受损

（二）简答题

1. ①病人骑车时感胸闷、气促,心功能为几级? ②病人洗漱时感胸闷、气促,心功能为几级? ③病人静坐时感胸闷、气促,心功能为几级? ④病人有心脏病,但日常活动无胸闷、气促,心功能为几级?

2. 外周血管阻力增大、回心血量增多,哪一个增加前负荷? 哪一个增加后负荷?

3. 为什么呼吸道感染可诱发心力衰竭?

4. 肺动脉高压引起心脏什么负荷过重? 二尖瓣关闭不全引起心脏什么负荷过重?

5. 导致左心衰竭、右心衰竭症状的主要原因是什么?

6. 一位心脏病人突然夜间憋醒,最有可能是呼吸道问题还是心脏问题? 为什么?

7. 右心衰竭水肿的特征是什么? 诊断右心衰竭最可靠的体征是什么?

8. 洋地黄类制剂能减轻心脏负荷吗? 治疗心力衰竭的基石和首选药物是什么?

9. 一位心力衰竭病人用地高辛及氢氯噻嗪治疗后,心电图示室性期前收缩二联律,加用排钾利尿剂行吗?

10. 心房颤动病人用洋地黄类制剂后心律规则缓慢,<60 次/分,你考虑他可能发生了什么情况?

11. 有哪些护理措施可以减轻心力衰竭病人的心脏负荷。

12. 心力衰竭伴便秘时嘱其加强运动,促进肠蠕动,妥当吗?

参 考 答 案

（一）**选择题**

    1~5　BCDDD　6~10　ABDAB　11~15　CACCD
16~20　AAECC　21~25　BAAEE　26~30　DEEDB
31　B

（二）**简答题**

1. 答:①Ⅱ级。②Ⅲ级。③Ⅳ级。④Ⅰ级。

2. 答:外周血管阻力增大,增加后负荷。回心血量增多,增加前负荷。

3. 答:感染使机体处于高代谢状态,循环血量增多,前负荷增加,容易诱发心力衰竭。

4. 答:肺动脉高压引起右心室压力负荷过重。二尖瓣关闭不全引起左心容量负荷过重。

5. 答:导致左心衰竭症状的主要原因是肺循环淤血。导致右心衰竭症状的主要原因是体循环淤血。

6. 答:最有可能是心脏问题。左心衰竭的典型症状就是夜间阵发性呼吸困难。因为平卧时回心血量及肺血量增加、膈肌抬高致肺活量减少、夜间迷走神经张力增高及小支气管痉挛等。

7. 答:右心衰竭水肿的特征是首先出现在身体的下垂部位。诊断右心衰竭最可靠的体征肝颈静脉反流征阳性。

8. 答:不能。洋地黄能加强心肌收缩力,增加心输出量。治疗心力衰竭的基石和首选药物是 ACEI。

9. 答:不行,因病人可能出现了洋地黄中毒。

10. 答:可能是洋地黄中毒导致的房室传导阻滞。

11. 答:休息,低盐限水饮食,吸氧,利尿剂、血管扩张剂、ACEI 等药的使用。

12. 答:不妥当,因过度活动可加重心脏负担。

急性心力衰竭病人的护理

一、实 践 指 导

▲**实训 2-4-16**

【实践目的】 训练学生掌握急性心力衰竭的抢救程序。

【实践地点】 模拟病房。

【实践内容】　急性心力衰竭的抢救程序。

【实践用物】　每组可摇病床 1 张、测生命体征用物、吸氧用物、酒精、注射及输液用物、注射器、避光器、临时注射单、记录单等。

【实践方法】　模拟训练:以小组为单位,扮演急性左心衰竭的临床表现,请同学们进行抢救。

﹡参考情境

1. 体位:立即取端坐位,双腿下垂。

2. 酒精湿化吸氧:20% ~30% 酒精湿化,6~8L/min。

3. 镇静:注射吗啡(呼吸功能障碍者禁用)。

4. 用药:强心、利尿、扩血管、平喘。

5. 观察:生命体征、神志、尿量、痰液、体位、啰音、输液情况等。

▲实训 2-4-17

【实践目的】　训练学生指导家属进行急性左心衰竭的家庭急救。

【实践地点】　模拟病房。

【实践内容】　急性左心衰竭的家庭急救。

【实践用物】　无特殊要求。

【实践方法】　模拟情境:指导家属进行急性左心衰竭的家庭急救。

﹡**参考情境**

护士:王阿姨,您母亲这一次真的太危险了,您为什么没有早点把她送到医院呢?

家属:我也没有想到会这么严重,以为过一会儿就会好呢。

护士:急性左心衰竭是一种急危重症,如果没有得到及时救治,病人会很快死亡的。

家属:以后我会注意的。可是出现什么情况时我们需要把老人送到医院呢?

护士:当老人突然出现夜间呼吸困难、咳嗽、胸闷、气喘等症状时,就需要及时就诊。

家属:老人发病时我们需要做什么?

护士:打 120 等待医疗救助。同时家庭抢救要做到:让病人采取坐位,可坐在床边或椅子上,双腿自然下垂或踩在小板凳上,上身前倾。这种姿势能有效地减轻心脏的负担;同时膈肌下降,使肺活量增加,呼吸困难有所缓解。也可舌下含服硝酸甘油、硝酸异山梨酯等药物。

家属:这简单,我能做到。

护士:除以上措施以外,还要注意:急性左心衰竭病人往往有濒死感,心情紧张,心率加快,心脏负担加重,对病人病情十分不利。此时,家属应尽力安慰病人,消除其紧张情绪,有时会有意想不到的效果。家中若有吸氧条件可立即给病人吸氧。将湿化瓶中的水倒出 1/3,然后加入与倒出液等量的 75% 乙醇溶液,其效果会更佳。

家属:我明白了。

护士:要注意去医院途中要坚持端坐位、两腿下垂,绝不能让病人勉强步行。

家属:谢谢您! 现在我知道以后再出现这种情况后我该怎么做了。

二、练　习　题

(一) **选择题**

1. 急性左心衰竭主要导致

A. 急性肺水肿　　　B. 肺部感染

C. 急性心肌梗死　　D. 心脏破裂

E. 肺梗死

2. 急性肺水肿患者咳出的痰液特点是

A. 粉红色泡沫样痰　　B. 黄黏痰

C. 铁锈色痰　　　　D. 痰液有臭味且分层

E. 灰绿色痰

3. 急性心肌梗死病人于夜间突然气急,被迫坐起,频繁咳嗽,咳大量粉红色泡沫痰,此时首先考虑发生

A. 肺部感染　　　　B. 肺梗死

C. 急性左心衰竭　　D. 心脏破裂

E. 乳头肌功能失调

4. 病人,女性,35 岁,患风湿性心脏病二尖瓣狭窄 3 年,近 1 周来穿衣、吃饭即出现心悸、乏力、气促。今日凌晨 2 点病人睡觉时突然憋醒,被迫采取端坐位,呼吸深快,咳嗽,咳粉红色泡沫痰,心率 126 次/分,两肺布满湿啰音、哮鸣音。该病人目前发生了什么情况

A. 急性肺栓塞　　B. 急性心房颤动

C. 急性肺水肿　　D. 急性心肌梗死

E. 急性感染性心内膜炎

5. 病人,男性,65 岁。既往患冠心病 10 年。突然出现明显呼吸困难,被迫坐起,频繁咳嗽,咳大量粉红色泡沫痰,两肺满布湿啰音,HR 140 次/分,律齐,考虑病人发生了急性左心衰竭,应给予

A. 低流量,10%~20% 乙醇溶液湿化

B. 持续低流量给氧

C. 高流量,20%~30% 乙醇溶液湿化

D. 低流量,30%~50% 乙醇溶液湿化

E. 高流量,10%~20% 乙醇溶液湿化

6. 病人,男性,65 岁。既往患冠心病 10 年。突然出现明显呼吸困难,被迫坐起,频繁咳嗽,咳大量粉红色泡沫痰,两肺满布湿啰音,HR 140 次/分,律齐,考虑病人发生了急性左心衰竭,为减轻呼吸困难首先应采取的护理措施是

A. 端坐,双腿下垂　　B. 平卧,抬高双腿

C. 高浓度吸氧　　　　D. 利尿,低盐饮食

E. 皮下注射吗啡

（二）简答题

1. 为什么本病会突然出现呼吸困难,两肺布满湿啰音、哮鸣音,频繁咳嗽、咳大量粉红色泡沫样痰?

2. 为什么急性心力衰竭病人要端坐位,双腿下垂?

3. 为什么要注意急性心力衰竭病人的卧位安全?

4. 为什么急性心力衰竭病人要乙醇湿化吸氧?

5. 为什么发生急性心力衰竭时要注射吗啡?

6. 为什么要控制急性心力衰竭病人的输液速度?

7. 为什么要严格记录急性心力衰竭病人的尿量,要严密观察心率?

参 考 答 案

（一）选择题

1~5　AACCC　6　A

（二）简答题

1. 答:左心排血量急剧下降,使肺静脉压力突然增高,肺毛细血管压力随之增高,大量含有红细胞的浆液由毛细血管渗出至肺间质和肺泡内,不仅影响呼吸功能,还咳粉红色泡沫样痰。

2. 答:①减少回心血量,减轻心脏负荷,增加肺活量,使痰较易咳出。

3. 答:因为急性心力衰竭病人需端坐位,两腿下垂,极度呼吸困难又使身体摆动,易导致坠床。

4. 答:降低肺泡及气管内泡沫的表面张力,使泡沫破裂,改善肺通气。

5. 答:促使病人安静,解除病人焦虑。扩张外周血管,减少回心血量,减轻心脏负荷。减慢呼吸,改善通气功能,降低耗氧量,减轻呼吸困难。

6. 答:以免液体快速大量进入体内,增加心脏负荷。

7. 答:心输出量与尿量正相关,尿量能间接的反映心功能情况。心率增快是心力衰竭代偿表现,也间接的反映了心功能情况,即心率增快与心衰程度成正比。

第 5 节　原发性高血压病人的护理

一、实 践 指 导

▲实训 2-5-1

【实践目的】　帮助学生掌握高血压的分级。

【实践地点】　教室。

【实践内容】　高血压的分级。

【实践用物】　高血压的分级填空表(表 2-5-1)。

表 2-5-1　高血压的分级填空表

类别	收缩压(mmHg)	舒张压(mmHg)
	<120	<80
	120~130	80~89
	≥140	≥90
	140~159	90~99
	160~179	100~109
	≥180	≥110
	≥140	<90

【实践方法】　填空。

*参考答案:见表 2-5-2。

表 2-5-2　高血压的分级填空结果表

类别	收缩压(mmHg)	舒张压(mmHg)
正常血压	<120	<80
正常高值	120~130	80~89
高血压	≥140	≥90
1 级高血压(轻度)	140~159	90~99
2 级高血压(中度)	160~179	100~109
3 级高血压(重度)	≥180	≥110
单纯收缩期高血压	≥140	<90

▲实训 2-5-2

【实践目的】　帮助学生掌握高血压的相关因素。

【实践地点】　教室。

【实践内容】　高血压的相关因素。

【实践用物】　高血压的相关因素图片(图 2-5-1)。

【实践方法】　请学生根据图片说出高血压的相关因素。

*参考情境:略。

▲实训 2-5-3

【实践目的】　帮助学生掌握高血压急症的临床表现。

【实践地点】　模拟病房。

【实践内容】　高血压急症临床表现。

【实践用物】　病床、血压计、氧气等。

【实践方法】　模拟情境:分析高血压急症病人的临床表现。

*参考答案

(1 位高血压急症病人入院)

带教老师:(对实习护生)把这个病人安排在监护室 2 床。

实习护生:为什么不安排在普通病房?

带教老师:因为他是高血压急症,病情危重。

实习护生:老师我觉得他是高血压急症中的高血压危象。

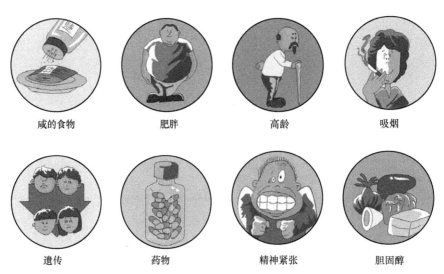

咸的食物　　　　肥胖　　　　高龄　　　　吸烟

遗传　　　　药物　　　　精神紧张　　　　胆固醇

图 2-5-1　高血压的相关因素

带教老师:你的依据是什么?

实习护生:虽然这个病人血压突然达到 180/130mmHg,但是没有明显的重要脏器进行性损害,不像恶性高血压;没有明显意识改变,也不像高血压脑病。他是因为拉车用力后血压突然升高所致,同时有头痛、心悸、气急、恶心、呕吐、视力模糊等严重症状,比较符合高血压危象的诊断。

带教老师:你分析的有道理。

▲实训 2-5-4

【实践目的】　帮助学生掌握高血压的饮食要求。

【实践地点】　无特殊要求。

【实践内容】　高血压的饮食要求。

【实践用物】　无特殊要求。

【实践方法】　模拟情境:对病人进行高血压的饮食指导。

＊参考情境

(王护士下班时在小区门口遇到哼着小调的张大爷)

王护士:张大爷,什么事呀,这么高兴?

张大爷:哈哈,您快看看!

王护士:哇,您家有啥喜事呀,买这么多菜呀?

张大爷:这些菜都是我的宝贝,医生要我注意饮食,合理饮食会对治疗我的高血压帮助很大,我就照医生说的去买菜,您看我买了绿色蔬菜和水果,这是油菜、芹菜,我还买了蘑菇、木耳、虾皮、紫菜,还有鸡蛋和两条鱼,都好新鲜,您看我买的对吗?

王护士:您买的都很对,除此之外,您还要做到低盐饮食,每天食盐低于 6g,也就是一矿泉水瓶盖的量。可以多吃杂粮,控制体重,适当的有氧运动,但不要太累,要保持大便通畅。

张大爷:好的,谢谢您。

王护士:还有您一定不能再抽烟喝酒了哦。

张大爷:知道啦,我会牢记的!

▲实训 2-5-5

【实践目的】　训练学生掌握提高病人用药依从性的方法。

【实践地点】　模拟病房。

【实践内容】　提高病人用药依从性。

【实践用物】　酌情选择用物。

【实践方法】　请学生自行设计各种提高病人用药依从性的方案。

＊参考建议

要注意以下几点问题:①一旦用降压药,需终身治疗,规则服药,不宜频繁更换降压药或随意停药。②不能自行调整降压药剂量。要在医生指导下调整用药,增减剂量。③不可漏服、少服、多服、停服降压药。

▲实训 2-5-6

【实践目的】　帮助学生掌握使用硝普钠的注意事项。

【实践地点】　模拟病房。

【实践内容】　使用硝普钠的注意事项。

【实践用物】　输注硝普钠用物。

【实践方法】　模拟情境:实习护生准备给病人输注硝普钠,向带教老师咨询使用硝普钠的注意事项。

＊**参考情境**

实习护生:老师,这位病人的输液用物怎么跟别人不一样呀?

带教老师:怎么不一样了?

实习护生:他的注射器和延长管怎么是棕色的?

带教老师:很好,您观察得很仔细。这位病人使用的是硝普钠,这种药物在使用时有特殊的要求。

实习护生:有什么特殊要求?

带教老师:这种药物是血管扩张剂,同时扩张动、静脉,对血压的影响非常大,所以在使用时要用微量泵来控制输液速度,并进行血压监护。又因为它遇光易分解变性,所以需使用避光输液器,现配现用等。

实习护生:此外,我们还需要注意什么?

带教老师:还要做好病人和家属的宣教工作。有些病人会随意调节输液的速度,以致酿成大错。

实习护生:我明白了,谢谢老师!

带教老师:不用谢!

▲实训 2-5-7

【实践目的】　训练学生配合抢救高血压急症病人。

【实践地点】　模拟病房。

【实践内容】　配合抢救高血压急症病人。

【实践用物】　每组可摇病床 1 张、血压计、听诊器、静脉输液、吸氧用物、避光输液器、床栏、牙垫等。

【实践方法】　模拟训练:扮演高血压急症病人,请同学们进行护理配合抢救。

＊参考情境

(1) 卧位:绝对卧床休息,抬高床头 15°~30°。

(2) 给药:立即建立静脉通道,首选硝普钠,避光,现配现用,严密监测血压,严格控制输液速度。

(3) 迅速、控制性降压:开始 1 小时内血压降低 20%~25%,2~6 小时内血压降至 160/100mmHg 左右,以后 24~48 小时逐步降至正常。

(4) 吸氧。

(5) 休息:避免刺激和活动,避免屏气或用力,协助生活护理。

(6) 观察:做好心电、血压、呼吸监测。注意神志、生命体征、尿量等病情变化情况。

(7) 安全:意识障碍时加床栏,防止坠床,防唇舌咬伤,防皮肤损害。

▲**实训 2-5-8**

【实践目的】　训练学生对高血压病人进行康复指导。

【实践地点】　模拟病房。

【实践内容】　高血压的康复指导。

【实践用物】　无特殊要求。

【实践方法】　模拟情境:对高血压病人进行康复指导。

＊参考情境

(1位高血压病人将要出院,向护士进行咨询)

病人:护士,我要出院了,出院后我要注意些什么?

护士:①限制盐的摄入,每天食盐摄入量少于6g。②少量多餐。③少食油脂、胆固醇。④避免摄入糖类及淀粉。⑤多摄入含高纤维食物,预防便秘。⑥多食含钾、镁、碘、锌的食物。

病人:我每天都要吃些腊肉,这样对身体没什么影响吧?

护士:您血压高,最好吃清淡饮食,腊肉等腌制的食品最好不要吃了,内脏、鱼子、咸鱼等也要少吃,可以多吃新鲜蔬菜、水果等。

病人:那我活动方面要注意哪些呢?

护士:可以选择慢跑、骑车、健身操、太极拳等有氧运动,如果有头痛、头晕等不适时应卧床休息。改变体位宜缓慢。

病人:还有其他要注意的吗?

护士:按照医嘱准确服药,不可随意增减药量或突然撤换药物。要定时测量血压并记录,定期门诊随访,若血压控制不满意或有心动过缓等药物副作用时,应随时就诊。要戒烟戒酒,保证充足的睡眠,情绪要稳定,学会自我心理平衡调整。

▲**实训 2-5-9**

【实践目的】　训练学生指导高血压病人自我管理。

【实践地点】　模拟病房。

【实践内容】　高血压病人自我管理

【实践用物】　无特殊要求。

【实践方法】　模拟情境:护士指导将要出院的病人进行自我管理。

＊参考情境

护士:王老,您明天就要出院了,知道回家后要如何做吗?

病人:知道呀,不就是按时吃药吗?

护士:按时吃药只是一方面,还有一些事情需要注意。如定期测量血压;定时服用降压药,自己不随意减量或停药;注意劳逸结合,适当运动,保持情绪稳定等。特别是要注意低盐、低脂、清淡饮食。

病人:这也太麻烦了吧。

护士:治疗高血压就是要坚持,有信心、决心和恒心,只有这样才能防止或推迟机体重要脏器受到损害。

病人:我明白了。为了我的身体健康,我一定按照您刚才说的去做。

护士:这就对了。

二、练习题

(一) 选择题

1. 目前国际上统一的高血压诊断标准为

A. BP≥120/80mmHg　　B. BP≥130/85mmHg

C. BP≥140/90mmHg　　D. BP≥150/95mmHg

E. BP≥160/100mmHg

2. 下列哪项属于高血压 3 级

A. BP≥130/85mmHg　　B. BP≥140/90mmHg

C. BP≥180/110mmHg　　D. BP≥160/100mmHg

E. BP≥170/105mmHg

3. 血压 130/88mmHg 属于

A. 1 级高血压　　　　B. 2 级高血压

C. 3 级高血压　　　　D. 正常高值

E. 正常血压

4. 病人,女性,56 岁。因耳鸣、眼花、心悸、多汗、头痛、烦躁就医,测血压 190/115mmHg,诊断为

A. 高血压正常高值　　B. 临界高血压

C. 1 级高血压　　　　D. 2 级高血压

E. 3 级高血压

5. 病人,女性,58 岁。有高血压史 1 年,经用药症状好转,但不知理想血压是多少。成人理想血压指

A. 收缩压<100mmHg,舒张压<70 mmHg

B. 收缩压<110mmHg,舒张压<75mmHg

C. 收缩压<120mmHg,舒张压<80 mmHg

D. 收缩压<130mmHg,舒张压<85mmHg

E. 收缩压<140mmHg,舒张压<90 mmHg

6. 下列不属于原发性高血压的危险因素的是

A. 遗传因素　　　　　B. 体重超重

C. 饮酒　　　　　　　D. 自身免疫缺陷

E. 高钠盐膳食

7. 长期高血压容易引起哪些脏器发生并发症

A. 心、肝、肾　　　　B. 心、脑、肾

C. 心、脑、肺　　　　D. 脑、肺、肾

E. 肝、肾、肺

8. 病人,男性,40 岁。既往有高血压史,现头痛、烦躁、眩晕、心悸、气急、视物模糊、恶心、呕吐、尿少症状加重。查体血压 200/120mmHg,考虑病人有高血压危象。高血压危象发生在高血压疾病的时段是

A. 早期与晚期均可发生　B. 无靶器官损害期

C. 早期发生　　　　　D. 晚期发生

E. 靶器官损害期

9. 高血压危象的诱发因素是

A. 饱餐　　　　　　　B. 脱水

C. 超重　　　　　　　D. 劳累

E. 出血

10. 高血压脑病临床表现与高血压危象不同的特点是

A. 血压急骤升高　　　B. 剧烈头痛、头晕

C. 伴有恶心、呕吐　　D. 肾损害严重

E. 常有意识障碍

11. 高血压分期标准最主要的依据是

A. 病程长短

B. 血压增高程度

C. 症状轻重

D. 心、脑、肾损伤及功能代偿情况

E. 血压能否降至正常

12. 病人,男性,35 岁。有原发性高血压史 10 年,查血压,165/105mmHg,原发性高血压最严重的并发症是

A. 冠心病　　　　　　B. 糖尿病

C. 脑出血　　　　　　D. 充血性心力衰竭

E. 肾衰竭

13. 治疗原发性高血压的目的是

A. 提高疗效

B. 降低病死率

C. 降低颅内压

D. 预防和延缓并发症的发生

E. 推迟动脉粥样硬化

14. 病人,男性,50 岁,高血压 10 年。体态肥胖,给予非药物治疗妥当的是

A. 攀岩　　　　　　　B. 跳绳

C. 举重　　　　　　　D. 冬泳

E. 散步

15. 病人,男性,55 岁。因高血压 3 年,血压控制不好,来医院就诊,医生建议注意非药物治疗,非药物治疗措施不包括

A. 保持健康心态　　　B. 参加举重活动

C. 合理膳食　　　　　D. 减轻体重

E. 气功及其他行为疗法

16. 病人,女性,58 岁。因近日睡眠不好、头晕、有时步态不稳而就诊,发现血压高,下列药物中属于降压药物的是

A. 地西泮　　　　　　B. 阿司匹林

C. 硝苯地平　　　　　D. 利多卡因

E. 普罗帕酮

17. 病人,女性,62 岁。因头晕、乏力、睡眠不好而就诊,诊断为高血压,使用降压药时应注意

A. 一周测量血压一次

B. 血压正常后即可停药

C. 从小剂量开始

D. 最好睡前服用

E. 短期内将血压降至正常

18. 在高血压急症中,降压最迅速的药物是

A. 硝普钠　　　　　　B. 硝酸甘油

C. 硝苯地平　　　　　D. 美托洛尔

E. 卡托普利

19. 高血压危象紧急处理的关键是

A. 绝对卧床休息　　　B. 降低颅内压

C. 迅速降低血压　　　D. 给予氧气吸入

E. 限制钠盐摄入

20. 病人,女性,45岁。诊断为高血压,正确的饮食指导是

  A. 钠盐<1g/d   B. 钠盐<3g/d

  C. 钠盐<6g/d   D. 钠盐<8g/d

  E. 钠盐<10g/d

21. 病人,女性,58岁。高血压10年,喜食咸菜等腌制食品,应告知病人饮食应注意

  A. 低钠饮食   B. 低蛋白饮食

  C. 低脂饮食   D. 低磷饮食

  E. 低纤维素饮食

22. 下列有关高血压的护理不妥的是

  A. 告诉病人血压降至正常时停降压药,以免产生耐药性

  B. 低盐、低脂、低胆固醇饮食

  C. 可适当做健身操、打太极拳、散步等有氧运动

  D. 改变体位宜缓慢

  E. 用降压药期间避免洗澡水过热

23. 护理高血压的患者,下列哪项措施不正确

  A. 协助用药,尽快将血压降至较低水平

  B. 改变体位动作宜缓慢

  C. 沐浴时水温不宜过高

  D. 头晕、恶心时协助其平卧并抬高下肢

E. 保持大便通畅

24. 病人,女性,42岁,血压21.3/12.0 kPa(160/90mmHg),对她的健康教育不对的是

  A. 卧床休息不宜活动

  B. 尽早应用降压药

  C. 减轻精神压力,保持平衡心理

  D. 戒烟、限酒

  E. 适当活动,减轻体重

25. 对原发性高血压患者做健康指导,不正确的是

  A. 宜低盐、低脂、低胆固醇、低热量饮食

  B. 1级高血压应注意休息,避免过劳

  C. 缓解期适当运动,控制体重

  D. 血压高时服药,不高时不用服药

  E. 每日定时测血压

(二)简答题

1. 高血压常导致左心衰竭还是右心衰竭?肺源性心脏病呢?

2. 常用的降压药物有哪些?

3. 高血压急症的抢救措施?

4. 护士对高血压病人进行健康教育的内容有哪些?

参 考 答 案

(一)选择题

  1~5 CCDEC 6~10 DBADE 11~15 DCDEB
16~20 CCACC 21~25 AAAAD

(二)简答题

  1. 答:高血压常导致左心衰竭,肺源性心脏病常导致右心衰竭。

  2. 答:利尿剂、β受体阻滞剂、血管紧张素转换酶抑制剂(ACEI)、血管紧张素Ⅱ受体阻滞剂(ARB)、钙通道阻滞剂(CCB)

  3. 答:①卧床休息:绝对卧床休息,抬高床头15°~30°。避免一切不良刺激和不必要的活动,避免屏气或用力排便,协助生活护理。必要时使用镇静剂。②迅速降压:立即建立静脉通道,遵医嘱尽早准确应用上述抢救高血压急症的降压药。③立即吸氧:4~5L/min,保持呼吸道通畅。④严密观察:做好心电、血压、呼吸监测。注意神志、生命体征、尿量等病情变化情况。⑤注意安全:病人意识障碍时应加床栏,防止坠床,并防止唇舌咬伤及皮肤损害。若必须起床,动作要慢,行走时要有人搀扶等。⑥避免血压升高的诱因。

  4. 答:

  (1)知识宣传:向病人介绍本病基本知识,使其了解高血压的危险因素,能注意避免;知道治疗和护理的方法及目的,能主动配合治疗、护理;高度重视本病,但又不过分紧张。本病虽难以彻底治愈,但通过调整生活方式、去除高血压危险因素、服用降压药物,可将血压控制在合适的水平,改善预后。能以积极的心态对待疾病。学会测量血压并能定期测量、记录,病情变化,发现异常随时就医。

  (2)生活指导:注意改善生活行为。

  (3)配合治疗:告知病人建立长期治疗的思想准备,正确用药,按时服药,遵医嘱调整剂量,不随意增减和中断用药,并注意观察药物的不良反应。

  (4)定期复查:随访靶器官受损情况。

第 6 节　冠状动脉粥样硬化性心脏病病人的护理

心绞痛病人的护理

一、实 践 指 导

▲**实训 2-6-1**

【实践目的】　训练学生掌握动脉粥样硬化的危险因素。

【实践地点】　教室。

【实践内容】　动脉粥样硬化的危险因素。

【实践用物】　动脉粥样硬化危险因素图(图 2-6-1)等。

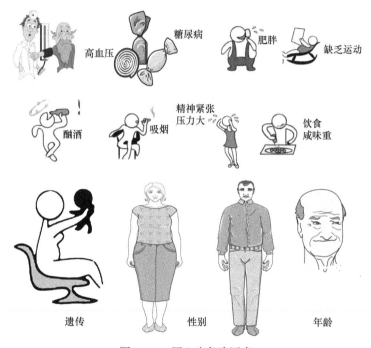

糖尿病　肥胖　缺乏运动

高血压

精神紧张
压力大　饮食
咸味重

酗酒　吸烟

遗传　性别　年龄

图 2-6-1　冠心病危险因素

【实践方法】　根据图 2-6-1 回答：冠心病可改变的危险因素有哪些？不可改变的危险因素有哪些？

＊参考答案

答：①冠心病可改变的危险因素有：高脂血症、高血压、糖尿病、长期吸烟、肥胖、体力劳动少等。②冠心病不可改变的危险因素有：遗传、性别和年龄等。

▲**实训 2-6-2**

【实践目的】　帮助学生掌握心绞痛发作时的表现。

【实践地点】　教室。

【实践内容】　心绞痛发作时的表现。

【实践用物】　心绞痛发作填空图(图 2-6-2)。

【实践方法】　填空。

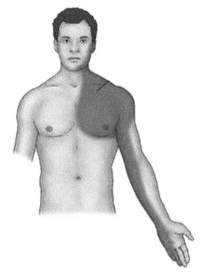

疼痛部位:
疼痛性质:
疼痛持续时间:
疼痛缓解方式:

图 2-6-2　心绞痛发作填空图

＊参考答案:略。

▲**实训 2-6-3**

【实践目的】　训练学生掌握心绞痛发作时的处理方法。

【实践地点】　模拟病房。

【实践内容】　心绞痛发作时的处理。

【实践用物】　无特殊要求。

【实践方法】　模拟情境:护士遇到病人心绞痛发作,进行相应处理。

＊**参考情境**

(实习护士在医院走廊遇到张大妈心绞痛发作)

实习护士:张大妈,您怎么了啦,看起来您很难受。

张大妈:护士,我的胸口、左肩、左臂都疼得厉害呀!

实习护士:我扶着您走回病房,卧床休息。

带教老师:不能走动,就地休息(立即把张大妈口袋里备着的硝酸甘油放在张大妈口中)。张大妈您嚼碎这片药后再放在舌下含着,大口呼吸,心情放平静,别紧张! (对实习护士)您去拿个凳子,让张大妈坐下休息。

实习护士:好。(拿来凳子,扶着张大妈坐下)

▲**实训 2-6-4**

【实践目的】　帮助学生掌握冠心病病人运动注意事项。

【实践地点】　模拟病房。

【实践内容】　冠心病病人运动注意事项。

【实践用物】　无特殊要求。

【实践方法】　模拟情境:护士告知冠心病病人运动时的注意事项。

＊**参考情境**

病人:护士,我做冠状动脉造影后知道自己患了冠心病,以后我能像以前一样进行一些体育锻炼吗?

护士:当然能,运动对冠心病病人是有好处的。但是在运动时一定要注意一些问题,否则会出现意外的。

病人:运动时要注意哪些问题呢?

护士:①心绞痛发作 3 天之内,心肌梗死后半年之内,不宜做比较剧烈的运动。②运动前后要避免情绪激动。③运动前不宜饱餐。④运动要循序渐进。⑤运动时不要穿得太厚。⑥运动后避免马上洗热水澡。⑦运动后避免吸烟。

病人:您说得非常详细,但是太多了,我记不住啊。

护士:不要着急,这儿有本关于冠心病病人的健康教育手册,我刚才讲的都在上面,您可以再看看。

病人:谢谢!

护士:不客气!

二、练　习　题

(一) 选择题

1. 病人男性,50 岁。有反复发作心绞痛病史 15 年。发生心绞痛的主要病因是

A. 心动过速　　　　B. 心动过缓

C. 主动脉瓣狭窄　　D. 主动脉瓣关闭不全

E. 冠脉管腔狭窄和痉挛

2. 心绞痛发作的特点正确的是

A. 多无明显诱因,在安静状态下或清晨发作

B. 疼痛位于胸骨体下段的胸骨后

C. 疼痛似针刺样或刀割样

D. 一般持续 3~5 分钟

E. 舌下含服硝酸甘油约 30 分钟缓解

3. 心绞痛发作时典型的心电图表现是

A. ST 段压低>0.1mV　B. ST 段抬高>0.1mV

C. 高尖 T 波　　　　D. 宽而深的 Q 波

E. P-R 间期延长

4. 诊断冠心病最有意义的辅助检查是

A. 心电图　　　　　B. 超声心动图

C. 胸部 X 线检查　　D. 心内膜活检

E. 冠状动脉造影

5. 心绞痛发作时首先给予

A. 硝酸酯类　　　　B. β 受体阻滞剂

C. β 受体兴奋剂　　D. 钙离子拮抗剂

E. 吗啡

6. 心绞痛发作时首要的护理措施是

A. 吸氧　　　　　　B. 立即停止活动

C. 立即描记心电图　D. 建立静脉通路

E. 观察疼痛的性质

(二) 简答题

1. 确诊冠心病心绞痛最有价值的检查项目是什么?诊断心绞痛最方便的检查项目是什么?

2. 心绞痛发作时首要的护理措施是吸氧还是休息?

3. 一位护士发现病人心绞痛发作后,立即扶病人缓慢走回病房吸氧。另一位护士遇到此类情况,则立即让病人就地休息,含服硝酸甘油。谁做的比较妥当?

4. 若心绞痛病人发作时含服硝酸甘油多次,长时间不能缓解,可能发生了什么情况?

参　考　答　案

(一) 选择题

1~5　EDAEA　6　B

(二) 简答题

1. 答:确诊冠心病心绞痛最有价值的检查项目是冠状动脉造影。诊断心绞痛最方便的检查项目是心电图。

2. 答:休息。

3. 答:后者做的比较妥当。

4. 答:急性心肌梗死。

急性心肌梗死病人的护理

一、实　践　指　导

▲**实训2-6-5**

【实践目的】　训练学生掌握心绞痛与急性心肌梗死的区别。

【实践地点】　教室或实训室。

【实践内容】　心绞痛与心肌梗死的区别。

【实践用物】　心绞痛与心肌梗死的鉴别填空表(表2-6-1)

表 2-6-1　心绞痛与心肌梗死的鉴别填空表

鉴别项目	心绞痛	急性心肌梗死
疼痛部位		
疼痛性质		
疼痛时限		
硝酸甘油疗效		
心电图变化		
发热		
WBC↑		
心肌酶谱		

【实践方法】　填空。

＊参考答案：见表 2-6-2。

表 2-6-2　心绞痛与心肌梗死的鉴别表

鉴别项目	心绞痛	急性心肌梗死
疼痛部位	胸骨上中段之后	相似
疼痛性质	压榨性或窒息性或烧灼样	相似,但是程度更剧烈
疼痛时限	短,3~5分钟,15分钟内	长,数小时至数天
硝酸甘油疗效	显著缓解	作用较差或无效
心电图变化	无变化或暂时性 ST-T 波变化	有特征性和动态变化
发热	无	有,<38℃
WBC↑	无	有
心肌酶谱	无	有

▲实训 2-6-6

【实践目的】　训练学生掌握急性心肌梗死诊断要点。

【实践地点】　教室。

【实践内容】　急性心肌梗死诊断要点。

【实践用物】　急性心肌梗死诊断要点连线图(图 2-6-3)。

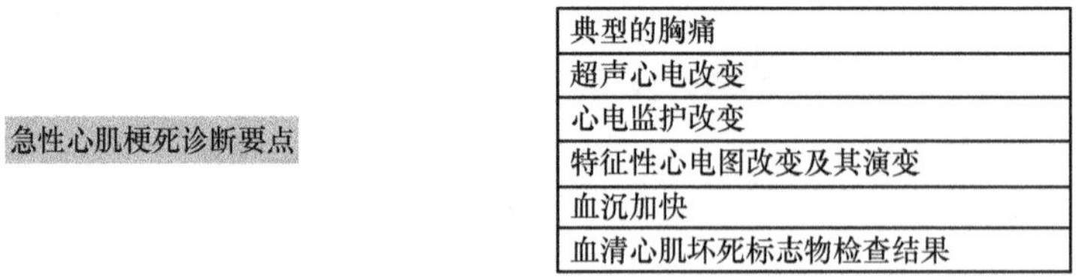

	典型的胸痛
	超声心电改变
	心电监护改变
急性心肌梗死诊断要点	特征性心电图改变及其演变
	血沉加快
	血清心肌坏死标志物检查结果

图 2-6-3　急性心肌梗死诊断要点连接图

【实践方法】　请将急性心肌梗死诊断的 3 个主要要点连接起来。

＊参考答案：见图 2-6-4。

▲实训 2-6-7

【实践目的】　训练学生掌握急性心肌梗死病人入院护理工作程序。

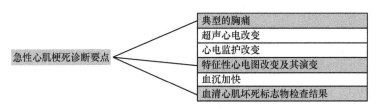

图 2-6-4　急性心肌梗死诊断要点连线结果图

【实践地点】　模拟病房。

【实践内容】　急性心肌梗死病人入院护理工作程序。

【实践用物】　可摇病床、心电监护仪、心电图机、测生命体征用物、静脉输液用物、吸氧用物、拜阿司匹林、吗啡等。

【实践方法】　模拟训练:以小组为单位模拟接待急性心肌梗死病人入院。

＊参考情境

1. 收住 CCU,立即监护。

2. 吸氧、测生命体征。

3. 建立静脉通道。

4. 18 导联心电图(接诊 10 分钟内)。

5. 嚼服拜阿司匹林 0.3g。

6. 注射吗啡或哌替啶。

7. 绝对卧床休息。

▲实训 2-6-8

【实践目的】　训练学生掌握 PCI 术后护理。

【实践地点】　模拟病房。

【实践内容】　PCI 术后护理。

【实践用物】　可摇病床、心电监护仪、测生命体征用物、吸氧用物等。

【实践方法】　模拟训练:以小组为单位模拟 PCI 术后护理。

＊参考情境:严密观察生命体征、心电监护情况、注意胸痛情况、注意足背动脉搏动、观察有无出血、术侧肢体制动。

▲实训 2-6-9

【实践目的】　训练学生掌握冠心病病人的饮食选择。

【实践地点】　教室或模拟病房。

【实践内容】　冠心病病人的饮食选择。

【实践用物】　无特殊要求。

【实践方法】　模拟情境:学生向老师咨询冠心病饮食选择问题。

＊参考情境

学生:老师,冠心病病人应怎样选择食物?

老师:应注意选择一些脂肪和胆固醇含量较低,而维生素、食物纤维、有益无机盐和微量元素较多的,并有降血脂、抗凝血作用的食物。具体可从以下几类食物来选择:

(1) 可以随意进食的食物:①各种谷类,尤其是粗粮。②豆类制品。③蔬菜,如洋葱、大蒜、金花菜、绿豆芽、扁豆等。④菌藻类,如香菇、木耳、海带、紫菜等。⑤各种瓜类、水果及茶叶。

(2) 适当进食的食物:①瘦肉:如瘦的猪肉、牛肉和家禽肉(去皮)。②鱼类:如大多数河鱼和海鱼。③植物油:如豆油、玉米油、香油、花生油、鱼油、橄榄油。④奶类:如去脂乳及其制品。⑤鸡蛋:如蛋清、全蛋(每周 2~3 个)。

（3）少食或忌食食物：①动物脂肪：如猪油、黄油、羊油、鸡油等。②肥肉：如猪、牛、羊等肥肉。③脑、骨髓、内脏、蛋黄、鱼子。④软体动物及贝壳类动物。⑤糖、酒、烟、巧克力等。

学生：我明白了，谢谢老师！

老师：不客气！

▲实训 2-6-10

【实践目的】 训练学生掌握急性心肌梗死病人休息、饮食、排便护理要点。

【实践地点】 模拟病房。

【实践内容】 急性心肌梗死病人休息、饮食、排便护理要点。

【实践用物】 可摇病床、心电监护仪、吸氧用物等。

【实践方法】 模拟训练：以小组为单位模拟对急性心肌梗死病人休息、饮食、排便护理指导。

* 参考情境：略。

二、练 习 题

（一）选择题

1. 急性心肌梗死最基本的病因是

A. 冠状动脉粥样硬化　　B. 机体缺氧

C. 劳累过度　　　　　　D. 兴奋过度

E. 饱餐

2. 病人，男性，诊断为急性心肌梗死。本病最突出的症状是

A. 胸前区弊闷　　　　　B. 疲乏无力

C. 烦躁不安　　　　　　D. 胸前区疼痛

E. 心率快

3. 多数急性心肌梗死病人最早出现和最突出的症状是

A. 发热

B. 胃肠道反应

C. 剧烈而持久的胸骨后疼痛

D. 心力衰竭

E. 心律失常

4. 典型心肌梗死与典型心绞痛病人在症状上的最大区别是

A. 疼痛的部位　　　　　B. 疼痛的性质

C. 疼痛的持续时间　　　D. 疼痛的放射部位

E. 伴随症状

5. 急性心肌梗死后室性心律失常最常发生于

A. 3 小时内　　　　　　B. 6 小时内

C. 12 小时内　　　　　 D. 24 小时内

E. 48 小时内

6. 监护急性心肌梗死病人时，发现哪种心律失常要高度警惕心室颤动的发生

A. 心房颤动　　　　　　B. 心房扑动

C. 室性心动过速　　　　D. 室上性心动过速

E. 房室传导阻滞

7. 病人，男性，50 岁。突然出现心前区疼痛伴大汗 3 小时，急诊就医，出现哪种心律失常时需警惕心室颤动发生

A. 室上性心动过速　　　B. 窦性心动过速

C. 心房颤动　　　　　　D. 短阵室性心动过速

E. 一度房室传导阻滞

8. 病人，男性，50 岁。因突发心前区疼痛，疼痛难忍，并伴有胸闷、憋气，来医院就诊，经检查诊断为广泛性前壁心肌梗死，住院病人病情一直不稳定，20 小时后死亡，其主要死亡原因可能是

A. 发热　　　　　　　　B. 心源性休克

C. 心律失常　　　　　　D. 心室壁瘤

E. 心力衰竭

9. 病人，男性，64 岁。因突发心前区疼痛，疼痛难忍，并伴有胸闷、憋气、恶心、呕吐、出冷汗，来医院就诊，休息及含服硝酸甘油不能缓解，最可能是

A. 急性胃炎　　　　　　B. 急性心肌梗死

C. 急性胰腺炎　　　　　D. 急性胆囊炎

E. 心肌炎

10. 急性心肌梗死时哪种血清心肌酶升高最快，恢复最快

A. 门冬氨酸氨基转移酶（AST）

B. 丙氨酸氨基转移酶（ALT）

C. 乳酸脱氢酶（LDH）

D. 肌酸磷酸激酶（CK）

E. 碱性磷酸酶（AKP）

11. 病人，男性，60 岁。持续心前区疼痛 2 小时入院，心电图检查示 Ⅱ、Ⅲ、aVF 导联 ST 段抬高，为证实是否患有心肌梗死，抽血化验，最特异和最敏感的标志物是

A. 血白细胞　　　　　　B. 血肌钙蛋白 I 或 T

C. 血脂 　　　　　　 D. 血糖

E. 红细胞沉降率

12. 有助于诊断"急性心肌梗死"的最特异心电图表现为

A. ST 段抬高呈弓背形单向曲线

B. 某些导联 ST 段显著下降

C. T 波对称性倒置

D. R 波显著下降

E. 出现病理性 Q 波

13. 病人,男性,60 岁。因胸痛就诊,既往有心绞痛 10 年。鉴别急性心肌梗死与心绞痛心电图的主要区别是

A. T 波倒置 　　　　 B. T 波低平

C. ST 段抬高 　　　　 D. ST 段压低

E. 出现异常深而宽的 Q 波

14. 广泛前壁心肌梗死的特征性心电图出现在

A. $V_1 \sim V_5$ 导联 　　 B. $V_1 \sim V_3$ 导联

C. $V_3 \sim V_5$ 导联 　　 D. V_6、I、aVR 导联

E. $V_1 \sim V_6$ 及 I、aVL 导联

15. 前间壁心肌梗死的特征性心电图出现在

A. $V_1 \sim V_4$ 导联 　　 B. $V_1 \sim V_3$ 导联

C. $V_3 \sim V_5$ 导联 　　 D. V_6、I、aVR 导联

E. $V_1 \sim V_6$ 及 I、aVL 导联

16. 急性心肌梗死吸氧的目的是

A. 预防休克 　　　　 B. 预防心律失常

C. 改善心肌缺氧 　　 D. 减轻疼痛

E. 防止心衰

17. 不是急性心肌梗死的主要处理措施的是

A. 解除疼痛 　　　　 B. 再灌注心肌

C. 监护和一般治疗 　 D. 消除心律失常

E. 保护肾功能

18. 溶栓时最主要观察

A. 皮疹 　　　　　　 B. 出血

C. 发热 　　　　　　 D. 寒战

E. 心率

19. 病人,男性,62 岁。心电图示:$V_1 \sim V_5$ 导联出现 Q 波,且 ST 段弓背向上抬高。应用尿激酶治疗,其作用在于

A. 溶解冠脉内血栓 　 B. 促进心肌能量代谢

C. 疏通心肌微循环 　 D. 增强心肌收缩力

E. 减轻心肌前负荷

20. 病人,女性,50 岁。因突发急性心肌梗死急诊入院,接受尿激酶溶栓治疗,一天后病人出现缓慢性心律失常,可用的药物是

A. 硝酸异山梨酯 　　 B. 美托洛尔

C. 硝酸甘油 　　　　 D. 呋塞米

E. 阿托品

21. 急性心肌梗死 24 小时内避免使用

A. 吗啡 　　　　　　 B. 哌替啶

C. 呋塞米 　　　　　 D. 洋地黄制剂

E. 硝酸甘油

22. 病人,男性,62 岁,突然出现心前区疼痛伴大汗 3 小时,急诊就医,诊断为急性心肌梗死。住院期间发生室性期前收缩应首先的药物是

A. 胺碘酮 　　　　　 B. 普鲁卡因胺

C. 吗啡 　　　　　　 D. 阿托品

E. 利多卡因

23. 病人,女性,65 岁。突发心前区疼痛,疼痛难忍,并伴有胸闷、憋气,来医院就诊,诊断为急性心肌梗死。此病人首优护理问题是

A. 有便秘的危险 　　 B. 疼痛

C. 自理缺陷 　　　　 D. 恐惧

E. 知识缺乏

(24~27 题共用题干)

病人,男性,63 岁,冠心病心绞痛 4 年,近 1 月来发作频繁,休息或含服硝酸甘油效果欠佳,今上午锻炼时,突感胸痛剧烈,含服硝酸甘油 30 分钟不缓解,伴大汗,送急诊。

24. 接诊护士给病人作了如下处理,哪项不妥

A. 让病人卧床休息 　 B. 准备气管插管

C. 建立静脉通路 　　 D. 给病人吸氧

E. 作心电图,测血压、脉搏

25. 护士对该病人评估后,应首先考虑该病人可能发生了

A. 顽固性心绞痛 　　 B. 硝酸甘油耐药

C. 心源性休克 　　　 D. 急性心肌梗死

E. 严重心律失常

26. 该病人存在的首要护理问题是

A. 气体交换受损 　　 B. 活动无耐力

C. 有感染的危险 　　 D. 有体液不足的危险

E. 疼痛

27. 病人,男性,52 岁,诊断为急性下壁心肌梗死,其绝对卧床 3 天来未解大便。在下列促进排便的护理措施中,您拟选择

A. 加强主动活动促进肠蠕动

B. 作腹部加压按摩促进排便

C. 投给硫酸镁 120g 口服导泻

D. 开塞露肛内注入

E. 温盐水高位灌肠

（二）简答题

1. 心绞痛、急性心肌梗死主要症状区别点是什么？

2. 一位冠心病病人有胸闷、窒息感、恶心、呕吐、冷汗，用硝酸甘油不能缓解，可能发生了什么情况？

3. 只要急性心肌梗死病人有血压下降，即为心源性休克，对吗？

4. 急性心肌梗死病人死亡的主要原因是什么？急性心肌梗死早期特别是入院前病人死亡的主要原因是什么？

5. 急性心肌梗死急救时用吗啡，请问还有哪种心脏病急救时也用吗啡？

6. 一位急性心肌梗死病人入院 12 小时后突然发生急性左心衰竭，立即给予毛花苷 C 静脉注射，对吗？为什么？

7. 为避免压疮，急性心肌梗死病人入院 12 小时内经常翻身，妥当吗？

8. 为什么要急性心肌梗死病人安静休息，一切日常生活均由护理人员帮助解决？

9. 急性心肌梗死病人心电监护最主要观察什么？

参 考 答 案

（一）选择题

1~5 ADCCD 6~10 CDCBD 11~15 BEEAB 16~20 CEBAE 21~25 DEBBD 26~27 ED

（二）简答题

1. 答：区别点是胸痛持续时间。急性心肌梗死胸痛持续时间长。

2. 答：急性心肌梗死。

3. 答：不对。急性心肌梗死疼痛时可有血压下降，未必是休克。若疼痛缓解，收缩压仍低于 80mmHg，伴休克表现，可是心源性休克。

4. 答：急性心肌梗死病人死亡的主要原因是心律失常。多发生在病后 1~2 天内，以 24 小时内最为多见。心律失常中以室性心律失常最多见，尤其是室性期前收缩。急性心肌梗死早期，特别是入院前病人死亡的主要原因是心室颤动。频发、多源、成对、联律、呈 R on T 现象的或室性心动过速常预示心室颤动的发生。

5. 答：急性心力衰竭。

6. 答：不对。因可诱发心律失常。

7. 答：不妥当。急性心肌梗死病人应绝对卧床休息至少 12 小时。可轻轻垫起受压处周围组织，防止局部长期受压。

8. 答：减轻病人心脏负荷，减少耗氧量，防止病情加重。

9. 答：识别心律失常危险征象。

第7节　风湿性心脏病病人的护理

练 习 题

（一）选择题

1. 病人，女性，50 岁。诊断为风湿热一年，医生考虑此病人病变已侵犯的心脏，与此病发病有密切关系的细菌是

A. 表皮葡萄球菌　　B. 革兰阴性杆菌

C. 乙型溶血性链球菌　D. 金黄色葡萄球菌

E. 大肠埃希菌

2. 风湿性心瓣膜病最常受累的瓣膜是

A. 肺动脉瓣　　B. 主动脉瓣

C. 二尖瓣　　　D. 三尖瓣

E. 静脉瓣

3. 临床上最常见的联合瓣膜病是

A. 二尖瓣狭窄合并主动脉瓣关闭不全

B. 二尖瓣狭窄合并主动脉瓣狭窄

C. 二尖瓣狭窄合并肺动脉瓣狭窄

D. 二尖瓣狭窄合并三尖瓣狭窄

E. 三尖瓣关闭不全合并主动脉瓣关闭不全

4. 二尖瓣狭窄最早出现的症状是

A. 水肿　　　　B. 咯血

C. 劳力性呼吸困难　D. 咳嗽

E. 端坐呼吸

5. 风心病二尖瓣狭窄最常见的心律失常是

A. 心房颤动　　B. 室性期前收缩

C. 窦房传导阻滞　D. 阵发性室上速

E. 房室传导阻滞

6. 二尖瓣狭窄病人痰中带血丝的可能原因是

A. 支气管内膜毛细血管破裂

B. 支气管小动脉破裂

C. 支气管静脉曲张破裂

D. 急性肺水肿

E. 肺梗死

7. 二尖瓣面容的特点是

A. 口唇轻度发绀　　B. 面部毛细血管扩张

C. 两颊部蝶形红斑　　D. 两颊部紫红

E. 面色潮红

8. 病人,女性,70岁。有风湿性心脏病伴二尖瓣狭窄,其心电图表现正确的是

A. P波消失,代之以大小、形态不一的f波

B. P波消失,代之以锯齿状F波

C. P波变窄,P波宽度<0.12秒

D. 二尖瓣型P波,P波宽度>0.12秒

E. P波提早出现,形态与窦性不同

9. 心脏听诊若闻及心尖部舒张期隆隆样杂音提示

A. 二尖瓣狭窄　　B. 二尖瓣关闭不全

C. 主动脉瓣狭窄　　D. 主动脉瓣关闭不全

E. 三尖瓣狭窄

10. 某二尖瓣狭窄病人,突然出现右侧肢体偏瘫,口角歪斜应考虑

A. 脑血栓形成　　B. 脑出血

C. 脑栓塞　　D. 脑血管痉挛

E. 蛛网膜下腔出血

11. 风湿性心瓣膜病病人最常见的死因是

A. 呼吸道感染　　B. 心律失常

C. 动脉栓塞　　D. 急性肺水肿

E. 感染性心内膜炎

12. 病人,女性,59岁,风心病伴二尖瓣狭窄6年,伴心房颤动5年,此次住院治疗效果不佳,病情不稳定而死亡。风湿性心瓣膜病最主要的致死原因是

A. 亚急性感染性心内膜炎

B. 栓塞

C. 心力衰竭

D. 心律失常

E. 咯血

13. 病人,女性,59岁,有风湿性心脏病二尖瓣狭窄,反复住院治疗,今日无明显原因突然出现意识障碍,最可能的原因是

A. 心房血栓脱落,脑栓塞

B. 发生心室颤动

C. 心排出量减少,脑供血不足

D. 发生心房颤动

E. 血液高凝状态,脑血栓形成

14. 病人,女性,18岁,有风湿性心脏病二尖瓣狭窄,风湿性心瓣膜病最常见的并发症是

A. 室性心律失常　　B. 下肢静脉血栓

C. 心力衰竭　　D. 贫血

E. 心源性休克

15. 二尖瓣关闭不全最有意义的体征是

A. 第一心音减弱

B. 第一心音增强

C. 心尖部舒张期隆隆样杂音

D. 心尖部全收缩期吹风样杂音

E. 心尖部舒张期叹息样杂音

16. 主动脉瓣狭窄最重要的体征是

A. 主动脉瓣第二听诊区响亮、粗糙的收缩期吹风样杂音

B. 主动脉瓣区舒张期叹息样杂音

C. 主动脉瓣第二听诊区舒张期叹息样杂音

D. 细迟脉

E. 主动脉瓣区响亮、粗糙的收缩期吹风样杂音

17. 主动脉瓣狭窄典型的三联征是

A. 劳力性呼吸困难、心绞痛、杂音

B. 劳力性呼吸困难、杂音、晕厥

C. 杂音、心绞痛、发热

D. 劳力性呼吸困难、心绞痛、晕厥

E. 劳力性呼吸困难、心绞痛、发热

18. 主动脉瓣第二听诊区可闻及叹息样舒张期杂音提示

A. 二尖瓣狭窄　　B. 二尖瓣关闭不全

C. 主动脉瓣狭窄　　D. 主动脉瓣关闭不全

E. 三尖瓣狭窄

19. 周围血管征包括

A. 水冲脉、毛细血管搏动征、股动脉枪击音

B. 水冲脉、脉压增大、股动脉枪击音

C. 水冲脉、毛细血管搏动征、杂音

D. 水冲脉、毛细血管搏动征、脉压增大

E. 水冲脉、杂音、股动脉枪击音

20. 风湿性心瓣膜病病人出现周围血管征阳性提示

A. 二尖瓣狭窄　　B. 二尖瓣关闭不全

C. 主动脉瓣狭窄　　D. 主动脉瓣关闭不全

E. 三尖瓣关闭不全

21. 不属于周围血管征表现的是

A. 毛细血管搏动征　　B. 水冲脉

C. 点头征　　D. 大动脉枪击音

E. 细迟脉

22. 诊断心脏瓣膜病最有意义的辅助检查是

A. 心电图　　　　　B. 超声心动图

C. 胸部 X 线检查　　D. 心内膜活检

E. 冠状动脉造影

23. 能预防风湿性心脏病加重的根本措施是

A. 积极锻炼身体,增强体质

B. 积极防治链球菌感染

C. 饮食清淡,不要过饱

D. 长期口服地高辛

E. 出现心力衰竭及时治疗

24. 能预防风湿性心脏病加重的根本措施是

A. 锻炼身体,增强体质

B. 积极预防链球菌感染

C. 发生心力衰竭后及时治疗

D. 每日口服阿司匹林

E. 长期口服地高辛维持量

（二）简答题

1. 请用箭头图表示甲族乙型溶血性链球菌、风心病、脑栓塞的关系。

2. 某二尖瓣狭窄病人突然出现肢体活动不便,可能发生了什么情况?

3. 为什么主动脉瓣关闭不全会有周围血管征?

参 考 答 案

（一）选择题

1~5　CCACA　6~10　CDDAC　11~15　DCACD
16~20　EDDAD　21~24　EBBB

（二）简答题

1. 答:甲族乙型溶血性链球菌→风湿性心脏炎→

二尖瓣狭窄→心房颤动→脑栓塞。

2. 答:脑栓塞。

3. 答:因为心脏舒张时部分主动脉内的血液异常反流到左心室,使脉压增大。

第 8 节　感染性心内膜炎病人的护理

练 习 题

（一）选择题

1. 病人,女性,38 岁。近 2 周出现不明原因,发热、乏力、皮肤瘀点。护理体检:贫血貌,一般情况差,脾轻度肿大。既往有有风心病病史。该病人最可能的是

A. 心力衰竭　　　　B. 风湿活动

C. 亚急性心内膜炎　D. 肺部感染

E. 贫血

2. 引起亚急性心内膜炎最主要的原因是

A. 脑膜炎双球菌　　B. 大肠埃希菌

C. 草绿色链球菌　　D. 真菌

E. 表皮葡萄球菌

3. 感染性心内膜炎最突出的临床表现是

A. 发热　　　　　　B. 背痛

C. 乏力　　　　　　D. 食欲不振

E. 面色苍白

4. 感染性心内膜炎最常累及

A. 二尖瓣　　　　　B. 三尖瓣

C. 主动脉瓣　　　　D. 肺动脉瓣

E. 冠状窦口

5. 感染性心内膜炎特征是心脏杂音

A. 响亮　　　　　　B. 低弱

C. 收缩期为主　　　D. 舒张期为主

E. 性质和强度易发生变化

6. 感染性心内膜炎最常见并发症

A. 心肌脓肿　　　　B. 心力衰竭

C. 急性心肌梗死　　D. 化脓性心包炎

E. 心肌炎

7. 诊断感染性心内膜炎最重要的依据是

A. 血培养　　　　　B. 红细胞沉降率

C. 测定血象　　　　D. 免疫学检查

E. 超声心动图检查

8. 以下治疗,最能控制本病病情的是

A. 物理降温

B. 抗生素

C. 给以营养丰富的饮食

D. 激素

E. 心理安慰

（二）简答题

1. 一位风心病病人,近 2 周出现发热、乏力、皮肤

瘀点、脾大、贫血,你考虑风湿活动还是 SIE? 为什么?

2. SIE 临床特点是什么?

3. 请问采集血培养标本的采血量是多少? 采血前为什么要严格皮肤消毒?

参 考 答 案

（一）**选择题**

1~5　CCACE　6~8　BAB

（二）**简答题**

1. 答:是 SIE。风湿活动的表现是发热、皮肤环形红斑、皮下结节、四肢大关节游走肿痛、舞蹈症、红细胞沉降率快、抗"O"高。

2. 答:发热、心脏杂音易变、脾大、贫血、杆状指/趾、脏器栓塞、周围血管受损、赘生物形成、血培养阳性。

3. 答:取静脉血 10~20ml。采血前要严格皮肤消毒,以免血标本被污染导致假阳性。

第 9 节　心肌疾病病人的护理

练 习 题

（一）**选择题**

1. 下列心肌病中发病率最高的类型是

A. 扩张型心肌病

B. 梗阻性肥厚型心肌病

C. 非梗阻性肥厚型心肌病

D. 限制型心肌病

E. 致心律失常性右室心肌病

2. 诊断原发性心肌病最有意义的辅助检查是

A. 心电图　　　　B. 超声心动图

C. 胸部 X 线检查　　D. 心内膜活检

E. 冠状动脉造影

3. 病人,男性,28 岁。因头晕、胸闷 1 日就诊,曾有晕厥史。体检胸骨左缘第 3~4 肋间听到较粗糙的喷射性收缩期杂音。X 线检查心影增大明显。心电图表现为 ST-T 改变,在 Ⅰ、aVL 或 Ⅱ、Ⅲ、aVF、V_4、V_5 可出现深而不宽的病理性 Q 波,超声心动图显示:心腔大、室壁薄。应考虑的临床诊断是

A. 扩张型心肌病　　B. 肥厚型心肌病

C. 限制型心肌病　　D. 急性心肌梗死

E. 病毒性心肌炎

4. 病人,男性,28 岁。因头晕、胸闷 1 日就诊,曾有晕厥史。X 线检查心影增大不明显。心电图表现为 ST-T 改变,超声心动图显示:室间隔的非对称性肥厚。考虑是

A. 扩张型心肌病　　B. 肥厚型心肌病

C. 限制型心肌病　　D. 急性心肌梗死

E. 病毒性心肌炎

5. 梗阻性肥厚型心肌病病人发生胸痛时应给予

A. β 受体阻滞剂　　B. Valsalva 动作

C. 站立位　　　　D. 硝酸甘油

E. 洋地黄制剂

6. 病人,男性,30 岁。劳累后心悸、气短 5 年,休息可缓解。诊断为扩张型心肌病。近 1 年活动中曾有晕厥 2 次。体检:心界扩大,心率 38 次/分。心电图提示三度房室传导阻滞。最恰当的处理是

A. 安装临时性人工心脏起搏器

B. 安装永久性人工心脏起搏器

C. 静脉滴注异丙肾上腺

D. 注射阿托品

E. 静脉滴注氢化可的松

7. 对心肌病病人进行用药指导不包括

A. 根据药物疗效调整药物剂量

B. 指导病人时间药效的观点

C. 教会病人或家属观察药物的疗效

D. 按时服药

E. 遵医嘱坚持用药

8. 对心肌病病人进行健康教育时,较重要的是

A. 低盐饮食　　　　B. 戒烟酒

C. 避免感染　　　　D. 限制体力活动

E. 预防性服用胺碘酮

（二）**简答题**

简述能使梗阻性肥厚型心肌病病人杂音增强和减弱的措施。

参 考 答 案

（一）选择题

1~5 ABABA 6~8 BAD

（二）简答题

答：

（1）使杂音减弱的措施：梗阻性病人下蹲、紧握双拳等直接使左心室容量增加，β受体阻滞剂使心肌收缩力下降，左心室流出道受阻减轻，左心室容量增加，可以使心排量增加，杂音减弱，症状有所缓解。

（2）使杂音增强的措施：梗阻性病人含服硝酸甘油、做 Valsalva 动作(深吸气后紧闭声门，再用力做呼气动作)、站立位时，左心室容量减少，洋地黄制剂使心肌收缩力增强，左心室流出道受阻增加，左心室容量减少，可以使心排量减少，杂音增强，症状加重。

第 10 节　病毒性心肌炎病人的护理

练　习　题

（一）选择题

1. 引起病毒性心肌炎的最常见病毒是

A. 流感病毒　　　　　B. 疱疹病毒

C. 柯萨奇病毒 A　　　D. 柯萨奇病毒 B

E. 埃可病毒

2. 严重的病毒性心肌炎最常见的表现是

A. 心律失常　　　　　B. 高热

C. 心悸　　　　　　　D. 气促

E. 心功能不全

3. 选择治疗病毒性心肌炎的药物时，一般不用

A. 维生素 C　　　　　B. 复方丹参滴丸

C. 极化液　　　　　　D. 糖皮质激素

E. 辅酶 A

4. 急性病毒性心肌炎病人最重要的护理措施是

A. 保证病人绝对卧床休息

B. 安定病人情绪

C. 给予易消化、富含维生素的饮食

D. 遵医嘱应用抗生素

E. 大量饮水

5. 病人，女性，19 岁。大学生。平素体健，呼吸道感染后 1 周，有心悸、胸闷，心率 120 次/分，律齐，心尖第一心音低钝，心界增大不明显，考虑为病毒性心肌炎。疾病早期对该病人最恰当的健康指导是

A. 卧床休息 3~6 个月

B. 加强营养

C. 坚持服用利尿剂

D. 加强体育锻炼

E. 适当锻炼，避免剧烈运动

（二）简答题

1. 病毒性心肌炎先兆表现是什么？心脏受累最常见的表现是什么？最有价值的体征是什么？

2. 简述病毒性心肌炎病人急性期最重要的护理措施。

参 考 答 案

（一）选择题

1~5 DADAA

（二）简答题

1. 答：①先兆表现是病前 1~3 周常有上呼吸道或消化道感染史。②心脏受累最常见的表现是心律失常。③最有价值的体征是心率增快与体温增高不相符。

2. 答：

（1）卧床休息：可减轻心脏负荷，减少心肌耗氧，有利于心肌恢复。急性期需卧床休息 3~6 个月，直至症状消失，心电图、心肌酶恢复正常后方可逐渐增加活动量。活动时以不出现心悸、气促、胸闷等表现为控制活动量的标准。1 年内不从事重体力劳动和妊娠。

（2）环境安静：为病人提供舒适、安宁的休息环境，减少或限制探视。

第11节 心包疾病病人的护理

练习题

（一）选择题

1. 心包腔内液体的生理作用是
A. 营养心肌   B. 免疫作用
C. 维持心包腔内压力   D. 润滑作用
E. 维持心肌张力

2. 急性心包炎病人的脉搏特征是
A. 水冲脉   B. 奇脉
C. 交替脉   D. 细脉
E. 脉搏洪大

3. 病人，男性，40岁。1个月前诊断为急性心包炎，近2周严重，心率加快。查体发现病人有奇脉，奇脉的表现是
A. 脉搏搏动呈呼气性显著减弱，吸气时恢复
B. 脉搏搏动呈吸气性显著减弱，呼气时恢复
C. 脉搏搏动呈呼气性显著减弱，呼气时减弱
D. 脉搏搏动呈吸气性显著减弱，呼气时消失
E. 脉搏搏动呈吸气性显著消失，呼气时减弱

4. 纤维蛋白性心包炎最主要的体征是
A. 奇脉   B. 颈静脉怒张
C. 心包摩擦音   D. 心包叩击音
E. Kussmaul 征

5. 纤维蛋白性心包炎最主要的症状是
A. 心前区疼痛   B. 呼吸困难
C. 心悸   D. 恶心、呕吐
E. 胸闷

6. 渗液性心包炎最主要的症状是
A. 心前区疼痛   B. 呼吸困难
C. 心悸   D. 恶心、呕吐
E. 胸闷

7. 大量心包积液会引起心脏压塞，心脏压塞不包括
A. 体循环静脉淤血   B. 发绀
C. 大汗淋漓   D. 奇脉
E. 心包叩击音

8. 病人，男性，40岁。心慌、气短10天。考虑病人有大量心包积液。诊断心包积液迅速、可靠的诊断方法是
A. 心包镜   B. 心包穿刺
C. 心电图   D. X线检查

E. 超声心动图

9. 病人，男性，40岁。因急性心包炎入院，体检时发现病人有大量心包积液，在进行心包穿刺抽液时，病人出现面色苍白，脉搏增快，血压下降。心电图显示频发室性期前收缩。护士首先应该
A. 安慰病人   B. 准备抢救药物
C. 立即通知医生   D. 减慢抽液速度
E. 夹闭胶管

10. 病人，男性，30岁。患急性心包炎、心包积液2月余，近日出现咳嗽、活动后气促，有心绞痛样胸痛。体检时最不可能出现的体征是
A. 奇脉   B. 动脉血压升高
C. 脉压减小   D. 颈静脉怒张
E. 肝大

11. 病人，男性，40岁。因急性心包炎入院，体检：有颈静脉怒张、肝大、腹水、下肢水肿、心率增快，可见 Kussmaul 征。考虑诊断为
A. 亚急性心包炎   B. 渗出性心包炎
C. 急性心包炎   D. 缩窄性心包炎
E. 纤维蛋白性心包炎

12. 我国缩窄性心包炎最常见的原因是
A. 创伤性   B. 结核性
C. 化脓性   D. 肿瘤性
E. 非特异性

13. 心包叩击音多见于
A. 急性心包炎   B. 慢性缩窄性心包炎
C. 病毒性心肌炎   D. 二尖瓣狭窄
E. 扩张性心肌病

14. 慢性缩窄性心包炎最重要的体征是
A. 肝肿大   B. 腹水
C. 下肢水肿   D. 发绀
E. 颈静脉怒张

15. 对慢性缩窄性心包炎较为有效的治疗是
A. 抗肺结核治疗   B. 给予激素
C. 心包剥离术治疗   D. 给予吗啡止痛
E. 吸氧

（二）简答题

1. 纤维蛋白性心包炎最主要的症状是什么？最具特异性的体征是什么？

2. 纤维蛋白性心包炎的心前区疼痛与心肌梗死有何异同?

3. 渗液性心包炎最突出的症状是什么?

4. 请简述慢性心脏压塞与右心衰竭的临床表现的异同点。什么是奇脉?哪个疾病也可以有奇脉?

参 考 答 案

(一) 选择题

1~5 DBBCA 6~10 BEECB 11~15 DBBEC

(二) 简答题

1. 答:最主要的症状是心前区疼痛。最具特异性的体征是心包摩擦音。

2. 答:心前区疼痛都向左肩、左上肢放射,疼痛时间都长。但是纤维蛋白性心包炎的心前区疼痛与呼吸有关,没有病理性 Q 波,ST 段抬高弓背向下,没有

心肌坏死标志物及酶学升高。

3. 答:呼吸困难。

4. 答:两者都有体循环静脉压升高、体循环淤血表现。慢性心脏压塞还有奇脉,有心包积液症状、体征。此外,辅助检查也有助于两者鉴别。⑤奇脉是大量心包积液病人触诊时,桡动脉呈吸气性显著减弱或消失,呼气时又恢复的现象。哮喘病也可以有奇脉。

第 12 节 循环系统常用诊疗技术及护理

心 脏 起 搏

心脏起搏(cardiac pacing)是通过心脏起搏器发放脉冲电流刺激心脏,引起心脏兴奋收缩,从而替代正常心脏起搏点,按脉冲电流的频率有效地搏动。主要用于治疗无严重心肌病变的缓慢性心律失常病人,少数也用于治疗快速的心律失常。

【相关知识】

一、起搏器的分类

1. **根据起搏电极数量分类** 分为单腔起搏器、双腔起搏器(图 2-12-1)。

2. **根据起搏传导顺序分类** 分为心室同步型(VVI)、心房同步型(AAI)、心房和心室顺序起搏(DDD)。(图 2-12-1)。

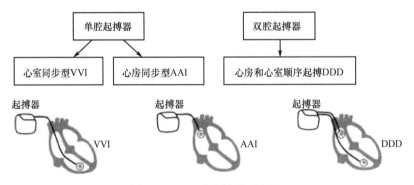

图 2-12-1 三种起搏器示意图

3. **根据起搏生理效应分类** 非生理性起搏(VVI)、生理性起搏(AAI、DDD)(图 2-12-1)。

4. **根据工作方式分类** 固定频率起搏器、按需型起搏器。

5. **根据起搏器应用方式分类** 临时起搏、永久起搏。

二、起 搏 方 式

见表2-12-1。

表 2-12-1 常见起搏方式汇总表

起搏方式	安置电极	常选用静脉	起搏器位置	放置时间
临时性起搏	1. 经胸壁穿刺 2. 开胸安置 3. 经静脉安置	股静脉、锁骨下静脉、头静脉、颈内静脉、颈外静脉	置于体外	一般放置不超过2周
永久性起搏	经静脉安置		埋于胸大肌皮下	长时间起搏

【适应证】

1. 临时性起搏

(1) 治疗方面:用于有威胁生命的心律失常时,如阿-斯综合征、各种疾病导致的缓慢心律失常、心脏手术引起的房室传导阻滞、抗快速心律失常等。

(2) 诊断方面:如判断预激综合征类型、房室结功能、窦房结功能等。

(3) 预防方面:某些心脏病人实施大手术、心血管造影、心律转复治疗、安置永久起搏器前可安置临时起搏器保护。

2. 永久性起搏器

(1) 病态窦房结综合征。

(2) 慢性完全性房室传导阻滞。

(3) 病因不可纠治的持续的心动过缓。

【操作流程】

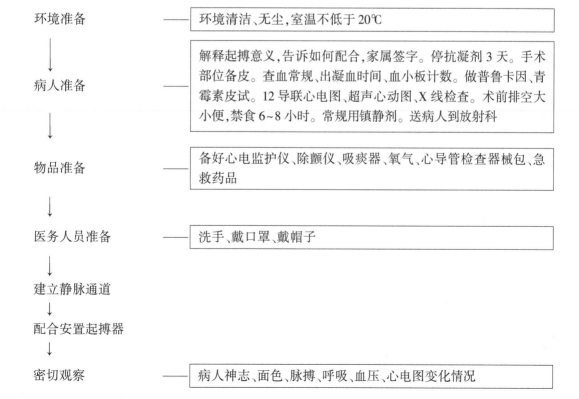

环境准备	环境清洁、无尘,室温不低于20℃
病人准备	解释起搏意义,告诉如何配合,家属签字。停抗凝剂3天。手术部位备皮。查血常规、出凝血时间、血小板计数。做普鲁卡因、青霉素皮试。12导联心电图、超声心动图、X线检查。术前排空大小便,禁食6~8小时。常规用镇静剂。送病人到放射科
物品准备	备好心电监护仪、除颤仪、吸痰器、氧气、心导管检查器械包、急救药品
医务人员准备	洗手、戴口罩、戴帽子
建立静脉通道	
配合安置起搏器	
密切观察	病人神志、面色、脉搏、呼吸、血压、心电图变化情况

↓

缝合伤口、盖纱布、固定—— | 伤口用小沙袋压迫。 |

↓

安置病人与左侧位

↓

整理用物、记录

↓

送病人回病房

【护理】

1. 休息　术后取平卧位或半卧位,避免压迫植入侧。①安置永久起搏器者:绝对卧床休息 1 ~ 3 天。指导病人 6 周内限制体力活动,避免植入侧手臂、肩部过度活动,避免剧烈咳嗽,防止电极移位或脱落。②安置临时起搏器者:应一直卧床,避免术侧肢体过度活动、外展。

2. 防止出血　伤口局部沙袋压迫 6 ~ 12 小时。

3. 监护　持续心电监护 24 小时,注意心率与起搏频率是否一致(图 2-12-2),及病人有无不适。密切观察有无并发症、有无导管电极移位或起搏器故障,若有应及时通知医师协助处理。记录 12 导联心电图。

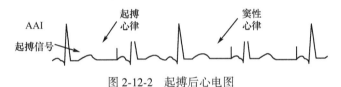

图 2-12-2　起搏后心电图

4. 遵医嘱抗感染　预防性抗生素治疗 3 天。

5. 伤口护理　定期更换敷料,7 天后拆线。

6. 健康指导

(1) 避免剧烈运动:特别是安装起搏器的一侧肢体。

(2) 起搏器故障应急:告诉病人及家属病人外出时需随身携带"心脏起搏器卡",卡上有简单提示,如当起搏器发生故障时要立即就近送医院处理,必要时做心肺复苏等。

(3) 避免不良环境:避开强磁场和高压电,如起搏器不要靠近 MRI、激光、理疗、手机等,不要把手机放在衬衫口袋内、起搏器同侧耳朵处等,出现不适,立即离开现场。若发现电器设备干扰了起搏器,应立即离开电器,也可关闭电源。

(4) 自查:告诉病人起搏器设置频率、使用年限。教会病人自数脉搏,若脉搏与起搏器设置频率不一致时,应立即就诊。若有头晕、乏力、胸痛等不适,提示起搏器发生故障,也要立即就诊。

(5) 定期复查:出院后 1~3 个月随访 1 次,以后每半年随访一次,检查起搏器功能是否正常。

(6) 死亡病人火葬前取出起搏器,防止爆炸。

心脏电复律

心脏电复律(cardioversion,又称为电除颤)指短时间内向心脏通以高压强电流,使心肌瞬间同时除极,此时若窦房结能恢复心脏起搏点作用,即转为窦性心律。

【相关知识】

1. 电复律种类

（1）同步电复律：利用病人心电图中 R 波来触发放电，使电流仅在心动周期绝对不应期内发放，避免诱发心室颤动。

（2）非同步电复律：不用同步触发装置，可在任何时间放电。

2. 除颤电极板面积　每个约 80cm²，两个除颤电极板面积不少于 150 cm²，足够大的面积可减少电阻，增加电流。

【适应证】

1. 非同步电复律　适用于心室颤动、心室扑动。

2. 同步电复律　适用于有 R 波存在的各种快速异位心律失常，如心房颤动、心房扑动、室上性心动过速、室性阵发性心动过速等。

【禁忌证】

1. 心脏病史长，心脏明显增大及有新鲜血栓形成。

2. 洋地黄中毒所致心律失常，低钾血症。

3. 伴高度房室传导阻滞的心房颤动及扑动，病态窦房结综合征。

【操作流程】

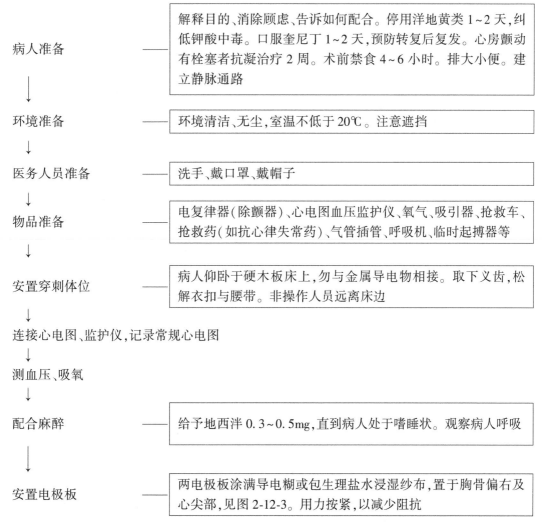

病人准备 —— 解释目的、消除顾虑、告诉如何配合。停用洋地黄类 1~2 天，纠低钾酸中毒。口服奎尼丁 1~2 天，预防转复后复发。心房颤动有栓塞者抗凝治疗 2 周。术前禁食 4~6 小时。排大小便。建立静脉通路

↓

环境准备 —— 环境清洁、无尘，室温不低于 20℃。注意遮挡

↓

医务人员准备 —— 洗手、戴口罩、戴帽子

↓

物品准备 —— 电复律器（除颤器）、心电图血压监护仪、氧气、吸引器、抢救车、抢救药（如抗心律失常药）、气管插管、呼吸机、临时起搏器等

↓

安置穿刺体位 —— 病人仰卧于硬木板床上，勿与金属导电物相接。取下义齿，松解衣扣与腰带。非操作人员远离床边

↓

连接心电图、监护仪，记录常规心电图

测血压、吸氧

↓

配合麻醉 —— 给予地西泮 0.3~0.5mg，直到病人处于嗜睡状。观察病人呼吸

↓

安置电极板 —— 两电极板涂满导电糊或包生理盐水浸湿纱布，置于胸骨偏右及心尖部，见图 2-12-3。用力按紧，以减少阻抗

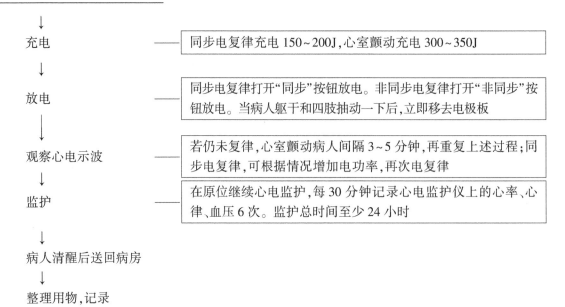

↓
充电 —— 同步电复律充电 150~200J,心室颤动充电 300~350J

↓

放电 —— 同步电复律打开"同步"按钮放电。非同步电复律打开"非同步"按钮放电。当病人躯干和四肢抽动一下后,立即移去电极板

↓

观察心电示波 —— 若仍未复律,心室颤动病人间隔 3~5 分钟,再重复上述过程;同步电复律,可根据情况增加电功率,再次电复律

监护 —— 在原位继续心电监护,每30 分钟记录心电监护仪上的心率、心律、血压6 次。监护总时间至少 24 小时

↓

病人清醒后送回病房

↓

整理用物,记录

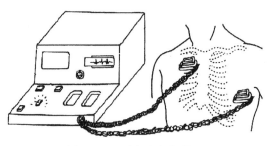

图 2-12-3 除颤电极板位置

【护理】

1. 休息 绝对卧床休息 1~2 天。

2. 饮食 清醒后 2 小时内暂不进食,之后给予高热量、高维生素,易消化饮食,保持大便通畅。

3. 监护 进行心电监护,做好记录。

4. 病情观察

(1)观察心率、心律、呼吸、血压等,每半小时测量记录 1 次至平稳。

(2)观察面色、神志、肢体活动情况。

(3)观察有无栓塞、肺水肿、呼吸道感染等并发症。

(4)观察电极板接触皮肤是否有灼伤,并酌情处理。

5. 用药护理 复律成功后,应指导病人坚持用药物来维持窦性心律,以免影响复律效果。一般遵医嘱服用奎尼丁、洋地黄或其他抗心律失常药物,观察药物疗效及不良反应。

6. 健康指导 虽然电复律较药物复律快、成功率高,但无维持窦性心律的作用,故告诉病人只有坚持用药才能维持复律疗效,防止复发。

心 电 监 护

心电监护则是通过显示屏连续观察监测心脏电活动情况的一种无创的监测方法。它避免了普通心电图只能简单观察描记心电图当时短暂的心电活动情况的不足,可适时观察病情,提供可靠的有价值的心电活动指标,并指导实时处理。因此,对有心电活动异常的病人有重要使用价值。

【相关知识】

心脏监护系统种类很多,一般都有心电示波屏、记录装置、心率报警和心律失常报警等几个部分,具有可持续监测心率和心律的变化功能。

心脏监护系统可以是单独一台主机,也可由多台分机组成网络,设置总监护站。可以是导线连接,也可以通过无线遥测。记录部分可自动或由监护人员控制。可由监护系统按预置数值自动将异常情况[如心率<60、>100 次/分和(或)心律失常]报警并记录下来,供专业人员参考分析使用。

心脏监测主要目的是及时发现心律失常和(或)心率过缓、过速等情况,而不是像常规心电图那样以分析 ST 段异常,或更详尽地分析和解释心电图为主。所以,监护系统的电极板放置部位与常规心电图检查不同,临床常称之为监测导联。监测导联放置部位应满足以下条件:

1. P 波清晰、明显(若是窦性节律)。

2. QRS 波振幅要清晰并达到一定幅度,以便触发心率计数和报警。

3. 不妨碍抢救操作(如电除颤等)。

【适应证】

1. 心肺复苏　心肺复苏过程中及复苏成功后应监测心律、心率变化,直至稳定为止。

2. 心律失常高危者　及时发现严重心律失常、预防猝死和指导治疗。

3. 危重症心电监护　如急性心肌梗死、心肌炎、心肌病、心力衰竭、心源性休克、严重感染、电解质和酸碱平衡失调(尤其钾、钠、钙、镁)、多系统脏器衰竭和心脏手术后等。

4. 某些诊断、治疗操作　如气管插管、心导管检查、心包穿刺时,均可发生心律失常,导致猝死,必须进行行心电监护。

【禁忌证】

心电监护无绝对禁忌证。

【操作流程】

病人准备	——	解释目的、消除顾虑、告诉病人如何配合
↓		
环境准备	——	环境清洁、无尘,有电源插座,室温不低于 20℃。注意遮挡
↓		
医务人员准备	——	洗手、戴口罩、戴帽子
↓		
物品准备	——	监护仪、导联线、监护电极片、导电膏、弯盘、监护记录单、剃毛用具、肥皂水等
↓		
病人取平卧位		
↓		
清洁放电极片处皮肤	——	RA(白色)电极——安放在锁骨下,靠近右肩。LA(黑色)电极——安放在锁骨下,靠近左肩。LL(红色)电极——安放在左下腹。见图 2-12-4
↓		
粘帖电极片	——	将电极片与电极导线连接,粘帖电极片
↓		
开始监护	——	打开心电监护仪,调整心率上下报警界限、心电波形大小等参数
↓		
观察	——	监测心率、心律
↓		
整理用物,记录		

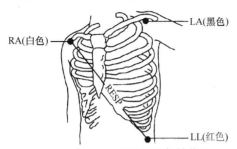

图 2-12-4　心电监护电极片粘帖位置

【护理】

1. 减少皮肤阻抗　不能用乙醚和纯酒精清洁放置电极处的皮肤。粘帖电极片时应贴紧、贴平。

2. 保护电极及导线　电极导线应从颈部或胸前引出,不能从腋下引出,防止翻身时牵拉、脱落。对躁动病人应当固定好电极和导线,避免电极脱位以及导线打折缠绕。病人更换体位时,妥善保护导联线。

3. 保护皮肤和电极　定期观察病人粘贴电极片处的皮肤,定时更换电极片和电极片位置,防止皮肤过敏和破溃。

心导管检查

心导管检查是用以判断危重病人心血管功能状况的一种技术,主要是通过气囊漂浮导管行血液动力学的监测而实现的。1970 年 Swan 和 Ganz 首先成功地使用气囊漂浮导管行右心插管测量肺动脉嵌入压,从而对左心功能状况的判断有了突破性发展。

【相关知识】

1. Swan-Ganz 气囊漂浮导管　全长 110cm,每 10cm 有一刻度,气囊距导管顶端约 1mm,可用 0.8 ~ 1ml 的空气或二氧化碳气充胀,充胀后的气囊直径约 13mm,导管尾部经开关连接 1ml 的注射器,用以充胀或放瘪气囊。见图 2-12-5。

(1) 双腔心导管:导管顶端有一腔开口,可做肺动脉压力监测。

(2) 三腔心导管:在距导管顶部约 30cm 处,有另一腔开口,可做右心房压力监测。

(3) 四腔气囊漂浮导管:在距顶部 4cm 处加一热敏电阻探头,可做心输出量的测定。

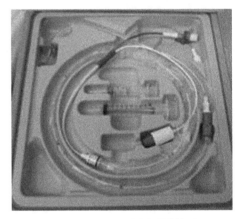

图 2-12-5　气囊漂浮导管

2. 导管行走路径　经肘静脉、股静脉、颈内静脉、锁骨下静脉穿刺置管,导管经上或下腔静脉进入右心房、右心室到肺动脉。

3. 导管留置时间　因 Swan-Ganz 导管不能长期留置,留置时间不超过 5 天,故应注重其临床改变以掌握置管的适当时机,使其能充分发挥作用。

4. 导管测量指标　右心房压力(RAP)、肺动脉压力(PAP)、肺动脉嵌入压力(PCWP)、心输出量(CO)。通过公式计算所获得的间接指标为肺循环阻力(PVR)、体循环阻力(SVR)、每搏功(SW)、左室每搏功(LVSW)、右室每搏功(RVSW)、心脏指数(CI)。必要时还可通过导管采取静脉血标本,测定静脉氧分压(PvO_2),间接了解换气功能。

【适应证】

心肌梗死、心力衰竭、心血管手术,肺栓塞、呼吸功能衰竭,严重创伤,灼伤,各种类型休克及其他内外科危重病人等。

【禁忌证】

急性或亚急性感染性心内膜炎、全身出血性疾病与活动性出血、严重感染性疾病急性期、身体状态极差不能耐受心导管检查者、严重左心功能衰竭者、严重肝肾功能不全者、对碘过敏者等。

【操作流程】

病人准备 —— 解释心导管检查目的、可能发生的反应。家属签字同意。检查出凝血时间及 BPC 计数；做普鲁卡因和碘过敏试验；检查肝肾功能、血尿常规、电解质、心电图。清洁穿刺部位。观察生命体征、意识状态等，测量身高、体重。术前建立外周静脉通道。遵医嘱常规术前用药

↓

环境准备 —— 通风、清洁心导管手术室或病房。地面以 2%~5% 的来苏水消毒，操作床及周围设施可用紫外线灯照射 30 分钟，室温不低于 20℃

↓

医务人员准备 —— 洗手、戴口罩、戴帽子、刷手

↓

物品准备 —— 消毒皮肤物品、导管包、无菌 Swan-Ganz 气囊漂浮导管一根。静脉穿刺针、引导钢丝、扩张器、手术刀片、三通板、换能器、床边监护仪

↓

药物准备 —— 抢救药、麻醉药、肝素等

↓

抢救用物准备 —— 氧气、吸引器、抢救车、除颤仪、起搏器等

↓

持续心电监护

↓

体位及定位 —— 病人平卧，头转向左侧，保持 30° 头低位，用龙胆紫画出颈部三角区并定位

↓

常规消毒穿刺点

↓

麻醉

↓

放物品 —— 将其他所需无菌用物置于已打开的导管包无菌区内。并在治疗碗中分别置入肝素盐水适量

↓

检查心导管

↓

冲洗、检查 —— 以 20ml 注射器抽吸肝素盐水冲洗各管腔，并将其与三通板连接，排除导管及三通内气体后备用。检查穿刺针、扩张器及引导钢丝能否配套使用，并用肝素盐水冲洗后备用

↓

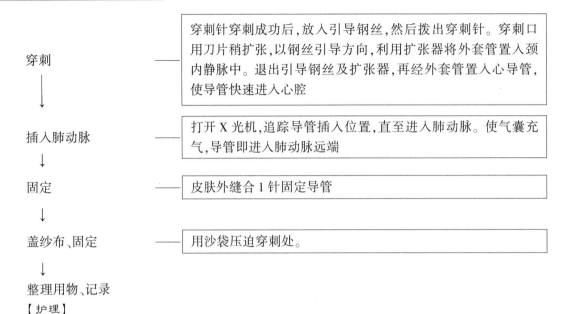

穿刺 —— 穿刺针穿刺成功后,放入引导钢丝,然后拨出穿刺针。穿刺口用刀片稍扩张,以钢丝引导方向,利用扩张器将外套管置入颈内静脉中。退出引导钢丝及扩张器,再经外套管置入心导管,使导管快速进入心腔

↓

插入肺动脉 —— 打开 X 光机,追踪导管插入位置,直至进入肺动脉。使气囊充气,导管即进入肺动脉远端

↓

固定 —— 皮肤外缝合 1 针固定导管

↓

盖纱布、固定 —— 用沙袋压迫穿刺处。

↓

整理用物、记录

【护理】

1. 调节零点　扭转三通,使换能器与大气相通,待监护仪压力数值显示为零时,表示零点调整完毕,此时,换能器与病人心脏在同一水平。

2. 换能器与管腔相通　紧密连接导管。指导病人改变体位时动作轻柔,防止导管脱落。

3. 同步记录

▲PAP:将换能器与通向肺动脉管腔相通测得。

▲PCWP:在以上基础上,使导管气囊充气,导管漂入肺毛细血管测得。

▲RAP:将换能器与通向右心房管腔相通测得。

▲BP、HR:常规方法测得。

4. 气囊充气　最大量不能超过 1.5ml。

5. 术中、术后观察病情　严密心电监护,注意有无心律失常。观察病人生命体征、神志、尿量,每天至少测体温 4 次。每班观察导管插入深度,并记录,判断导管是否移位。评估心功能,限制病人活动,尤其术侧肢体活动幅度不宜过大,以免导管脱落。

6. 术中及术后均要无菌操作　皮肤插管处伤口每日换药 1 次,并保持局部清洁干燥,注意有无感染征象。

7. 伤口处理　术后局部沙袋压迫 2 小时,此后严密观察伤口有无出血。穿刺伤口定期换药,若渗出液较多应及时换药。

8. 预防性抗凝治疗　①每小时用肝素盐水 3～5ml 冲洗导管 1 次。②肝素液冲洗配制:肝素 6250U 稀释到 0.9% 的生理盐水 500ml 中,使每毫升液体中含肝素 12.5U。

9. 拔除导管　应在监测心率、心律的条件下进行,拔管后,穿刺的局部应压迫止血。

心包穿刺术

心包穿刺术是指用穿刺的方法将心包内积液抽出,减轻心包压力或明确积液的病因,也可向心包腔内注射药液,达到治疗目的。

【适应证】

1. 心包炎伴积液需确定病因者。

2. 大量心包积液者。

3. 需要向心包腔内注射药液者。

【禁忌证】

1. 心脏明显扩大者。

2. 凝血系统异常者。

【操作流程】

环境准备 —— 环境清洁、消毒、无尘,室温不低于 20℃。注意遮挡

↓

医务人员准备 —— 洗手、戴口罩、戴帽子

↓

病人准备 —— 解释心包穿刺目的、过程、注意事项,消除病人紧张、恐惧心理;征得家属签字同意;术前做普鲁卡因皮试;查血小板、出凝血时间;测量血压;做心电图、超声心电图等。术前半小时服地西泮 10mg 与可待因 0.03g

↓

物品准备 —— 常规消毒用物、无菌心包穿刺包(内含心包穿刺针、5ml 注射器、50ml 注射器、16 号针头、血管钳、粗橡皮管、洞巾、治疗巾、纱布、弯盘)、无菌手套、局麻药、治疗用药、胶布、试管、培养管、酒精灯、火柴、量筒、容器等

↓

安置穿刺体位 —— 病人取坐位或半卧位。以手术巾盖住病人面部,仔细叩出心浊音界

↓

确定穿刺点 —— 剑突下与左肋缘相交的夹角处,见图 2-12-6。左侧第 5 肋间,心浊音界内侧 1~2cm 处

↓

常规消毒穿刺点

↓

戴手套、铺洞巾、局麻 —— 护士将已消毒瓶塞的麻药瓶瓶塞面对术者,术者用 5ml 注射器抽取麻药。在穿刺点进行麻醉

↓

穿刺 —— 术者持穿刺针并用血管钳夹紧胶管按选定部位及所需方向缓慢推进。当刺入心包腔时,感到阻力突然消失,并有心脏搏动感,即固定针头

↓

抽吸 —— 助手协助抽液。若需注入药物,将事先准备好的药物注入

↓

拔针 —— 无菌纱布置于针孔处,拔出穿刺针

↓

盖纱布、固定

↓

整理用物、记录

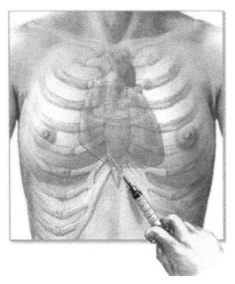

图 2-12-6　心包穿刺示意图

【护理】

1. 术前护理　做好解释工作。用镇静剂,禁食 4~6 小时,做好环境准备、物品准备。协助病人取坐位或半卧位。嘱病人在穿刺过程中不能咳嗽或深呼吸。

2. 术中护理　指导病人勿用力咳嗽或深呼吸。观察病人生命体征、面色,倾听主诉等。采集心包积液标本时要注意随时夹闭胶管,防止空气进入心包腔。缓慢抽液,第 1 次抽液不超过 100ml。若抽液为鲜血,要立即停止抽液。若有心包压塞征,立即进行抢救。若心包积液为非血管损伤所致血性积液,则血液不凝固。若损伤了血管所致血性积液,血液会凝固。

3. 术后护理　术后每半小时测量脉搏和血压 1 次,共 4 次,以后每 1 小时测 1 次,至少观察 24 小时。嘱病人卧床休息,观察生命体征、头晕、心电图情况,注意心包压塞征是否改善。及时送检心包积液标本。记录抽液量、性质。保持穿刺部位无菌,警惕感染发生。

做好心包引流护理。

冠状动脉造影术

冠状动脉造影术(coronary arterial angiography,CAG)是将心导管经皮从股动脉穿刺送入左、右冠状动脉开口部进行造影的操作技术。是目前诊断冠心病最为可靠的方法,有助于提供最佳的治疗方案。常用造影剂为 76% 泛影葡胺等。

【适应证】

1. 药物治疗后心绞痛仍较重者,为明确冠状动脉病变情况,为介入性治疗或旁路移植手术做准备。

2. 胸痛似心绞痛而不能确诊者。

3. 中老年病人心脏增大、心力衰竭、心律失常,疑有冠心病而无创性检查未能确诊者。

【禁忌证】

1. 有感染性疾病。

2. 严重出血性疾病。

3. 心腔内栓塞。

4. 严重心功能不全。

5. 外周动脉血栓性脉管炎。

6. 造影剂过敏。

7. 严重的心动过缓者应在临时心脏起搏器保护下手术。

【操作流程】

| 病人准备 | —— | 解释冠状动脉血管造影目的、可能发生的反应。家属签字同意;检查出凝血时间及 BPC 计数;做普鲁卡因和碘过敏试验;查肝肾功能、血尿常规、电解质、心电图,穿刺部位备皮。嘱病人术前禁食、禁水 4~6 小时,术前 30 分钟排大小便 |
| 环境准备 | —— | 环境清洁、无尘,室温不低于 20℃ |

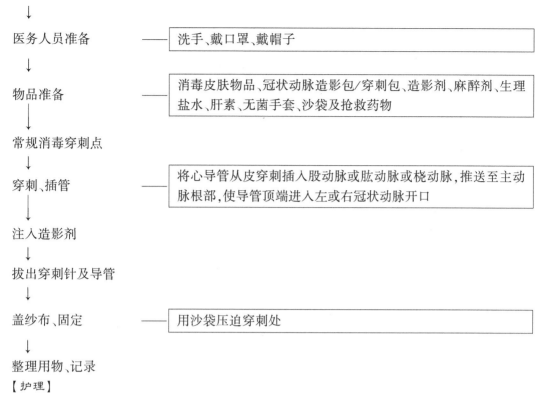

↓

医务人员准备　——　洗手、戴口罩、戴帽子

↓

物品准备　——　消毒皮肤物品、冠状动脉造影包/穿刺包、造影剂、麻醉剂、生理盐水、肝素、无菌手套、沙袋及抢救药物

↓

常规消毒穿刺点

↓

穿刺、插管　——　将心导管从皮穿刺插入股动脉或肱动脉或桡动脉,推送至主动脉根部,使导管顶端进入左或右冠状动脉开口

↓

注入造影剂

↓

拔出穿刺针及导管

↓

盖纱布、固定　——　用沙袋压迫穿刺处

↓

整理用物、记录

【护理】

1. 防出血　术后按压动脉穿刺部位 15 分钟,然后继续沙袋加压包扎 6 小时以彻底压迫止血。注意观察穿刺部位有无出血、血肿及足背动脉搏动情况。监测出凝血时间。术后平卧 24 小时,避免手术侧下肢弯曲。

2. 病情观察　术中、术后观察心率、血压及心电图变化情况。

冠状动脉球囊扩张术（PTCA）

PTCA 是在冠状动脉造影明确狭窄部位的基础上,再将带球囊导管置入该狭窄部位,使狭窄冠状动脉扩张,使相应心肌供血改善,缓解症状,改善心功能的一种冠状动脉介入治疗。PTCA 主要过程是将造影剂注入球囊,借助球囊扩张的机械压力将狭窄的冠状动脉扩张,然后回抽造影剂,逐渐减压,退出球囊和导管。

【适应证】

1. 冠状动脉狭窄程度≥75%,伴或不伴有劳力性心绞痛。

2. 不稳定性心绞痛经积极的药物治疗症状仍不能控制,有发生急性心肌梗死危险。

3. 急性心肌梗死发病时间<6～12 小时。

4. PTCA 或支架植入术后再狭窄。

5. 冠状动脉旁路移植血管狭窄病变。

【禁忌证】

1. 冠状动脉僵硬或钙化。

2. 多支广泛性弥漫性病变。

3. 无侧支循环保护的左冠状动脉主干病变。

4. 狭窄程度<50%或仅有痉挛。

【操作流程】

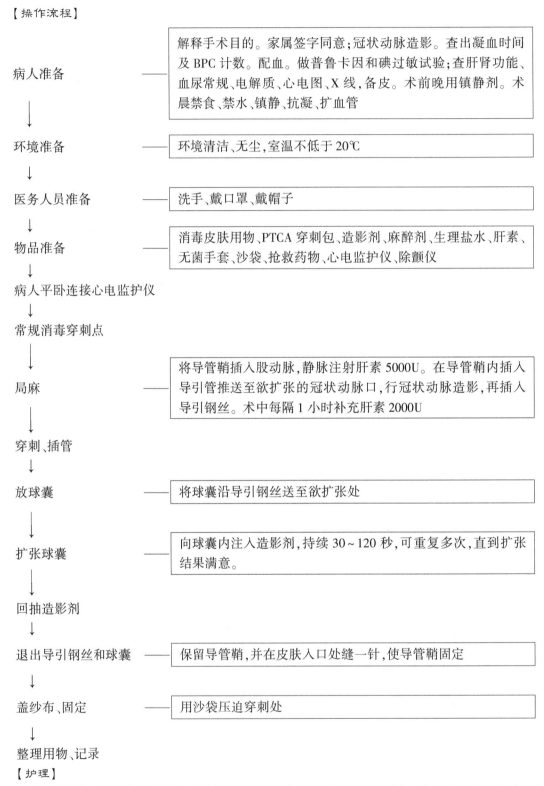

| 病人准备 | —— | 解释手术目的。家属签字同意;冠状动脉造影。查出凝血时间及 BPC 计数。配血。做普鲁卡因和碘过敏试验;查肝肾功能、血尿常规、电解质、心电图、X 线,备皮。术前晚用镇静剂。术晨禁食、禁水、镇静、抗凝、扩血管 |

↓

| 环境准备 | —— | 环境清洁、无尘,室温不低于 20℃ |

↓

| 医务人员准备 | —— | 洗手、戴口罩、戴帽子 |

↓

| 物品准备 | —— | 消毒皮肤用物、PTCA 穿刺包、造影剂、麻醉剂、生理盐水、肝素、无菌手套、沙袋、抢救药物、心电监护仪、除颤仪 |

↓

病人平卧连接心电监护仪

↓

常规消毒穿刺点

↓

| 局麻 | —— | 将导管鞘插入股动脉,静脉注射肝素 5000U。在导管鞘内插入导引管推送至欲扩张的冠状动脉口,行冠状动脉造影,再插入导引钢丝。术中每隔 1 小时补充肝素 2000U |

↓

穿刺、插管

↓

| 放球囊 | —— | 将球囊沿导引钢丝送至欲扩张处 |

↓

| 扩张球囊 | —— | 向球囊内注入造影剂,持续 30~120 秒,可重复多次,直到扩张结果满意。 |

↓

回抽造影剂

↓

| 退出导引钢丝和球囊 | —— | 保留导管鞘,并在皮肤入口处缝一针,使导管鞘固定 |

↓

| 盖纱布、固定 | —— | 用沙袋压迫穿刺处 |

↓

整理用物、记录

【护理】

1. 术前用药　术前必须服用抗血小板聚集药 3 天,如肠溶阿司匹林等。术前晚服地西泮,保证睡眠。

2. 监护　术后持续心电监护 24 小时。保持静脉通道通畅。

3. 应用肝素　肝素持续静脉滴注 3~5 天,每天检查出凝血时间。

4. 拔除导管鞘　一般于术后 4 小时左右拔除导管鞘。拔出导管鞘后,局部压迫止血 15 分钟,直至局部出血停止,再沙袋加压包扎 4 小时。拔出导管鞘后,病人仍需平卧 4 小时,24 小时后若无并发症,病人可下地活动。注意观察足背动脉搏动情况。

5. 观察　术中、术后观察病人心悸、血压、心律、心电等情况。

冠状动脉支架术

冠状动脉支架术是在 PTCA 的基础上,为了减少和防止冠状动脉后期再闭塞和狭窄,在血管病变部位植入金属支架以保持血管通畅。

【适应证】

1. PTCA 疗效不佳或再狭窄。

2. 血管直径>2.5mm。

【禁忌证】

1. 有出血倾向。

2. 血管直径≤2.0mm,主要分叉血管严重迂曲钙化。

【操作流程】

与 PTCA 相似。支架植入方法如下。

1. 先用球囊预扩张,然后再做支架植入。

2. 将带有球囊的支架送至血管病变处。

【护理】

1. 术前用药　同 PTCA,为防止支架内血栓形成,抗凝治疗要彻底。

2. 术后继续抗凝　终身服用抗血小板集聚药物。监测血小板、出凝血情况。

3. 注意防止穿刺部位出血　同 PTCA 护理。

4. 半年后复查冠脉造影　以便了解血管再通情况。

5. 术中、术后观察病情变化　同 PTCA 护理。注意足背动脉搏动情况。

(魏　艳　方　欣)

第3章 呼吸系统疾病病人的护理

第1节 呼吸系统基础知识

一、实 践 指 导

▲**实训3-1-1**

【实践目的】 复习呼吸系统解剖及组织结构特点。

【实践地点】 教室。

【实践内容】 呼吸系统的解剖结构及组织结构。

【实践用物】 呼吸系统的解剖结构填空图(图3-1-1)、支气管组织结构填空图(图3-1-2)、文具用品。

【实践方法】 请学生根据呼吸系统解剖结构和支气管的组织结构特点看图填空。

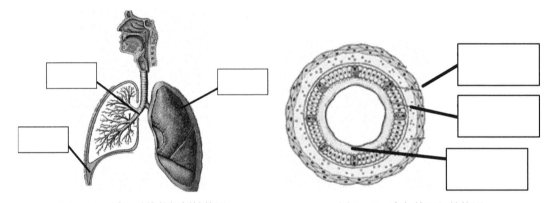

图 3-1-1 呼吸系统的解剖结构图   图 3-1-2 支气管组织结构图

* 参考答案

①呼吸系统由呼吸道、肺和胸膜组成。②支气管的组织结构包括:黏膜层、黏膜下层和外膜。其中黏膜层为假复层纤毛柱状上皮,具有清除呼吸道分泌物和异物的功能。

▲**实训3-1-2**

【实践目的】 复习呼吸系统生理功能。

【实践地点】 教室。

【实践内容】 气体在体内运输的过程。

【实践用物】 教材、文具用品。

【实践方法】 ①画出"氧气从鼻吸入后到全身组织细胞的途径"的箭头图。②画出"二氧化碳从组织到鼻呼出的途径。"的箭头图。

* 参考答案

①氧气:鼻→咽→喉→气管→支气管→细支气管→肺泡→肺毛细血管→肺静脉→左心房→二尖瓣→左心室→主动脉瓣→主动脉→冠状动脉及全身组织

②二氧化碳:组织→毛细血管→静脉→右心→肺动脉→肺毛细血管→肺泡→细支气管→支气管→气管→喉→咽→鼻。

▲**实训 3-1-3**

【实践目的】 训练学生掌握排痰方法。

【实践地点】 模拟病房。

【实践内容】 排痰方法。

【实践用物】 可摇病床、雾化器、吸痰器等。

【实践方法】 模拟训练:翻身、叩背、咳痰、吸痰、湿化痰液。

*参考情境:略。

▲**实训 3-1-4**

【实践目的】 训练学生掌握呼吸困难的护理方法。

【实践地点】 模拟病房。

【实践内容】 呼吸困难护理方法。

【实践用物】 可摇病床、氧气、雾化器、吸痰器、呼吸兴奋剂等。

【实践方法】 模拟训练:接待刚入院的呼吸困难病人。

*参考情境:略。

▲**实训 3-1-5**

【实践目的】 训练学生掌握大咯血的抢救方法。

【实践地点】 模拟病房。

【实践内容】 大咯血抢救方法。

【实践用物】 可摇病床、氧气、吸痰器、气管切开、气管插管、静脉输液用物等。

【实践方法】 模拟训练:抢救大咯血病人。

*参考情境:略。

▲**实训 3-1-6**

【实践目的】 训练学生掌握窒息的抢救方法。

【实践地点】 模拟病房。

【实践内容】 窒息的抢救方法。

【实践用物】 可摇病床、氧气、吸痰器、气管切开、气管插管、静脉输液用物等。

【实践方法】 模拟训练:抢救窒息病人。

*参考情境

临床案例:病人,46岁,结核大咯血,突发呼吸困难、颜面部青紫、张口瞪目、烦躁不安、大汗淋漓、双手乱抓等,作为当班护士应如何配合抢救?

护士甲:立即予病人头低足高俯卧位,上半身与床呈45°角,轻拍背部,排出血块,必要时用吸引器立即吸引(有急救设备),同时做好心理护理,指导病人放松勿紧张。

护士乙:立即准备吸氧装置,同时通知值班医生抢救病人,准备监护仪器。在小王的指导下予病人中高浓度吸氧。

护士甲:用留置针建立静脉通道,遵医嘱予止血药物及补液治疗。

护士乙:在小王的指导下予多参数监护。

护士甲:严密观察病情,记录抢救经过,再次让病人轻轻将血咯出,勿屏气,以防再次窒息。

教师:两位同学扮演得很好,对于咯血的病人重点是预防窒息,所以要指导病人如何预防窒息,在护理的过程中,要严密观察有无窒息先兆的表现,并做好急救的准备,如发生窒息时,首要的措施是开放气道,吸出或排出血块,然后再予吸氧、止血药物等。

二、练习题

（一）选择题

1. 关于肺源性呼吸困难护理措施描述更确切的是
   A. 给予半卧位或端坐位
   B. 鼓励排痰
   C. 按需给氧
   D. 遵医嘱用药
   E. 以上都是

2. 关于湿化痰液描述不妥当的是
   A. 多饮水　　　　B. 室内湿度80%
   C. 雾化吸入　　　D. 气管内滴入液体
   E. 遵医嘱用祛痰药

3. 关于咯血描述不准确的是
   A. 少量咯血：<50ml/d
   B. 少量咯血：<100ml/d
   C. 中等量咯血：100~500ml/d
   D. 大量咯血：1次咯血量>300ml
   E. 大量咯血：>500ml/d

4. 处理大咯血重要措施是
   A. 保持呼吸道通畅　　B. 输血
   C. 抗生素　　　　　　D. 镇静剂
   E. 止咳药

5. 大咯血时为避免窒息病人不宜

   A. 咳嗽　　　　　　B. 绝对卧床
   C. 少交谈　　　　　D. 屏气
   E. 禁食

6. 病人大咯血时出现哪些症状提示已发生窒息
   A. 精神紧张　　　　B. 咯血不畅
   C. 张口瞪目　　　　D. 面色潮红
   E. 胸闷气促

（二）简答题

1. 请用箭头图简述氧气从鼻吸入后到全身组织细胞的途径。

2. 请问为什么胸膜炎早期会胸痛，晚期胸腔积液后反而胸痛不明显？

3. 请简述二氧化碳从组织到鼻呼出的途径。

4. 请问缺氧、二氧化碳分别通过兴奋什么感受器来调节呼吸运动？

5. 简述排痰护理措施。

6. 肺源性呼吸困难护理措施。

7. 大咯血抢救要点。

8. 大咯血病人咯血刚停止，嘱其适当活动以利恢复，妥当吗？

9. 若病人咯血200ml后表情恐怖、张口瞪目、双手乱抓，你首先是立即给病人吸氧还是立即清除呼吸道内血块？并将病人置于什么体位？

参 考 答 案

（一）选择题

1~5　EBAAD　6~C

（二）简答题

1. 答：鼻→咽→喉→气管→支气管→细支气管→肺泡→肺毛细血管→肺静脉→左心房→二尖瓣→左心室→主动脉瓣→主动脉→冠状动脉及全身。

2. 答：胸膜炎早期胸腔内有渗出物，使脏层胸膜和壁层胸膜相互摩擦，壁层胸膜受刺激产生疼痛感觉。当晚期胸腔积液后脏层胸膜和壁层胸膜不能相互摩擦，对壁层胸膜刺激减弱，疼痛感觉消失。

3. 答：组织→毛细血管→静脉→右心→肺动脉→肺毛细血管→肺泡→细支气管→支气管→气管→喉→咽→鼻。

4. 答：缺氧通过兴奋外周化学感受器，二氧化碳通过兴奋中枢化学感受器维持和调节呼吸运动。正常人主要通过二氧化碳高低调节呼吸，当二氧化碳潴留时，这种调节作用减弱，主要靠缺氧来调节呼吸。

5. 答：翻身、叩背、咳痰、吸痰、湿化痰液。

6. 答：①给予半卧位或端坐位：尽量减少活动和不必要的谈话。②鼓励排痰：保持气道通畅。③按需给氧：在气道通畅前提下，根据病人病情和血气分析结果采取不同的给氧方法和氧浓度。④遵医嘱用药：酌情使用呼吸兴奋剂、呼吸机等。

7. 答："三不原则"：不紧张、不活动、输液速度不快。①绝对卧床休息。取健侧卧位（肺结核取患侧卧位）。②保持呼吸道通畅。③建立静脉通道。首选垂体后叶素治疗。及时补充血容量。④咯血不止时：可经纤支镜局部注射凝血酶或行气囊压迫止血。必要时胸部放置冰袋，配合止血。⑤稳定病人情绪。⑥止咳、镇静。但禁用吗啡、哌替啶。⑦大量咯血者应禁食。避免用力排便。⑧观察有无大咯血先兆、窒息先兆。密切观察病人咯血情况。注意有无并发症。注意鉴别呕血等干扰因素。⑨保持清洁、舒适。

8. 不妥当。大量咯血病人咯血刚停止，稍活动即可增加肺活动度,导致再次咯血。

9. 立即清除呼吸道内血块,将病人置于头低脚高

45°俯卧位。

第 2 节 急性呼吸道感染病人护理

一、实 践 指 导

▲实训 3-2-1

【实践目的】 训练学生掌握上呼吸道感染病人的临床表现及护理措施。

【实践地点】 模拟病房。

【实践内容】 上呼吸道感染病人的临床表现及护理措施。

【实践用物】 无特殊要求。

【实践方法】 模拟情境:健康宣教。

＊参考情境

小王:小丽您怎么无精打采的,哪里不舒服?

小丽:我头痛、咽干、喉痒、打喷嚏、鼻塞、流涕、流泪、干咳、咳少量黏液伴发热。医生说我感冒了。

小王:哦,那您要注意休息、多饮水、进食清淡易消化的富含维生素的饮食、开窗通风,同时注意保暖,注意有无脓鼻涕、耳鸣、头痛加重、心悸、关节疼痛等并发症的表现。尽量避免去人多的公共场所,防止交叉感染。

小丽:好,谢谢您!

▲实训 3-2-2

【实践目的】 训练学生鉴别"急性上呼吸道感染"和"急性气管-支气管炎"的临床表现。

【实践地点】 教室或模拟病房。

【实践内容】 "急性上呼吸道感染"和"急性气管-支气管炎"的临床表现。

【实践用物】 "急性上呼吸道感染"和"急性气管-支气管炎"鉴别填空表(表 3-2-1)。

【实践方法】 填表。

表 3-2-1 "急性上呼吸道感染"和"急性气管-支气管炎"鉴别填空表

鉴别点	急性上呼吸道感染	急性气管-支气管炎
病变部位		
肺部湿啰音		
胸部 X 线检查		
卡他症状		

＊参考答案:见表 3-2-2。

表 3-2-2 "急性上呼吸道感染"和"急性气管-支气管炎"鉴别表

鉴别点	急性上呼吸道感染	急性气管-支气管炎
病变部位	喉以上呼吸道	喉以下呼吸道
肺部湿啰音	无	有
胸部 X 线检查	无改变	可见肺纹理增粗
卡他症状	明显	不明显

二、练 习 题

（一）选择题

1. 引起呼吸系统疾病最常见的病因是
A. 肿瘤　　　　　B. 理化因素
C. 感染　　　　　D. 变态反应
E. 吸烟

2. 吸气性呼吸困难严重者可出现三凹征，三凹征是
A. 胸骨上窝、锁骨上窝和肋间隙在吸气时明显下陷
B. 胸骨上窝、锁骨上窝和肋间隙在呼气时明显下陷
C. 胸骨上窝、锁骨下窝和肋间隙在吸气时明显下陷
D. 胸骨下窝、锁骨上窝和肋间隙在吸气时明显下陷
E. 胸骨上窝、锁骨下窝和肋间隙在呼气时明显下陷

3. 吸气性呼吸困难多见于
A. 支气管哮喘　　B. 阻塞性肺气肿
C. 气胸　　　　　D. 气管异物
E. 重症肺炎

4. 急性上呼吸道感染最常见的细菌为
A. 流感嗜血杆菌　B. 溶血性链球菌
C. 肺炎球菌　　　D. 葡萄球菌
E. 革兰阴性杆菌

5. 急性上呼吸道感染有 70%～80% 由何引起
A. 细菌　　　　　B. 病毒
C. 支原体　　　　D. 衣原体
E. 军团菌

6. 病人，女性，24 岁。淋雨后打喷嚏、鼻塞、咽痛、声音嘶哑、流眼泪，血象检查：血白细胞计数偏低，考虑为急性上呼吸道感染，其病原菌为
A. 流感嗜血杆菌　B. 溶血性链球菌
C. 革兰阴性杆菌　D. 葡萄球菌
E. 病毒

7. 急性上呼吸道感染不会出现
A. 发热　　　　　B. 气促
C. 咳嗽咳痰　　　D. 颌下淋巴结肿大
E. 哮鸣音

8. 病人，男性，23 岁。2 天前出现频繁干咳，少量黏液脓痰，痰中偶有血丝。体检：肺部散在干、湿啰音，X 线示肺纹理增粗。该病人最可能的诊断是

A. 普通感冒　　　B. 急性病毒性支气管炎
C. 急性气管-支气管炎　D. 肺结核
E. 支气管肺癌

9. 病人，女性，21 岁。咳嗽伴有咽痛，轻度畏寒、头痛，该病人可能患急性上呼吸道感染。为防止交叉感染，家属应做好
A. 多休息，多饮水　B. 用抗生素预防
C. 长期家庭氧疗　D. 室内食醋熏蒸
E. 呼吸道隔离

10. 病人，女性，55 岁。吸烟史 30 余年，以"急性气管-支气管炎"收入院。表现为咳嗽，咳黄黏痰不易咳出 2 天。体检：双肺呼吸音粗。胸片示双肺纹理粗，主要的护理问题是
A. 清理呼吸道无效
B. 气体交换受损
C. 低效性呼吸型态
D. 活动无耐力
E. 舒适的改变

（11～15 题共用题干）

病人，女性，25 岁。受凉后鼻塞、流涕、打喷嚏、咳嗽，开始为清水样，2 天后变稠，伴有咽痛、头痛。

11. 该病人最可能的诊断是
A. 普通感冒　　　B. 病毒性咽炎
C. 病毒性支气管炎　D. 急性支气管炎
E. 急性肺炎

12. 此病一般的病程是
A. 3 天　　　　　B. 5 天
C. 1 周　　　　　D. 半月
E. 1 个月

13. 对该病人护理措施正确的是
A. 绝对卧床休息
B. 注意隔离，病室关闭门窗，注意保暖
C. 限制水分摄入
D. 给予高蛋白质、低盐饮食
E. 咽痛时可给予消炎含片

14. 如果病人原有症状未缓解，又出现了头痛、发热，伴有脓涕、鼻窦压痛等情况，考虑病人出现
A. 鼻窦炎　　　　B. 中耳炎
C. 病毒性咽炎　　D. 病毒性支气管炎
E. 急性肺炎

15. 如果病人原有症状未缓解，又出现了耳痛、耳鸣、听力减退、外耳道流脓等情况，考虑病人出现

A. 鼻窦炎　　　　　B. 中耳炎

C. 病毒性咽炎　　　D. 病毒性支气管炎

E. 急性肺炎

（16～17题共用题干）

病人，女性，24岁，主诉咽痛、畏寒、发热，体温到39℃。查体：咽部充血，扁桃体充血、肿大，有黄色点状渗出物，颌下淋巴结肿大，有压痛。

16. 该病可能是

A. 细菌性咽、扁桃体炎 B. 支气管炎

C. 肺炎　　　　　　D. 普通感冒

E. 病毒性感染

17. 最常见的细菌病原为

A. 流感嗜血杆菌　　B. 溶血性链球菌

C. 肺炎球菌　　　　D. 葡萄球菌

E. 革兰阴性杆菌

（二）简答题

1. 上感主要是何种病原体引起？

2. 上感的传染源、传播途径、易感人群分别是什么？

3. 若上感病人有吞咽疼痛，常提示有什么病原菌感染？

4. 若上感病人有声音嘶哑，常提示什么部位有感染？

5. 为什么急性喉炎喉部会有喘息声？

6. 简述病毒性咽炎和细菌性咽炎的主要区分点。

7. 为什么急性气管-支气管炎常发生于寒冷季节或气候突然变冷时？

参考答案

（一）选择题

1～5　CADBB　6～10　EECEA　11～15　ACEAB

16～17　AB

（二）简答题

1. 答：病毒。

2. 答：上感的传染源主要是上呼吸道感染病人和病毒、细菌等病原携带者，传播途径是空气传播和接触传播，易感人群是老幼体弱，免疫功能低下或有慢性呼吸道疾病者。

3. 答：提示有链球菌感染。

4. 答：喉部感染。

5. 答：因为喉部充血、水肿严重所致。当急性喉炎非常严重时甚至可以导致窒息。

6. 答：病毒性咽炎仅有咽部发痒和烧灼感；细菌性咽炎有明显咽痛、发热。

7. 答：因为过冷的空气可刺激气管支气管黏膜引起急性炎症。过冷的空气是本病的病因之一。

第3节　慢性支气管炎病人的护理

一、实践指导

▶**实训3-3-1**

【实践目的】　帮助学生理解慢性支气管炎最主要的病因。

【实践地点】　教室或模拟病房。

【实践内容】　慢性支气管炎最主要的病因。

【实践用物】　香烟。

【实践方法】　请讨论：香烟的有毒成分，总结烟草为什么是慢性支气管炎的主要原因。

*参考情境

教师：请大家根据查阅资料结果分析一下香烟中的有毒成分。

学生甲：香烟中有毒成分很多，如烟草中的焦油、尼古丁、氢氰酸等化学物质。

学生乙：香烟中还含有烟碱也是有毒成分。

教师：你们说的很对。其实香烟中的有毒成分还有很多，这些有毒成分具有多种损伤效应，请问有哪些损伤效应呢？

学生丙：损伤气道上皮和纤毛运动，使气道净化力下降，容易发生感染。

学生丁:导致支气管黏液腺和杯状细胞增生、肥大,黏液分泌增多,所以痰多。

学生戊:刺激交感神经,使支气管平滑肌收缩,气道阻力增加;使氧自由基产生增多,诱导中性粒细胞释放蛋白酶,诱发肺气肿等。

教师:大家回答得很好,香烟的这些损伤效应非常容易导致慢性支气管炎。所以,我们一定要劝烟民戒烟,降低慢性支气管炎的发病率。

▲实训 3-3-2

【实践目的】 帮助学生掌握慢性支气管炎的临床表现。

【实践地点】 模拟公园。

【实践内容】 慢性支气管炎的临床表现。

【实践用物】 无特殊要求。

【实践方法】 模拟情境:2 位老人讨论慢性支气管炎的临床表现。

✻参考情境

张大爷:老汪,您是老护士,您看我这是怎么回事?我反复咳嗽、咳痰 20 多年,每年秋冬季节明显,且每年发作持续 3~4 个月。医生说我是慢性支气管炎,我就不明白,我儿子也经常咳嗽,医生怎么不说他是慢性支气管炎?

汪护士:您儿子是不是每年都持续咳嗽、咳痰 3 个月以上,而且连续 2 年都是这样?

张大爷:好像没那么长时间,只是受凉后偶尔咳嗽、咳痰。

汪护士:所以他不是慢性支气管炎啊。

张大爷:我明白了,慢性支气管炎诊断是有时间标准的。

汪护士:是的。

▲实训 3-3-3

【实践目的】 帮助学生掌握慢性支气管炎的治疗。

【实践地点】 模拟公园。

【实践内容】 慢性支气管炎的治疗。

【实践用物】 无特殊要求。

【实践方法】 模拟情境:2 位老人讨论慢性支气管炎的治疗。

✻参考情境

张大爷:老汪,医生说我是慢性支气管炎,我就不明白,既然是炎症为什么医生不让我一直用抗生素,非要咳黄脓痰或者发烧才给我用抗生素?

汪护士:老张,一般来说慢性支气管炎不是细菌引起的,一直用抗生素没有用。只有合并细菌感染后,用抗生素才有用。

张大爷:我每天痰很多,要不要用止咳剂?

汪护士:不要随便使用止咳剂,否则排痰不畅,反而会诱发呼吸道感染。

张大爷:我明白了,尽量把痰排出来对我的病有好处。

汪护士:是的。

▲实训 3-3-4

【实践目的】 训练学生掌握咳嗽咳痰的护理方法。

【实践地点】 模拟病房。

【实践内容】 咳嗽咳痰的护理

【实践用物】 可摇病床、吸痰器等。

【实践方法】 模拟情境:病人,女,82 岁,患有慢性支气管炎。现在病人意识模糊,咳嗽无力。假设你是值班护士,你如何帮助病人排痰?

*参考情境

值班护士立即给予病人去枕平卧位,头偏向一侧卧位,床边备吸引器,予吸痰。向医生反映病人病情,遵医嘱用化痰药物。

二、练　习　题

(一)选择题

1. 慢性支气管炎急性发作的最常见原因是
A. 吸烟　　　　　　B. 感染
C. 大气污染　　　　D. 气温下降
E. 过敏

2. 慢性支气管炎起病、加重和复发的基本原因是
A. 吸烟　　　　　　B. 呼吸道感染
C. 自主神经功能失调　D. 气候变化
E. 大气污染

3. 慢性支气管炎的临床分型是
A. 单纯型、喘息型
B. 单纯型、喘息型、混合型
C. 急性型、慢性迁延型
D. 急性型、慢性型、迁延型
E. 急性型、慢性型、反复发作型

4. 慢性支气管炎的主要并发症是
A. 阻塞性肺气肿　　B. 急性肺部感染
C. 支气管扩张　　　D. 自发性气胸
E. 呼吸衰竭

5. 慢性支气管炎的主要症状有
A. 慢性咳嗽、咳痰、喘息
B. 慢性咳嗽、咳痰、午后低热
C. 慢性咳嗽、胸痛
D. 慢性咳嗽、反复咯血
E. 刺激性咳嗽、痰中带血

6. 慢性支气管炎最突出的症状是
A. 长期反复咳嗽、咳痰　B. 发热胸痛
C. 反复感染　　　　D. 喘息
E. 咯血

7. 慢性支气管炎的主要诊断依据是
A. 病史和临床表现　　B. 肺功能测定
C. 痰液细菌学检查　　D. X 线检查
E. 长期吸烟史

8. 慢性支气管炎的诊断标准是在排除其他心肺疾病后
A. 咳嗽、咳痰持续半年以上
B. 咳嗽、咳痰伴喘息持续半年以上
C. 咳嗽、咳痰伴喘息反复发作每年 2 个月,连续 2 年或 2 年以上

D. 咳嗽、咳痰伴喘息反复发作每年至少 3 个月,连续 2 年或 2 年以上
E. 咳嗽、咳痰伴喘息反复发作连续 2 年或 2 年以上

9. 慢性支气管炎急性发作期最重要的治疗措施是
A. 解痉平喘　　　　B. 止咳祛痰
C. 输液　　　　　　D. 控制感染
E. 吸氧

10. 慢性支气管炎病人的下列表现中不应使用抗生素的是
A. 偶尔咳少量黏液样痰
B. 发热
C. 喘息伴哮鸣音
D. 肺内多量湿啰音
E. 外周血白细胞 $15 \times 10^9/L$

11. 痰液黏稠不易咳出时首选的护理措施是
A. 指导有效咳嗽　　B. 湿化呼吸道
C. 胸部叩击　　　　D. 体位引流
E. 机械吸痰

12. 病人,女性,46 岁。咳嗽,咳痰,痰液黏稠,不易咳出,对此提出的护理诊断或问题是
A. 活动无耐力　　　B. 气体交换受损
C. 清理呼吸道无效　D. 低效性呼吸型态
E. 知识缺乏

13. 病人,女性,77 岁。慢性支气管炎 15 年。常在冬春寒冷季节发作咳嗽、咳痰。护士指导该病人呼吸和排痰时的错误措施是
A. 先行 5~6 次深呼吸
B. 于深呼气末屏气
C. 连续咳嗽数次将痰咳到咽部附近
D. 再迅速用力咳嗽将痰咳出
E. 对无力排痰者,辅以胸部叩击

(二)简答题

1. 慢性支气管炎一定是细菌感染导致的吗?
2. 为什么慢性支气管炎病人容易并发呼吸道感染?慢性支气管炎急性发作常见于什么季节?为什么?
3. 慢性支气管炎的主要症状是什么?本病什么

时候咳嗽、咳痰比较严重？

4. 慢性支气管炎各期治疗分别以什么为主？

5. 慢性支气管炎的护理重点是什么？请概述排

痰护理要点？

6. 请用箭头图表示有效咳痰要点。

参 考 答 案

（一）选择题

1~5　BBAAA　6~10　AADDA　11~13　BCB

（二）简答题

1. 答:不一定。吸烟、理化因素、呼吸道感染、气候因素等也会导致慢性支气管炎。

2. 答:各种病因使慢性支气管炎病人的气道净化能力下降。慢支急性发作常见于冬季。因为冷空气刺激支气管,使纤毛运动减弱和(或)局部血循环障碍,易于继发感染。

3. 答:咳、痰、喘。晨起、睡前及急性发作期时咳嗽、咳痰比较严重。

4. 答:急性发作期、慢性迁延期治疗以控制感染、祛痰平喘为主。临床缓解期治疗以预防为主。

5. 答:保持呼吸道通畅是慢支的重要护理内容。排痰护理要点是翻身、叩背、咳痰、吸痰、湿化痰液。

6. 答:深吸气→屏气→用力猛咳→咳出痰。

第4节　慢性阻塞性肺病病人的护理

一、实 践 指 导

▲实训 3-4-1

【实践目的】　巩固慢性阻塞性肺病的概念。

【实践地点】　教室。

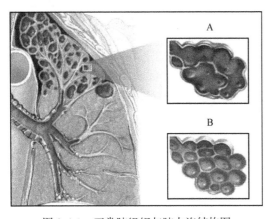

图 3-4-1　正常肺组织与肺大泡结构图

【实践内容】　慢性阻塞性肺病的概念。

【实践用物】　正常肺组织与肺大泡结构图(图 3-4-1)。

【实践方法】　根据图 3-4-1 回答以下问题:①哪张图代表正常肺泡,哪张图代表肺气肿肺泡？②肺气肿肺泡与 COPD 的关系。

＊参考答案

①B 代表正常肺泡,A 代表肺气肿肺泡。②肺气肿时肺泡结构破坏,弹性减退,异常扩张,不能进行有效的气体交换,肺组织过度充气,发展成 COPD。COPD 是一种具有气流受限特征,且气流受限不完全可逆,呈进行性发展,但可以预防和治疗的疾病。

▲实训 3-4-2

【实践目的】　帮助学生熟悉 COPD 的临床表现。

【实践地点】　教室或模拟病房。

【实践内容】　COPD 的临床表现。

【实践用物】　教材、COPD 病人视频、临床案例。

病人,男,78 岁,吸烟 30 年,仍未戒烟,反复咳嗽、咳痰 15 年,每年发作持续超过 3 个月。呼吸困难 5 年。体检:体温 38.6℃,脉搏 110 次/分,呼吸 26 次/分,血压 140/78mmHg。神志清楚,口唇发绀,桶状胸,呼吸运动减弱,语颤减低,叩诊过清音,双肺满布哮鸣音。血常规:白细胞 12.2×10^9/L,

中性粒细胞 0.89。X 线:两肺透亮度增加。请学生按照该案例提供的临床资料,分析该病人为何种疾病,依据是什么?

【实践方法】　案例分析。

※参考情境

学生甲:该病人吸烟,有慢性支气管炎病史,有逐渐加重的呼吸困难,有桶状胸等典型肺气肿体征,X 线胸片有特征改变,基本符合 COPD 诊断。

学生乙:病人近期有发热、咳黄脓痰、痰不易咳出、喘息加重、白细胞升高情况,属于 COPD 急性加重期。

教师:两位同学回答的比较全面,说明大家已经初步掌握了 COPD 的临床表现及诊断标准。

▲实训3-4-3

【实践目的】　帮助学生掌握 COPD 病人吸氧浓度。

【实践地点】　模拟病房。

【实践内容】　COPD 病人吸氧浓度。

【实践用物】　可摇病床、氧气等。

【实践方法】　模拟情境:COPD 病人正在吸氧,家属擅自调大氧流量。

※参考情境

病人家属:(自言自语)我父亲呼吸这么困难,氧流量怎么这么小啊? 我把氧气调大。

(病人家属擅自将氧流量调节到 8L/min。20 分钟后护士查视该病人发现他已昏迷。)

护士:氧流量怎么这么大,是谁调的? (护士立即把氧流量调到 2L/min)

病人家属:我调的。我不会欠医院钱的,你们不要舍不得给我父亲吸氧。

护士:不是钱的问题,是您父亲这个病不能吸氧过多,否则会发生肺性脑病。您看您父亲现在已经昏迷了。

病人家属:啊! 我真糊涂! 我应该问问您就好了⋯⋯

▲实训3-4-4

【实践目的】　训练学生掌握呼吸功能训练方法。

【实践地点】　模拟病房。

【实践内容】　缩唇腹式呼吸方法。

【实践用物】　可摇病床、蜡烛、火柴等。

【实践方法】　模拟训练:缩唇腹式呼吸。

※参考情境:略。

二、练 习 题

(一) 选择题

1. 阻塞性肺疾病最常继发于
A. 支气管哮喘
B. 慢性纤维空洞型肺结核
C. 慢性支气管炎
D. 原发性支气管肺癌
E. 肺源性心脏病

2. 形成阻塞性肺疾病最常见的病因是
A. 慢性支气管炎　　B. 支气管哮喘
C. 支气管扩张　　D. 肺结核
E. 肺间质纤维化

3. COPD 的标志性症状是

A. 咳嗽
B. 喘息
C. 反复咳脓性痰
D. 逐渐加重的呼吸困难
E. 突然发作的夜间呼吸困难

4. 阻塞性肺疾病最突出的表现是
A. 咳嗽、咳痰　　B. 肺部啰音
C. 呼吸音粗糙　　D. 心音减弱
E. 呼吸困难

5. 最能提示慢性支气管炎并发阻塞性肺疾病的临床表现是
A. 咳嗽咳痰加剧　　B. 胸痛不适明显
C. 呼吸困难逐渐加重　　D. 焦虑烦躁不安
E. 厌食恶心呕吐

6. 慢性阻塞性肺气肿最重要的并发症是

A. 慢性肺源性心脏病　　B. 自发性气胸

C. 呼吸衰竭　　　　　　D. 肺结核

E. 肺不张

7. 肺气肿最具特征性的体征为

A. 两侧胸廓膨隆　　　　B. 呼吸活动度减弱

C. 触觉语颤减弱　　　　D. 叩诊呈过清音

E. 听诊呼吸音减弱,呼气延长

8. 阻塞性肺疾病最具有特征性诊断价值的辅助检查是

A. 慢性反复的咳、痰、喘病史

B. 典型肺气肿体征

C. 血气分析

D. 胸部 X 检查

E. 肺功能测定

9. 诊断阻塞性肺疾病最有价值的肺功能检查是

A. 肺总量(TLC)

B. 残气量/肺总量(RV/TLC)百分比测定

C. 功能残气量(FRC)

D. 肺活量

E. 第 1 秒钟用力呼气容积占用力肺活量的百分比值(FEV$_1$/FVC)

10. 病人,男性,75 岁。咳嗽、咳痰,胸闷气短 12 年,肺功能检查残气量增加,残气量占肺总量比值 40%。最可能的诊断是

A. 支气管哮喘　　　　B. 自发性气胸

C. 肺结核　　　　　　D. 肺源性心脏病

E. 阻塞性肺疾病

11. 张女士,65 岁,慢性咳嗽 10 年,近 3 年出现气喘,且逐渐加重。双肺散在哮鸣音。最可能的诊断是

A. 慢性阻塞性肺气肿

B. 喘息型慢性支气管炎

C. 单纯型慢性支气管炎

D. 支气管哮喘

E. 支气管肺癌

12. 阻塞性肺气肿的主要治疗措施是

A. 病因治疗　　　　　B. 预防并症的发生

C. 改善呼吸功能　　　D. 应用支气管舒张剂

E. 长期应用抗菌药物

13. 病人,男性,80 岁。因 COPD、肺部感染住院治疗,现病人咳嗽、咳痰、咳白色黏痰,伴有呼吸困难、胸闷、乏力。病人最主要的护理问题是

A. 体液过多

B. 清理呼吸道无效

C. 生活自理能力缺陷

D. 营养失调:低于机体需要量

E. 肺脓肿

14. 病人,男性,67 岁。阻塞性肺疾病病史 30 多年,近 1 周来出现咳嗽,咳大量脓痰,近 3 日来咳嗽无力,痰不易咳出,气急、发绀,最主要的护理诊断是

A. 气体交换受损　　　B. 清理呼吸道无效

C. 有窒息的危险　　　D. 呼吸型态紊乱

E. 恐惧

15. 病人,女性,64 岁。有 COPD 史 5 年。在发病的过程中,出现了体重下降,呼吸进食时无力,针对此症状,最合适的护理问题是

A. 活动无耐力

B. 疲乏

C. 舒适的改变

D. 营养失调:低于机体需要量

E. 潜在并发症:电解质紊乱

16. COPD 病人强调低流量吸氧的理由主要是

A. 氧流量高低效果一样

B. 高流量氧对肺实质有毒性作用

C. 高流量氧抑制黏膜细胞纤毛运动

D. 高流量氧抑制呼吸、使通气不足加剧

E. 高流量氧引起支气管痉挛

17. 缩唇呼吸锻炼的目的是

A. 有利肺泡气的排出　B. 有利痰的排出

C. 增强膈肌活动　　　D. 增强肋间肌活动

E. 预防呼吸道感染

18. 病人,女性,70 岁。有慢性支气管炎病史 30 年。一周前受凉后再次出现咳嗽、咳痰、咳白色黏痰,伴有呼吸困难、胸闷、乏力。以"COPD"入院治疗。指导病人加强腹式呼吸的目的是

A. 有利于痰液排出

B. 增加肺泡张力

C. 借助腹肌进行呼吸

D. 使呼吸阻力减低,增加肺泡通气量

E. 间接增加肋间肌活动

19. 下列最适用于 COPD 稳定期的护理措施是

A. 口服抗生素预防感染

B. 应用止喘药

C. 间断吸氧

D. 增强体质和进行缩唇腹式呼吸

E. 使用支气管扩张药

20. 最适用于 COPD 缓解期病人改善肺功能的措施是

A. 口服抗生素预防感染

B. 应用止喘药

C. 改善营养状况

D. 改善生活环境

E. 缩唇式呼吸锻炼

21. 阻塞性肺疾病病人练习膈式呼吸时的错误动作是

A. 呼气与吸气时间之比为1∶2

B. 病人一只手放在胸部、另一只手放在腹部

C. 经鼻腔缓慢地吸气尽量将腹部向外膨起顶住腹部的手

D. 吸气时放在胸部的手控制胸部不动

E. 屏气1~2秒钟后用口慢慢呼出气体

22. 病人进行腹式呼吸锻炼时,应予以纠正的动作是

A. 吸气时腹部尽力挺出

B. 呼气时腹部尽力收缩

C. 深吸快呼

D. 鼻吸口呼

E. 深吸慢呼

23. 下列对老人、体弱的COPD病人治疗不恰当的是

A. 急性发作期以抗感染治疗为主

B. 痰液黏稠时可雾化吸入

C. 剧烈咳嗽时可用强镇咳剂缓解病人的痛苦

D. 病情缓解后可做腹式呼吸及缩唇呼气训练

E. 应给予高蛋白、高维生素饮食

24. 病人,男性,66岁,有慢性支气管炎病史20年。一周前受凉后再次出现咳嗽、咳痰、可白色黏痰,伴有呼吸困难、胸闷、乏力。以"COPD"入院治疗。经吸氧抗炎平喘治疗后,病人拟近日出院,护士对其进行腹式呼吸指导,其中正确的是

A. 呼与吸时间比为2∶1~3∶1

B. 呼与吸时间比为2∶1~1∶1

C. 呼与吸时间比为1∶3~1∶2

D. 呼与吸时间比为3∶1~1∶1

E. 呼与吸时间比为1∶2~1∶1

25. 病人,男性,67岁。阻塞性肺疾病病史30多年,2周前感冒,后出现发热,咳嗽,咳大量黏液脓痰,伴心悸、气喘,查体呼吸急促、发绀明显,颈静脉怒张、下肢水肿。该病人氧疗时,给氧浓度和氧流量应为

A. 29%,2L/min

B. 33%,3L/min

C. 37%,4L/min

D. 41%,5L/min

E. 45%,6L/min

26. 病人,男性,77岁。诊断为COPD,目前处于缓解期,指导病人进行呼吸功能锻炼的方法是

A. 加强胸式呼吸,用鼻吸气,经口用力快速呼气

B. 加强腹式呼吸,用鼻深吸,经口缓呼,呼气时口唇收拢

C. 加强腹式呼吸,用鼻吸气,经口用力快速呼气

D. 加强胸式呼吸,经鼻用力呼气

E. 同时加强胸式和腹式呼吸

27. 病人,男性,68岁。被人用轮椅推入医院,接诊护士看见其面色发绀,呼吸困难,询问病史得知其有COPD,需立即对其处理的是

A. 为其建立静脉通道　B. 不做处理,待医生来

C. 鼻塞法吸氧　　　　D. 立即除颤

E. 人工呼吸

28. 病人,女性,65岁,被人搀扶着进入病房,接诊护士看见其面色发绀,口唇呈黑紫色,呼吸困难,询问病史得知有COPD史,给予吸氧流量是

A. 1~2L/min　　　　B. 2~4L/min

C. 4~6L/min　　　　D. 6~8L/min

E. 8~10L/min

29. 病人,女性,70岁。反复咳嗽、咳痰伴喘息30年,6年前出现逐渐加重的呼吸困难,诊断为COPD,最合适的饮食是下列哪项

A. 低盐低脂饮食　　　B. 清淡易消化饮食

C. 低盐饮食　　　　　D. 高热量、高蛋白饮食

E. 少渣半流

30. 病人,男性,86岁。有COPD病史5年,平时体健,3天前受凉后出现咳嗽、咳痰,为白色黏痰,量多,伴有气促。此时病人应避免使用

A. 溴己新　　　　　　B. 氨茶碱

C. 可待因　　　　　　D. 盐酸氨溴索

E. 沙丁胺醇气雾剂

31. 病人,女性,66岁。有慢性咳喘史10年,2日前上呼吸道感染,咳嗽加重,痰量增多。查体:神志清,口唇发绀,桶状胸,两肺叩诊过清音。动脉血气分析:PaO_2 42mmHg,$PaCO_2$ 70mmHg。经治疗后病情缓解。护士进行健康教育,嘱病人回家后首先应做到

A. 加强腹式呼吸　　　B. 定量行走锻炼

C. 长期家庭氧疗　　　D. 避免吸入有害气体

E. 保持室内适当的温、湿度

(32~34题共用题干)

病人,男性,60岁。慢性支气管炎15年,近5年来劳累时出现气短,2天前感冒后病情加重,咳嗽伴脓痰。体温37.6℃,神志清,桶状胸,两肺叩诊过清音,呼吸音低。

32. 该病人可能是什么疾病?

A. 慢性支气管炎　　　B. 哮喘

C. Ⅱ型呼吸衰竭　　　D. 肺源性心脏病

E. COPD

33. 目前最主要的治疗措施是

A. 控制感染　　　　　B. 镇咳祛痰

C. 吸氧　　　　　　　D. 缩唇式呼吸训练

E. 支气管扩张剂

34. 合理的氧疗方式为

A. 间歇给氧　　　　　B. 乙醇湿化给氧

C. 低浓度持续给氧　　D. 高压给氧

E. 高浓度持续给氧

（二）简答题

1. 为什么COPD病人不宜剧烈咳嗽？

2. 诊断COPD最有意义的检查是肺功能检查还是动脉血气分析？

3. 为了迅速控制感染，对COPD急性加重期病人必须首选广谱抗生素，对吗？为什么？COPD病人气流受限不完全可逆，为什么还要用支气管舒张药？COPD急性加重期病人在什么情况下用糖皮质激素？

COPD病人偶尔咳嗽、咳痰是否需要给予抗生素应用？

4. 病人，王××，女，66岁，COPD病史20年，现在咳嗽、咳痰加重，痰黏稠，不易咳出，请问最主要的护理问题是什么？②病人，王××，女，66岁，COPD病史20年，近期体重明显下降，呼吸及进食无力，请问主要的护理问题是什么？

5. 一位COPD病人的家属问你为什么不给该病人大量吸氧，您将如何回答？

6. 一位COPD病人因频繁咳嗽、咳痰，呼吸困难而不能入睡，您是否立即给这位病人止咳、镇静药？为什么？

7. 一位COPD病人的卧位需由半卧位转为端坐位，才能入睡，提示该病人呼吸困难程度可能是加重了还是减轻了？

8. 在门诊工作的接诊护士看见COPD病人面色发绀、口唇黑紫、呼吸困难，是请病人按排队次序等候医生诊疗，还是迅速给病人吸氧，安排病人立即就诊？

参 考 答 案

（一）选择题

1~5　CADEC　6~10　ADEEE　11~15　ACBBD
16~20　DADDE　21~25　ACCAA　26~30　BCADC
31~34　CEAC

（二）简答题

1. 答：COPD病人往往有肺气肿，若剧烈咳嗽、用力排便、屏气等易使肺泡破裂，引起自发性气胸。

2. 答：肺功能检查。

3. 答：不对。因为乱用广谱抗生素、激素易继发真菌感染；尽管支气管舒张药对COPD作用较弱，但仍能部分舒张支气管、增强膈肌功能、增强支气管纤毛排送功能，缓解气短症状；宜在应用支气管舒张剂

和(或)抗生素的基础上应用糖皮质激素；COPD病人偶尔咳嗽、咳痰不需要用抗生素。

4. 答：①清理呼吸道无效。②营养失调。

5. 答：COPD病人高流量吸氧会抑制呼吸，加重二氧化碳潴留，严重时可导致呼吸停止，所以，我们不能给COPD病人高流量吸氧。

6. 答：要谨慎用止咳、镇静药。止咳药、安眠药、镇静药、止痛药、麻醉药都容易抑制呼吸、抑制咳嗽反射，影响排痰。此时，应该通知医生，遵医嘱处理。

7. 答：可能加重了。

8. 答：迅速给病人吸氧，安排病人立即就诊。

第5节　呼吸衰竭病人的护理

慢性呼吸衰竭病人的护理

一、实践指导

▲实训 3-5-1

【实践目的】　帮助学生掌握呼吸衰竭的概念。

【实践地点】　教室。

【实践内容】　呼吸衰竭的概念。

【实践用物】　教材、文具用品、呼吸功能示意图(图 3-5-1)。

【实践方法】　结合图片说明呼吸衰竭时,肺泡通气不足、肺泡弥散障碍、通气/血流比例失调、肺内动-静脉解剖分流增加、耗氧量增加分别在哪个环节?

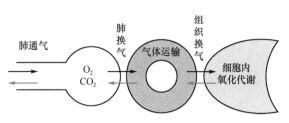

图 3-5-1　呼吸功能示意图

*参考答案:略。

▲实训 3-5-2

【实践目的】　训练学生掌握呼吸衰竭用药禁忌。

【实践地点】　模拟病房。

【实践内容】　呼吸衰竭用药禁忌。

【实践用物】　可摇病床、氧气、吸痰器、静脉输注呼吸兴奋剂、注射器等。

【实践方法】　模拟情境:呼吸衰竭病人难以入睡。

***参考情境**

病人:护士我连着几天都睡不着,能不能给我安眠药?

护士:我向医生汇报一下。

(遵医嘱护士给病人注射1/3支地西泮)

病人:就这么点药啊!多给我一点安眠药,我想好好睡一觉。

护士:您是呼吸衰竭病人,要慎用安眠药,否则容易引起肺性脑病。用完药后我会使病房安静、光线暗淡,并整理被褥使其松软舒适,同时帮您用热水泡脚,这样也有利于您睡眠。

病人:谢谢您!

护士:不客气

▲实训 3-5-3

【实践目的】　掌握慢性呼吸衰竭的临床表现。

【实践地点】　教室或实训室。

【实践内容】　慢性呼吸衰竭临床表现。

【实践用物】　慢性呼吸衰竭临床表现填空图(图 3-5-2)。

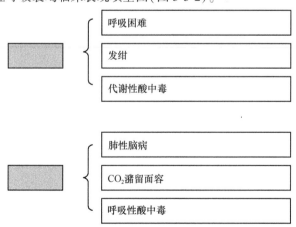

图 3-5-2　慢性呼吸衰竭临床表现填空图

【实践方法】　填空。

*参考答案:见图 3-5-3。

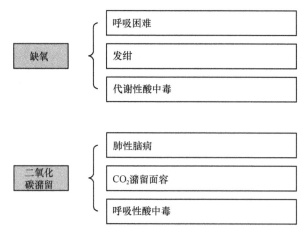

图 3-5-3　慢性呼吸衰竭临床表现填空结果图

▲**实训 3-5-4**

【实践目的】　帮助学生掌握诊断呼吸衰竭的重要依据是血气分析。

【实践地点】　模拟病房。

【实践内容】　诊断呼吸衰竭的重要依据是血气分析。

【实践用物】　病床、氧气、正在输液的装置等。

【实践方法】　模拟情境:病人家属向护士咨询呼吸衰竭方面的知识。

　＊**参考情境**

病人家属:护士,我父亲已经呼吸困难十几年了,以前一直说他是 COPD,怎么这次住院后,说他是呼吸衰竭。

护士:COPD、呼吸衰竭都有呼吸困难,主要根据血气分析进行鉴别。您父亲血气分析提示:$PaO_2 < 60mmHg$、$PaCO_2 > 50mmHg$,达到了呼吸衰竭的标准。

病人家属:哦,我明白了,COPD 病情加重达到呼吸衰竭的标准,就发生了呼吸衰竭。对吗?

护士:对。

▲**实训 3-5-5**

【实践目的】　帮助学生掌握使用呼吸兴奋剂的注意事项。

【实践地点】　模拟病房。

【实践内容】　使用呼吸兴奋剂的注意事项。

【实践用物】　病床、氧气、正在输液的装置等。

【实践方法】　案例讨论:某肺性脑病病人 81 岁,白天嗜睡,晚上烦躁不安,医嘱予呼吸兴奋剂"5% GS500ml+尼可刹米 1.875+洛贝林 5mg(v)ggt"。某护士按照普通输液的速度给予输入,输入 1 小时后,病人出现谵妄、烦躁、肌肉抽搐,发绀,血氧饱和度下降至 80%。根据案例资料,病人出现病情变化的原因是什么?应该怎么做?

　＊**参考情境**

学生甲:该病人发生的病情变化可能为呼吸兴奋剂中毒症状。

学生乙:护士按照普通输液速度给病人输入呼吸兴奋剂不妥,因呼吸兴奋剂不能快速或大剂量使用。

学生丙:护士应该匀速、缓慢输入呼吸兴奋剂,最好用输液泵输入。

教师:三位学生分析地比较好,我们应该记住呼吸兴奋剂的使用原则,首先应保证气道通畅,否则会加重缺氧,这点大家没有提到。其次呼吸兴奋剂不能快速输注,量不宜过大,输液过程中应严密监测病人有无谵妄、烦躁、肌肉震颤或抽搐等不良反应,最好使用输液泵匀速输入。

▲实训 3-5-6

【实践目的】 训练学生掌握肺性脑病的护理方法。

【实践地点】 模拟病房。

【实践内容】 肺性脑病的护理方法。

【实践用物】 可摇病床、氧气、吸痰器、呼吸兴奋剂等。

【实践方法】 模拟训练:护理肺性脑病病人。

＊参考情境:①绝对卧床休息。进行安全保护。②定期监测动脉血气分析,密切观察生命体征和神志变化。③持续低流量吸氧。④遵医嘱应用呼吸兴奋剂。

▲实训 3-5-7

【实践目的】 训练学生掌握采集动脉血气分析标本的方法。

【实践地点】 模拟病房。

【实践内容】 采集动脉血气分析标本。

【实践用物】 病床、氧气、抽血用物、2ml 无菌干燥玻璃注射器、每毫升含 1500U 肝素液、软木塞或橡皮塞、指套、化验申请单等。

【实践方法】 模拟训练:采集动脉血气分析标本。

＊参考情境:略

二、练 习 题

(一)选择题

1. 慢性呼吸衰竭最常见的病因是

A. 重症肺结核 　　　B. 胸廓病变

C. COPD 　　　D. 肺间质纤维化

E. 尘肺

2. Ⅱ型呼吸衰竭最主要的诱因是

A. 呼吸道感染 　　　B. 吸烟

C. 营养不良 　　　D. 精神过度紧张

E. 过度劳累

3. 慢性呼吸衰竭缺氧与二氧化碳潴留最主要的机制

A. 肺泡通气不足

B. 氧耗量增加

C. 肺内动静脉分流增加

D. 弥散功能障碍

E. 通气/血流比例失调

4. 引起呼吸衰竭最常见的疾病为

A. 阻塞性肺气肿 　　　B. 肺炎

C. 肺结核 　　　D. 支气管肺炎

E. 自发性气胸

5. 缺氧的典型表现是

A. 呼吸困难 　　　B. 发绀

C. 脉搏增快 　　　D. 皮肤潮红

E. 球结膜水肿

6. 阻塞性肺气肿病人出现下列哪种表现提示肺性脑病先兆

A. 瞳孔不等大 　　　B. 心率加快,血压上升

C. 呼吸深而快 　　　D. 神志与精神改变

E. 尿量减少

7. 慢性呼吸衰竭最早最突出的临床表现是

A. 发绀 　　　B. 发热

C. 咳嗽 　　　D. 神经精神症状

E. 呼吸困难

8. 呼吸衰竭发生时,最早因缺氧发生损害的组织器官是

A. 大脑 　　　B. 心脏

C. 肝脏 　　　D. 肾脏

E. 肺脏

9. 严重的呼吸困难表现是

A. 自觉空气不够用 　　　B. 呼吸费力

C. 气促 　　　D. 深大呼吸

E. 鼻翼扇动

10. 呼吸衰竭缺氧伴 CO_2 潴留的病人不可能出现

A. 呼吸深快 　　　B. 发绀

C. 心率、血压变化 　　　D. 皮肤干燥

E. 球结膜充血水肿

11. 判定为Ⅱ型呼吸衰竭的血气分析结果为

A. $PaO_2 < 60mmHg$、$PaCO_2 < 50mmHg$

B. $PaO_2 > 60mmHg$、$PaCO_2 > 50mmHg$

C. $PaO_2 < 60mmHg$、$PaCO_2$ 正常

D. $PaO_2>60mmHg$、$PaCO_2<50mmHg$

E. $PaO_2<60mmHg$、$PaCO_2>50mmHg$

12. 病人,男性,60 岁,有慢性支气管炎、阻塞性肺气肿病史 10 余年,近年来呼吸困难,发绀明显,神志恍惚,双下肺闻干、湿啰音,心率 120 次/分,有期前收缩。确定该病人有无呼吸衰竭,下列哪项最有意义

A. 动脉血气分析   B. 发绀

C. 神志变化   D. 心律失常

E. 呼吸困难

13. 病人,男性,53 岁。慢性支气管炎病史 20 余年,近半年来呼吸困难加重,伴呼吸困难、发绀、发热、表情淡漠、嗜睡。血气分析 PaO_2 45mmHg, $PaCO_2$ 70mmHg. 最确切的诊断是

A. 心力衰竭   B. 呼吸衰竭

C. 肺性脑病   D. 代谢性酸中毒

E. DIC

14. 病人,男性,66 岁。为慢性支气管炎肺气肿病人,因近两日咳嗽、咳痰、气促明显就诊,查体:嗜睡,口唇轻度发绀,球结膜充血水肿,多汗,血气分析 PaO_2 50mmHg, $PaCO_2$ 68 mmHg,病人目前最可能出现的是

A. 肺源性心脏病   B. 肺炎

C. 左心衰竭   D. 呼吸衰竭

E. 肺癌

15. 呼吸衰竭的治疗主要在于

A. 治疗原发病   B. 祛除诱因

C. 支持疗法   D. 纠正缺氧和 CO_2 潴留

E. 纠正酸碱平衡失调

16. 纠正呼吸性酸中毒的主要措施是

A. 控制感染   B. 使用激素

C. 改善通气   D. 提高吸氧浓度

E. 静脉滴注碱性药物

17. 纠正缺氧和二氧化碳潴留最重要的措施是

A. 氧气疗法   B. 保持气道通畅

C. 增加通气量   D. 纠正酸碱平衡失调

E. 提高呼吸系统兴奋性

18. 病人,男性,63 岁,因呼吸衰竭入院,应用辅助呼吸和呼吸兴奋剂过程中,出现恶心、呕吐、烦躁、面色潮红、肌肉震颤等现象,考虑为

A. 肺性脑病先兆   B. 呼吸兴奋剂过量

C. 痰液阻塞   D. 通气量不足

E. 呼吸性碱中毒

19. 呼吸衰竭时应特别慎用

A. 呼吸兴奋剂   B. 祛痰平喘剂

C. 镇静安眠剂   D. 脱水利尿剂

E. 强心剂

20. 肺性脑病不能用高浓度吸氧,主要是因为

A. 缺氧不是主要因素

B. 可引起氧中毒

C. 可解除颈动脉体的兴奋性

D. 促使二氧化碳排出过快

E. 诱发代谢性碱中毒

21. 呼吸衰竭病人出现下列哪种情况可考虑使用呼吸兴奋剂

A. 吸氧后仍有呼吸困难

B. 吸氧后仍有嗜睡、神志恍惚现象

C. 吸氧后心率明显增快、血压下降明显

D. 导致呼吸衰竭的原发病因为 COPD

E. 吸氧后呼吸明显受到抑制,通气量不足时

22. 病人,男性,68 岁,因近日咳嗽、咳痰、气急明显,又出现神志不清、发绀而入院。既往有肺气肿病史。动脉血气分析 pH 7.31, PaO_2 52mmHg, $PaCO_2$ 61mmHg,应给予病人

A. 高浓度、高流量持续吸氧

B. 高浓度、高流量间歇吸氧

C. 低浓度、低流量持续吸氧

D. 低浓度、低流量间歇吸氧

E. 乙醇湿化吸氧

23. Ⅱ型呼吸衰竭病人吸氧的浓度为

A. 25%~29%   B. 33%~37%

C. 41%~45%   D. 49%~53%

E. 57%~61%

24. Ⅱ型呼吸衰竭病人应吸入低流量、低浓度氧的理由是

A. 高流量氧可引起支气管痉挛而加重气道阻塞

B. 高流量氧对肺组织有损害作用

C. 高流量氧可降低颈动脉体化学感受器的兴奋性

D. 高流量吸氧可加重肺动脉压力

E. 高流量吸氧可引起氧中毒和代谢性碱中毒

25. 病人,男性,75 岁,有 COPD 病史。因近日咳嗽、咳痰、气急明显,又出现神志不清、发绀,做血气分析 pH 7.3, PaO_2 40mmHg, $PaCO_2$ 70mmHg,应给予

A. 高浓度、高流量持续吸氧

B. 高浓度、高流量间断吸氧

C. 低浓度、低流量间断吸氧

D. 低浓度低流量持续吸氧

E. 乙醇湿化吸氧

26. 病人,男性,74 岁,反复咳嗽、咳痰伴喘息 30 年,5 年前出现逐渐加重的呼吸困难,诊断为 COPD,

当病人血气分析结果为 PaO_2 50mmHg,$SaO_2<85\%$,氧疗护理措施正确的是

　　A. 高浓度、高流量持续吸氧

　　B. 高浓度、高流量间歇吸氧

　　C. 低浓度、低流量持续吸氧

　　D. 低浓度、低流量间歇吸氧

　　E. 高压氧仓

27. 病人,男性,65 岁。因 Ⅱ 型呼吸衰竭入院,近日因感冒后呼吸困难加重入院。护士对该病人所采取的氧疗方式正确的是

　　A. 间歇高流量给氧　　B. 间歇低流量给氧

　　C. 持续高流量给氧　　D. 持续低流量给氧

　　E. 高压给氧

28. 病人,男性,77 岁。反复咳嗽、咳痰伴喘息 20 年,6 年前出现逐渐加重的呼吸困难,诊断为 COPD,目前处于缓解期,为防止发生呼吸衰竭应指导病人

　　A. 少盐饮食　　　　B. 避免肺部感染

　　C. 低脂饮食　　　　D. 戒酒

　　E. 卧床休息

29. 病人,男性,65 岁。因 Ⅱ 型呼吸衰竭合并感染急诊入院,病人呼吸困难、发绀、恐惧、烦躁不安。为防止病人受伤应采取的保护措施是

　　A. 使用绷带

　　B. 使用腹部约束带

　　C. 使用肩部约束带

　　D. 使用双膝固定防止坠床

　　E. 使用双侧床档防止坠床

30. 病人,男性,50 岁。慢性肺源性心脏病、Ⅱ 型呼吸衰竭。痰液黏稠,不易咳出。突然呼吸困难加重,口唇发绀,神志清楚。首先采取的处理措施是

　　A. 立即超声雾化和指导有效咳嗽

　　B. 立即高流量给氧

　　C. 立即准备注射呼吸兴奋剂

　　D. 立即准备气管插管

　　E. 立即准备气管切开

31. 病人,女性,76 岁,阻塞性肺气肿合并呼吸衰竭入院,查体:端坐呼吸、明显发绀、不安、恐惧。下列哪项护理措施不正确

　　A. 陪伴病人床旁,安慰病人

　　B. 提供良好的心理支持

　　C. 协助采取舒适体位

　　D. 给予背部按摩

　　E. 给予吗啡镇静

32. 病人男性,67 岁,阻塞性肺气肿合并呼吸

竭入院。查体:浅昏迷,口唇、甲床发绀,呼吸浅快,可闻及痰鸣音。护士应采取的排痰措施是

　　A. 指导有效咳嗽　　B. 胸部叩击

　　C. 体位引流　　　　D. 机械吸痰

　　E. 雾化吸入

33. 病人,男性,71 岁,因呼吸衰竭急诊入院,给予尼可刹米加入 5% 葡萄糖溶液中静脉滴注,在护理过程中发现病人出现恶心、烦躁、颜面潮红。护士应采取的措施是

　　A. 继续观察病情　　B. 机械吸痰

　　C. 机械通气　　　　D. 调快滴速

　　E. 调慢滴速并及时报告医生

34. 病人,女性,68 岁,诊断为慢性支气管炎、阻塞性肺气肿合并呼吸衰竭。在呼吸机辅助呼吸时,突然出现烦躁不安、皮肤潮红、温暖多汗、球结膜充血。护士即

　　A. 提高吸氧浓度　　　B. 增加呼吸频率

　　C. 检查呼吸道是否通畅　D. 停止吸氧

　　E. 关闭呼吸机

35. 病人,男性,68 岁,因肺源性心脏病呼吸道感染入院,PaO_2 30mmHg,$PaCO_2$ 72mmHg。吸入 40% 浓度氧后,PaO_2 80mmHg,$PaCO_2$ 90mmHg,深昏迷。首先应考虑

　　A. 气道阻力增加　　B. 感染性脑病

　　C. 心排出量降低　　D. 心力衰竭

　　E. 呼吸受到抑制

(36~37 题共用题干)

　　李先生,60 岁,慢性肺源性心脏病病史 6 年,近日因受凉病情加重,出现严重的呼吸困难,昼睡夜醒,表情淡漠。

36. 该病人可能并发了

　　A. 肺性脑病　　　　B. 呼吸衰竭

　　C. 自发性气胸　　　D. 急性肺部感染

　　E. 右心衰竭

37. 对该病人进行护理体检,其胸廓类型为

　　A. 扁平胸　　　　　B. 桶状胸

　　C. 胸廓一侧隆起　　D. 鸡胸

　　E. 胸廓一侧凹陷

(38~41 题共用题干)

　　病人,男性,80 岁。有慢性支气管炎病史 20 年。1 周前受凉后再次出现咳嗽、咳痰,痰白质黏,伴有呼吸困难、胸闷、乏力。以"慢性支气管炎合并阻塞性肺气肿"入院治疗。

38. 病人最可能发生的并发症是

　　A. 心力衰竭　　　　　B. 上消化道出血

C. 急性肾衰竭　　　D. 呼吸衰竭

E. DIC

39. 病人最主要的护理问题是

A. 体液过多　　　　B. 清理呼吸道无效

C. 生活自理能力缺陷　D. 营养失调

E. 肺脓肿

40. 氧疗时,护理措施正确的是

A. 间断吸氧　　　　B. 持续低流量吸氧

C. 高流量吸氧　　　D. 高浓度吸氧

E. 乙醇湿化吸氧

41. 病人病情进一步发展,呼吸困难加重,查体:口唇发绀,颈静脉怒张,双肺散在湿啰音。心率 120 次/分,律齐。肝肋下 3cm,双下肢可见凹陷性水肿,此时病人应避免使用

A. 溴己新　　　　　B. 氨茶碱

C. 可待因　　　　　D. 盐酸氨溴索

E. 沙丁胺醇气雾剂

(42~44 题共用题干)

病人,男性,78 岁。有吸烟史 40 余年,慢性咳嗽、咳痰 20 多年,近 10 年来明显加重。3 天前因受凉感冒而发热、咳大量黄脓痰、呼吸困难、发绀、意识模糊,急诊测血气分析结果为动脉血氧分压 52mmHg,二氧化碳分压 64mmHg。

42. 此病人目前最确切的医疗诊断是

A. 慢性支气管炎

B. 慢性支气管炎伴 I 型呼吸衰竭

C. 慢性支气管炎伴 II 型呼吸衰竭

D. 上呼吸道感染

E. 大叶性肺炎

43. 应如何为该病人吸氧

A. 间断低流量吸氧　B. 间断高流量吸氧

C. 持续低流量吸氧　D. 持续高流量吸氧

E. 根据病人意愿调节吸氧流量

44. 该病人应取的卧位是

A. 半卧位　　　　　B. 平卧位

C. 俯卧位　　　　　D. 侧卧位

E. 中凹位

(45~47 题共用题干)

病人,男性,36 岁。反复咳嗽、咳痰、喘息 30 年。5 年前出现逐渐加重的呼吸困难加重,诊断为 COPD。

45. 针对此病人缓解期,最佳的护理措施是

A. 用祛痰剂　　　　B. 超声雾化

C. 插管吸痰　　　　D. 用呼吸机

E. 缩唇腹式呼吸

46. 病人血气分析结果为 PaO_2 55mmHg,$SaO_2 <$ 85%,氧疗护理措施正确的是

A. 高浓度、高流量持续吸氧

B. 高浓度、高流量间歇吸氧

C. 低浓度、低流量持续吸氧

D. 低浓度、低流量间歇吸氧

E. 高压氧舱

47. 为防止发生呼吸衰竭,应指导病人

A. 少盐饮食　　　　B. 避免肺部感染

C. 低脂饮食　　　　D. 戒酒

E. 卧床休息

(48~49 题共用题干)

病人,男性,89 岁。患慢性支气管炎 17 年,近 2 周来急性发作入院。病人入院后出现频繁咳嗽、咳痰,痰稠不易咳出。2 分钟前夜班护士发现病人剧烈咳嗽,突然呼吸极度困难,喉部有痰鸣音,表情恐怖,两手乱抓。

48. 护士应判断病人最可能发生了

A. 急性心肌梗死

B. 病人从恶梦中惊醒

C. 出现急性心力衰竭

D. 呼吸道痉挛导致缺氧

E. 痰液堵塞气道导致窒息

49. 此时护士最恰当的处理是

A. 立即通知医师　　B. 给予氧气吸入

C. 应用呼吸兴奋剂　D. 立即清除呼吸道痰液

E. 立即配合医生行气管插管

(二) 简答题

1. 若 II 型呼吸衰竭病人烦躁、失眠,能不能给正常剂量镇静剂或催眠药？为什么？

2. 一位肺源性心脏病病人近日咳嗽、咳痰、呼吸困难加重,伴神志恍惚、烦躁不安。查体:T 36.4℃,P 120 次/分,R 36 次/分,BP 120/80mmHg,口唇发绀,两肺底可闻及湿啰音,请问该病人可能出现了什么情况？建议做什么检查？

3. 当 $PaCO_2$ 升高、pH<7.35 时,是什么情况？若 COPD 病人长期缺氧,是否红细胞和血红蛋白也都升高？

4. 为什么气道通畅是纠正缺氧和二氧化碳潴留的先决条件？

5. 呼吸性酸中毒和代谢性酸中毒主要处理方式有什么不同？

6. 吸氧后仍有嗜睡、神志恍惚现象,是否一定要用呼吸兴奋剂？

7. 为什么抢救呼吸衰竭时应常规给予鼻饲流质饮食？为什么能经口进食者,应少食多餐,且进餐时

应维持给氧?

8. 为什么要给予Ⅱ型呼吸衰竭病人低碳水化合物饮食?给予低蛋白质饮食行吗?

9. Ⅱ型呼吸衰竭护理最主要的是预防感染、观察神志还是协助纠正缺氧和二氧化碳潴留?

10. 为什么慢性肺源性心脏病、肺性脑病需给予持续低流量吸氧?

参 考 答 案

(一)选择题

1~5 CAAAB 6~10 DEAED 11~15 EACDD
16~20 CBBCC 21~25 ECACD 26~30 CDBEA
31~35 EDECE 36~40 ABDBB 41~45 CCCAE
46~49 CBED

(二)简答题

1. 答:不能。因为镇静或催眠药容易抑制Ⅱ型呼吸衰竭病人的呼吸中枢,加重 CO_2 潴留,引起肺性脑病。

2. 答:该病人可能出现了呼吸衰竭伴肺性脑病。建议做血气分析检查,以便确诊。

3. 答:呼吸性酸中毒。若 COPD 病人长期缺氧,红细胞和血红蛋白也都升高。

4. 答:因为气道堵塞情况下,氧气不能吸入,CO_2 无法呼出。

5. 答:呼吸性酸中毒治疗关键是积极改善通气,促使 CO_2 排出。代谢性酸中毒主要是通过改善缺氧来纠正,若 pH<7.20 应给予碱性药物。

6. 答:不一定要使用呼吸兴奋剂。因为吸氧后仍有嗜睡、神志恍惚现象,也可能是换气功能障碍所致。呼吸兴奋剂主要用于呼吸中枢抑制为主所致的呼衰。

7. 答:因为营养支持对于提高呼吸衰竭抢救成功率及病人生活质量有重要意义。经口进食会增加机体耗氧量,饱食也会增加耗氧量。

8. 答:因碳水化合物可能会加重高碳酸血症病人的 CO_2 潴留。给予Ⅱ型呼吸衰竭病人低蛋白饮食不行。

9. 答:Ⅱ型呼吸衰竭护理最主要的是协助纠正缺氧和二氧化碳潴留。

10. 答:慢性肺源性心脏病、肺性脑病常有二氧化碳潴留情况,需给予持续低流量吸氧。

急性呼吸窘迫综合征病人的护理

练 习 题

(一)选择题

1. 病人,男性,28 岁,无心肺疾病史,因车祸致胸部挤压伤,突然出现呼吸增快,达 30 次/分,伴明显发绀。胸部 X 线:双肺可见密度增高的大片状阴影。该病人可能出现了

A. 慢性呼吸衰竭　　B. 自发性气胸

C. 急性肺水肿　　　D. 急性肺栓塞

E. 急性呼吸窘迫综合征

2. 护士在给急性呼吸窘迫综合征病人氧气吸入时应采用

A. 呼气末正压给氧　B. 持续低流量给氧

C. 间歇给氧　　　　D. 高浓度给氧

E. 以上都不是

3. 病人,女性,25 岁。因急性胰腺炎急诊入院。今晨起呼吸困难明显加重,鼻导管吸氧未见好转。查体:体温 39℃,脉搏 110 次/分,呼吸 28 次/分,血压 110/70mmHg,双肺闻及细湿啰音及管状呼吸音。动脉血气分析:$PaO_2/FiO_2 \leqslant 200$。胸部 X 线:双肺可见密度增高的大片状阴影。临床诊断为急性呼吸窘迫综合征。该病人的最主要的护理诊断是

A. 气体交换受损　　B. 清理呼吸道无效

C. 焦虑　　　　　　D. 活动无耐力

E. 知识缺乏

(二)简答题

急性左心衰竭导致的急性肺水肿属于 ARDS 吗?

参 考 答 案

(一)选择题

1~3　EAA

(二)简答题

答:不属于 ARDS。

第6节 肺源性心脏病病人的护理

一、实践指导

▲**实训 3-6-1**

【实践目的】 训练学生熟悉 COPD 与肺源性心脏病的关系。

【实践地点】 教室。

【实践内容】 COPD 与肺源性心脏病的关系。

【实践用物】 教材、文具用品等。

【实践方法】 请同学们用箭头图画出 COPD 发展至右心衰竭的过程。

＊参考答案

COPD→肺循环阻力增加→肺动脉压力增加→肺动脉高压形成→右心负荷增加→右心室增大或肥厚→右心衰竭。其中，关键是肺动脉高压形成。

▲**实训 3-6-2**

【实践目的】 训练学生熟悉慢性支气管炎、COPD、Ⅱ型呼吸衰竭、肺源性心脏病临床表现。

【实践地点】 模拟病房。

【实践内容】 慢支、COPD、Ⅱ型呼吸衰竭、肺源性心脏病临床表现。

【实践用物】 可摇病床等。

【实践方法】 模拟训练：分别扮演慢性支气管炎、COPD、Ⅱ型呼吸衰竭、肺源性心脏病病人，请同学们识别。

＊参考情境：略。

▲**实训 3-6-3**

【实践目的】 训练学生熟悉肺源性心脏病的心电图改变。

【实践地点】 模拟病房。

【实践内容】 观察心电图。

【实践用物】 完整的 12 导联心电图（任何人的都可以）。

【实践方法】 模拟训练：请同学们观察自己拿的心电图是否有右心室肥大改变、肺型 P 波。

＊参考情境：略。

▲**实训 3-6-4**

【实践目的】 掌握肺源性心脏病心力衰竭治疗特点。

【实践地点】 教室或模拟病房。

【实践内容】 肺源性心脏病心力衰竭治疗特点。

【实践用物】 无特殊要求。

【实践方法】 请讨论：肺源性心脏病心力衰竭治疗与一般心力衰竭治疗用药顺序有什么不同？

＊参考答案

①慢性肺源性心脏病心力衰竭治疗顺序：抗感染→利尿→强心→扩管。

②一般心脏病心力衰竭治疗顺序：强心→利尿→ACEI→β 受体阻滞剂。

▲**实训 3-6-5**

【实践目的】 掌握肺源性心脏病护理措施。

【实践地点】 教室或模拟病房。

【实践内容】 肺源性心脏病护理措施。

【实践用物】 无特殊要求。

【实践方法】 请同学们将 COPD、Ⅱ 型呼吸衰竭、右心衰竭的护理措施归纳起来,总结出肺源性心脏病的护理措施。

* 参考答案

1. COPD 护理 合理休息(半卧位)、低盐限水低碳水化合物高蛋白高维生素饮食、用药护理(慎用强镇咳剂、镇静剂等)、病情观察(生命体征、神志、尿量、临床表现等)、排痰护理、持续低流量低浓度吸氧、心理护理、缓解期呼吸功能锻炼等。

2. Ⅱ 型呼吸衰竭护理 气道通畅、持续低流量低浓度吸氧、增加通气量、呼吸机应用护理、纠正水电解质和酸碱平衡紊乱、抗感染、肺性脑病护理等。

3. 右心衰竭护理 低盐限水饮食、皮肤护理,抗感染→利尿→强心等。

二、练 习 题

(一)选择题

1. 导致肺源性心脏病发生的最根本原因是

A. 肺动脉高压　　　　B. 缺氧

C. 二氧化碳潴留　　　D. 肺血管重构

E. 肺血管痉挛

2. 慢性肺源性心脏病发生的先决条件是

A. 水钠潴留　　　　　B. 镇静剂使用不当

C. 酸碱平衡失调　　　D. 肺部感染

E. 肺动脉高压

3. 下列哪种疾病是慢性肺源性心脏病的最常见的原发病

A. 支气管哮喘

B. 胸廓畸形

C. 慢性支气管炎合并阻塞性肺气肿

D. 支气管扩张

E. 大叶性肺炎

4. 慢性肺源性心脏病最常见的病因是

A. 肺结核　　　　　　B. COPD

C. 支气管扩张　　　　D. 肺间质纤维化

E. 支气管哮喘

5. 诱发肺源性心脏病心功能失代偿的最常见原因是

A. 过度劳累　　　　　B. 补液过快

C. 呼吸道感染　　　　D. 摄盐过多

E. 心律失常

6. 慢性肺源性心脏病的症状加重主要由于

A. 呼吸道感染　　　　B. 过度劳累

C. 摄入钠盐过多　　　D. 心律失常

E. 停用洋地黄类制剂

7. 肺源性心脏病肺动脉高压形成的最主要因素是

A. 继发性红细胞增多

B. 血液黏稠度增加

C. 血容量增加

D. 肺部毛细血管微小栓子形成

E. 缺氧及二氧化碳潴留引起肺小血管收缩痉挛

8. 肺源性心脏病导致右心衰竭的最主要原因是

A. 心肌缺血、缺氧

B. 血容量增多

C. 肺动脉高压超过右心负荷

D. 水、电解质紊乱

E. 肺内反复感染对心脏的毒性作用

9. 肺源性心脏病的首要死亡原因是

A. 休克　　　　　　　B. 肺性脑病

C. 上消化道出血　　　D. 水、电解质平衡失调

E. 心律失常

10. 病人,男性,72 岁。阻塞性肺气肿病史 20 多年,病情逐渐恶化,诊断为慢性肺源性心脏病,现处于肺、心功能失代偿期,其最突出的表现是

A. 休克　　　　　　　B. 出血

C. 昏迷　　　　　　　D. 呼吸衰竭

E. 心力衰竭

11. 病人,男性,82 岁。有肺源性心脏病病史 10 年。近半个月来咳嗽、咳痰,今晨呼吸困难加重,神志恍惚,烦躁不安。查体:体温 36.4℃,脉搏 120 次/分,血压 130/80mmHg,呼吸 38 次/分,口唇发绀,两肺底闻及湿啰音。病人最可能出现的并发症是

A. 心力衰竭　　　　　B. 上消化道出血

C. 急性肾衰竭　　　　D. 呼吸衰竭

E. DIC

12. 与慢性肺源性心脏病不符的辅助检查表现是

A. 红细胞计数和血红蛋白浓度升高

B. 阻塞性肺气肿的 X 线表现

C. 心电图示重度逆钟向转位

D. X线示右下肺动脉干扩张

E. X线检查心脏呈垂直位

13. 阻塞性肺气肿病人出现哪些表现时,提示已发展成肺源性心脏病

A. 活动后呼吸困难

B. 发绀、杵状指

C. 低氧血症、高碳酸血症

D. X线显示右心室肥大

E. X线心影呈垂直状

14. 诊断早期肺源性心脏病的主要依据是

A. 发绀

B. 呼吸困难

C. 两肺干湿啰音及肺气肿体征

D. 肺动脉高压及右心室增大征象

E. 高碳酸血症

15. 病人,女性,68岁。反复咳嗽、喘息20年,加重1周入院。查体,神清,口唇发绀,颈静脉怒张,双肺散在中小水泡音。心率120次/分,律齐。肝肋下3cm,双下肢凹陷性水肿。外周血白细胞12×10^9/L,胸片示双肺纹理重。病人的医疗诊断是

A. 呼吸衰竭　　　　B. 右心衰竭

C. 肺源性心脏病　　D. COPD

E. 慢性支气管炎急性发作

16. 病人,男性,78岁。有肺源性心脏病病史20年。因2周前受凉后,出现咳嗽、咳黄脓痰,呼吸困难加重,下肢水肿,对该病人最重要的治疗措施是

A. 立即静脉滴注氨茶碱和地塞米松

B. 立即静脉注射呋塞米,消除水肿

C. 纠正心律失常

D. 立即吸氧,静脉滴注呼吸兴奋剂

E. 积极抗感染,保持呼吸道通畅

17. 肺源性心脏病病人肺、心功能失代偿期的治疗关键是

A. 强心、利尿

B. 低流量吸氧

C. 纠正电解质紊乱

D. 利用呼吸机改善呼吸功能

E. 积极控制感染

18. 慢性肺源性心脏病急性加重期病人应慎用

A. 镇静剂　　　　B. 祛痰剂

C. 解痉平喘药　　D. 呼吸兴奋剂

E. 抗感染药物

19. 关于慢性肺源性心脏病病人心力衰竭时使用利尿剂,哪项说法是正确的

A. 出现水肿,即可使用

B. 水肿严重者应迅速利尿

C. 应选用作用轻的利尿剂

D. 出现水肿后应该持续利尿直至水肿消失

E. 应采取缓慢,持续利尿的原则

20. 慢性肺源性心脏病病人应用利尿剂的原则是

A. 作用轻、小剂量、短期使用

B. 作用强、大剂量、长期使用

C. 作用轻、大剂量、长期使用

D. 作用强、小剂量、短期使用

E. 作用轻、小剂量、长期使用

21. 病人,女性,67岁。反复咳嗽、喘息20年,5年前诊断为COPD、肺源性心脏病,2天前合并肺部感染入院,经过积极抗感染、吸氧等治疗后,效果不佳,仍有下肢水肿,需增加强心药的使用,该病人使用强心药的原则是

A. 缓慢,大剂量　　B. 缓慢,中剂量

C. 缓慢,小剂量　　D. 快速,大剂量

E. 快速小剂量

22. 病人,男性,82岁。肺源性心脏病病史10年。近日病情逐渐加重,神志恍惚,烦躁不安。查体:体温36.4℃,脉搏120次/分,血压130/80mmHg,呼吸38次/分,口唇发绀,两肺底闻及湿啰音,该病人应慎用

A. 镇静剂　　　　B. 祛痰剂

C. 解痉平喘药　　D. 呼吸兴奋剂

E. 抗感染药物

23. 病人,女性,55岁。肺源性心脏病病史10年。近2日来因感冒后呼吸困难加重,白天嗜睡,夜不能眠。以下措施不当的是

A. 协助舒适卧位

B. 保持环境安静

C. 持续鼻导管给氧1~2L/min

D. 减少白天睡眠时间

E. 给予镇静催眠剂

24. 肺源性心脏病病人呼吸衰竭时应给予

A. 高流量持续吸氧　B. 高流量间歇吸氧

C. 低流量间歇吸氧　D. 低流量持续吸氧

E. 低流量混有二氧化碳的氧吸入

25. 病人,男性,80岁。有慢性支气管炎病史20年,一周前受凉后再次出现咳嗽,咳痰,痰白质黏稠,伴有呼吸困难、胸闷、乏力。查体:口唇发绀,颈静脉怒张,双肺散在湿啰音。心率120次/分,律齐,肝肋下3cm,双下肢可见凹陷性水肿,护理人员观察此病人时应重点观察

A. 体温

B. 尿量

C. 呼吸、血压、脉搏的变化

D. 输液情况

E. 病人的饮食情况

26. 病人,男性,70岁。有肺源性心脏病病史10年。近半个月来咳嗽、咳痰,今晨呼吸困难加重,并呈端坐呼吸,对该病人护理措施正确的是。

A. 给予高浓度、低流量吸氧

B. 给予低热量、低蛋白、高维生素饮食

C. 适当使用镇静药、催眠药,缓解病人紧张情绪

D. 加强体育锻炼

E. 严密观察有无并发症发生

27. 病人,男性,70岁。有肺源性心脏病病史10年。近半个月来咳嗽、咳痰,今晨呼吸困难加重,并端坐呼吸,为警惕肺性脑病护理人员观察此病人应注意

A. 体温　　　　B. 饮食状况

C. 姿势与步态　D. 意识状态

E. 皮肤、黏膜

28. 病人,女性,65岁。肺源性心脏病病史10年。近半个月来咳嗽、咳痰,近日呼吸困难加重,情绪不稳,夜不能寐。以下不恰当的措施是

A. 协助病人采取舒适卧位

B. 嘱病人生活要有规律

C. 减少白天的睡眠时间和次数

D. 睡前多与病人讨论病人感兴趣的话题

E. 必要时按医嘱慎用镇静、催眠剂

29. 病人,男性,80岁。慢性肺源性心脏病病人发生右心衰竭时,首选的治疗措施为

A. 用利尿剂降低心脏前负荷

B. 用洋地黄药物增加心脏泵功能

C. 用血管扩张剂降低右心前后负荷

D. 气管插管机械通气

E. 控制呼吸道感染,改善呼吸功能,纠正缺氧和二氧化碳潴留

30. 病人,女性,65岁。慢性支气管炎病史20余年,近半年来呼吸困难加重,下肢水肿,诊断为慢性肺源性心脏病。血气分析:PaO_2 52mmHg , $PaCO_2$

64mmHg。给病人氧疗时应采取

A. 高浓度吸氧

B. 低浓度、低流量间断给氧

C. 低浓度、低流量持续给氧

D. 短期给氧

E. 高流量给氧

(31~34题共用题干)

病人,男性,70岁。肺源性心脏病病史20年,近两日来因感冒后呼吸困难加重,下肢水肿,哮喘严重并呈端坐呼吸,护理人员应特别注意观察病人病情变化。

31. 护理人员应重点观察

A. 体温

B. 尿量

C. 呼吸、血压、脉搏的变化

D. 输液情况

E. 病人的饮食状况

32. 为警惕病人肺性脑病的发生,还应注意观察

A. 体温　　　　B. 饮食状况

C. 姿势和步态　D. 意识状态

E. 皮肤、黏膜

33. 为警惕病人呼吸衰竭的发生,还应注意观察

A. 体温变化　　B. 血电解质

C. 血气分析　　D. 皮肤颜色

E. 睡眠

34. 该病人目前最主要的治疗措施是

A. 抗生素控制感染　B. 应用镇咳药

C. 使用利尿剂　　　D. 给予镇静剂

E. 使用支气管扩张剂

（二）简答题

1. 请简述"慢性肺源性心脏病"与"慢性阻塞性肺疾病"临床表现的异同点。

2. 慢性肺源性心脏病诊断主要是肺部疾病与右心疾病的结合,对吗?

3. 请用箭头简单表示慢性肺源性心脏病心力衰竭与一般心脏病心力衰竭用药顺序有什么不同?

4. 为什么本病有些治疗要参见COPD治疗?

参考答案

（一）选择题

1~5　AECBC　6~10　AECBD　11~15　DCDDC
16~20　EEACA　21~25　EAEDC　26~30　EDDEC
31~34　CDCA

（二）简答题

1. 答:慢性肺源性心脏病和慢性阻塞性肺疾病都有慢性阻塞性肺疾病的临床表现外,慢性肺源性心脏病还有肺循环及右心病变的临床表现。

2. 答:对。

3. 答:慢性肺源性心脏病心力衰竭:抗感染→利尿→强心→扩管。一般心脏病心力衰竭:强心→利尿

→ACEI→β受体阻滞剂。

4. 答:本病病人往往合并 COPD。

第7节　支气管哮喘病人的护理

一、实　践　指　导

▲实训 3-7-1

【实践目的】　帮助学生了解哮喘的意义。

【实践地点】　配有已联网的多台电脑的教室、图书馆。

【实践内容】　世界哮喘日。

【实践用物】　开通互联网的计算机、相关书籍等。

【实践方法】　请检索、查阅相关资料,回答以下问题:每年五月第一周的周二是什么日？有什么主题？

*参考答案:每年五月第一周的周二为世界哮喘日。以下是历年哮喘日的活动主题。

第一个世界哮喘日是 1998 年 12 月 11 日,主题是"帮助我们的儿童呼吸"。

第二个世界哮喘日是 2000 年 5 月 8 日,主题是"让人人正常的呼吸",强调世界各地儿童哮喘的发病率和严重性。

第三个世界哮喘日是 2001 年 5 月 3 日,主题是"联合起来战胜哮喘"。

第四个世界哮喘日是 2002 年 5 月 7 日,主题是"认识哮喘"。

第五个世界哮喘日是 2003 年 5 月 6 日,主题是"减轻哮喘负担",中国将主题确定为"重视哮喘,健康生活"。

第六个世界哮喘日是 2004 年 5 月 4 日,主题是"重视哮喘,减轻负担"。

第七个世界哮喘日是 2005 年 5 月 3 日,主题是"哮喘病人未满足的需要",我国主题是"重视哮喘,认识过敏性鼻炎"。

第八个世界哮喘日是 2006 年 5 月 2 日,主题是"满足哮喘病人的需要"。

第九个世界哮喘日是 2007 年 5 月 1 日,主题是"哮喘是能够控制的"。

第十个世界哮喘日是 2008 年 5 月 6 日,主题是"控制哮喘你能!"

第十一个世界哮喘日是 2009 年 5 月 5 日,主题是"哮喘是能够控制的"。

第十二个世界哮喘日是 2010 年 5 月 4 日,主题是"哮喘是能够控制的。"

第十三个世界哮喘日是 2011 年 5 月 3 日,主题是"你能战胜哮喘"。

第十四个世界哮喘日是 2012 年 5 月 4 日,主题是"哮喘是可以控制的"。

第十五个世界哮喘日是 2013 年 5 月 7 日,主题仍是"哮喘是可以控制的"。

从活动主题我们可以看出我们对哮喘的认识已逐渐深入,且重视程度也不断增加。同时哮喘日活动主题也体现了哮喘疾病的特征:是可以控制的。

▲实训 3-7-2

【实践目的】　帮助学生掌握支气管哮喘急性发作的诱因。

【实践地点】　教室。

【实践内容】　支气管哮喘急性发作的诱因。

【实践用物】　提供椰子、药物、运动、哭泣、螨虫及油漆气味的图片(图 3-7-1)。

【实践方法】　请学生指出图 3-7-1 中哪些是支气管哮喘急性发作的诱因？

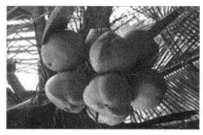
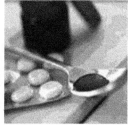
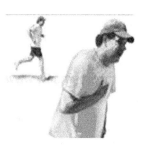
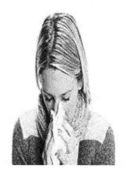
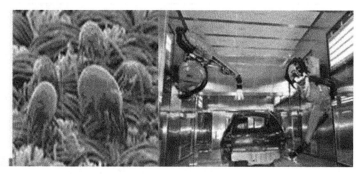

图 3-7-1　支气管哮喘急性发作的诱因

*参考答案:图中的椰子、药物、运动、哭泣、螨虫及油漆气味都是支气管哮喘急性发作的诱因。

▲**实训 3-7-3**

【实践目的】　帮助学生识别支气管哮喘发作的临床表现。

【实践地点】　模拟病房。

【实践内容】　支气管哮喘发作的临床表现。

【实践用物】　可摇病床、氧气等。

【实践方法】　模拟情境:教师扮演哮喘病人,有反复发作性的呼气性呼吸困难(喘息)、胸闷、咳嗽等症状。常在夜间及凌晨发作或加重,可自行缓解或治疗后缓解。请学生注意与 COPD 鉴别。

*参考情境:略。

▲**实训 3-7-4**

【实践目的】　帮助学生鉴别支气管哮喘与心源性哮喘。

【实践地点】　模拟病房。

【实践内容】　支气管哮喘与心源性哮喘。

【实践用物】　可摇病床 2 张,氧气 2 套等。

【实践方法】　模拟情境:请分析以下两位病人分别可能是什么疾病?

①情景 1:张某,男,74 岁,有高血压史,夜间突发呼吸困难,端坐呼吸,咳粉红色泡沫痰,双肺布满湿啰音、哮鸣音。

②情景 2:王某,女,21 岁,春天与同伴外出游园时突发呼吸困难,咳白色痰液,双肺布满哮鸣音。既往有类似的发作史。

*参考情境

学生甲:情景 1 的病人可能为心源性哮喘;情景 2 的病人可能为支气管哮喘。

教师:您的判断正确,请简单分析一下原因好吗?

学生甲:好。因为情景 1 的病人为老年男性,有高血压史,表现与急性左心衰竭的症状相符;情景 2 的病人为年轻女性,且在游园时发作,既往有类似疾病史,表现也符合支气管哮喘的特征。

▲实训 3-7-5

【实践目的】 帮助学生掌握治疗哮喘常用药物的作用机制。

【实践地点】 教室。

【实践内容】 治疗哮喘常用药物的作用机制。

【实践用物】 治疗哮喘常用药物作用机制填空表(表 3-7-1)

表 3-7-1 治疗哮喘常用药物作用机制填空表

药物	作用机制	特点
β_2 受体激动剂		
糖皮质激素		
茶碱类		
抗胆碱药		
白三烯调节剂		

【实践方法】 填空。

＊参考答案:见表 3-7-2。

表 3-7-2 治疗哮喘常用药物作用机制填空结果表

药物	作用机制	特点
β_2 受体激动剂	兴奋呼吸道的 β_2 受体,松弛支气管平滑肌	短效 β_2 受体激动剂是哮喘急性发作的首选药物
糖皮质激素	抑制气道变应性炎症,降低气道高反应	是控制哮喘发作最有效的抗炎药物
茶碱类	抑制细胞内磷酸二酯酶活性,提高 cAMP 浓度,舒张支气管	静脉给药速度过快可引起胃肠道、心血管症状
抗胆碱药	降低迷走神经张力,舒张支气管	减少痰液分泌
白三烯调节剂	调节白三烯生物活性而发挥抗炎、舒张支气管平滑肌作用	适用于阿司匹林哮喘、运动性哮喘、过敏性鼻炎哮喘。可单独应用控制哮喘

▲实训 3-7-6

【实践目的】 训练学生正确使用气雾剂(定量雾化吸入装置)。

【实践地点】 模拟病房。

【实践内容】 定量雾化吸入操作方法。

【实践用物】 定量雾化吸入装置若干个。

【实践方法】 模拟训练:定量雾化吸入操作方法。

＊参考情境:见表 3-7-3。

表 3-7-3 定量雾化吸入操作流程

1. 准备	(1) 护士准备:着装整洁,洗手(剪指甲)、戴口罩、帽子
	(2) 病人评估及准备:评估病人病情及合作程度、文化层次及学习能力、呼吸道是否通畅,口腔黏膜有无感染、溃疡等
	(3) 用物准备:定量雾化药物、漱口液(温开水)
	(4) 环境准备:清洁,安静,光线适宜
2. 核对确认病人身份	
3. 向病人解释定量雾化吸入目的、配合方法及注意事项	
4. 检查定量雾化吸入药物的量是否充足	
5. 携物品至病床旁,正确核对,再次告知病人定量雾化吸入的目的及配合的方法,取得合作	

续表

6. 协助取合适的体位,多取坐卧位或半卧位

7. 指导病人有效咳嗽、咳痰的方法

8. 向病人演示雾化吸入的步骤

9. 定量雾化吸入的步骤　(1) 打开盖子

　　　　　　　　　　　(2) 摇匀药液

　　　　　　　　　　　(3) 深呼气至不能再呼

　　　　　　　　　　　(4) 双唇包住口含嘴

　　　　　　　　　　　(5) 慢而深地吸气,同时按压驱动装置,喷出药液

　　　　　　　　　　　(6) 移开雾化吸入装置,屏气 10 秒

　　　　　　　　　　　(7) 缓慢呼气

　　　　　　　　　　　(8) 盖上盖子

10. 漱口液漱口

11. 如需要再次使用,需休息 3 分钟后再重复使用一次

12. 协助排痰,观察雾化效果

13. 整理床单位及用物、洗手(七步洗手法)、记录

二、练 习 题

(一) 选择题

1. 支气管哮喘发病多属于

A. Ⅰ 型变态反应　　　B. Ⅱ 型变态反应

C. Ⅲ 型变态反应　　　D. Ⅳ 型变态反应

E. Ⅴ 型变态反应

2. 支气管哮喘最主要的激发因素是

A. 过敏原吸入　　　B. 感染

C. 食物　　　D. 气候变化

E. 剧烈运动

3. 哮喘急性发作常见的诱因是

A. 花粉　　　B. 螨虫

C. 感染　　　D. 阿司匹林

E. 剧烈运动

4. 病人,男性,25 岁。因外出春游去植物园,出现咳嗽、咳痰伴喘息 1 天入院,体检:体温 36.5℃,脉搏 90 次/分,血压 110/80mmHg,喘息貌,口唇发绀,在肺部可闻及广泛哮鸣音,该病人发病最可能的诱因是

A. 花粉　　　B. 尘螨

C. 动物毛屑　　　D. 病毒感染

E. 精神因素

5. 以呼气性呼吸困难为主要表现的是

A. 急性喉炎　　　B. 肺炎

C. 慢性支气管炎　　　D. 支气管哮喘和肺气肿

E. 胸腔积液

6. 发作性呼气性呼吸困难见于

A. 肺不张　　　B. 气管异物

C. 自发性气胸　　　D. 支气管哮喘

E. 急性喉炎

7. 典型支气管哮喘发作时,最主要的临床表现是

A. 带哮鸣音的吸气性呼吸困难及双肺哮鸣音

B. 带哮鸣音的呼气性呼吸困难及双肺哮鸣音

C. 带哮鸣音的混合性呼吸困难及双肺哮鸣音

D. 带哮鸣音的混合性呼吸困难、粉红色泡沫痰

E. 带哮鸣音的混合性呼吸困难、咯血

8. 支气管哮喘的典型临床表现是

A. 呼气性呼吸困难　　　B. 吸气性呼吸困难

C. 混合性呼吸困难　　　D. 劳力性呼吸困难

E. 夜间阵发性呼吸困难

9. 支气管哮喘的临床表现,下列哪项是错误的

A. 呼气性呼吸困难　　　B. 两肺满布哮鸣音

C. 心浊音界缩小　　　D. 三凹征

E. 发绀

10. 哮喘持续状态是指哮喘发作严重,持续多长时间以上

A. 6 小时　　　B. 12 小时

C. 24 小时　　　D. 48 小时

E. 72 小时

11. 某支气管哮喘病人发生哮喘时查血可发现

A. 血小板增多　　　B. 大单核增多

C. 嗜碱粒细胞增多　　　D. 中性粒细胞增多

E. 嗜酸粒细胞增多

12. 病人,女性,28 岁。因外出春游出现喘息,咳

嗽、咳痰 1 天入院,体检:体温 36.8℃,脉搏 90 次/分,呼吸 28 次/分,血压 120/80mmHg,喘息貌,在肺部可闻及广泛哮鸣音。该病人最可能的诊断是

  A. 肺炎   B. 支气管扩张

  C. 支气管哮喘   D. 肺源性心脏病

  E. 心功能不全

13. 病人,男性,28 岁。有哮喘病史 5 年,因感冒受凉再次发作 1 天多,经口服氨茶碱、支气管扩张剂不能缓解,现气急明显口唇发绀,鼻翼扇动,不能平卧,应拟诊为

  A. 外源性哮喘   B. 内源性哮喘

  C. 混合性哮喘   D. 心源性哮喘

  E. 哮喘持续状态

14. 病人,女性,28 岁。因外出春游出现喘息、咳嗽、咳痰 1 天入院,喘息貌,口唇发绀,在肺部可闻及广泛哮鸣音,医疗诊断是支气管哮喘,下面哪种是控制症状的首选药

  A. 氨茶碱   B. β₂受体激动剂

  C. 色甘酸钠   D. 氯苯那敏

  E. 沙丁胺醇

15. 控制支气管哮喘症状的首选药是

  A. β₂受体激动剂   B. 糖皮质激素

  C. 抗胆碱能药物   D. 茶碱类

  E. 肥大细胞膜稳定剂

16. 治疗支气管哮喘时,快速静脉注射氨茶碱的主要不良反应有

  A. 口干和皮疹   B. 心律失常和低血压

  C. 腹绞痛和腹泻   D. 耳鸣和高血压

  E. 红斑和视力模糊

17. 关于氨茶碱的应用描述不正确的是

  A. 是中效支气管扩张剂

  B. 常用给药途径为肌内注射

  C. 静脉注射时应稀释后慢推

  D. 速度过快可引起头晕、心律失常

  E. 浓度过高可导致血压下降、心跳骤停

18. 病人,女性 69 岁。诊断支气管哮喘,快速静脉注射某药后,出现头晕、心悸、心律失常、血压剧降,这个药可能是

  A. 沙丁胺醇   B. 氨茶碱

  C. 异丙基阿托品   D. 地塞米松

  E. 色甘酸钠

19. 病人,女性,25 岁。经过装修工地后出现干咳、气急、胸闷、呼吸困难 1 天入院。医嘱氨茶碱缓慢滴注,这是因为快速静脉用氨茶碱后常见的副作用是

  A. 口干和皮疹   B. 心律失常和低血压

  C. 腹绞痛和腹泻   D. 耳鸣和高血压

  E. 红斑和视力模糊

20. 哮喘病人禁忌使用的药物

  A. 地高辛   B. 苯海拉明

  C. 普萘洛尔   D. 青霉素

  E. 维生素 C

21. 病人,男性,20 岁,经常在春天因哮喘发作影响工作。在没有找到过敏原前最宜使用的药物是

  A. 氯喘   B. 泼尼松

  C. 沙丁胺醇气雾剂   D. 氨茶碱

  E. 色甘酸钠

22. 色甘酸钠主要用于

  A. 预防哮喘发作   B. 控制哮喘发作

  C. 改善通气功能   D. 祛痰止咳

  E. 抗感染

23. 病人,男性,70 岁。因哮喘发作给予糖皮质激素治疗,因突然停用糖皮质激素出现哮喘重度发作,表现为端坐呼吸、明显发绀、大汗淋漓,呼吸频率 32 次/分,脉搏 120 次/分,血压 90/60mmHg。宜选用的药物是

  A. 酮替芬   B. 色甘酸钠

  C. 喘定   D. 肾上腺素

  E. 氨茶碱

24. 病人,女性,25 岁。因去植物园春游,出现咳嗽、咳痰伴喘息,查体:喘息貌,口唇发绀,在肺部可闻及广泛哮鸣音。医疗诊断为支气管哮喘。下面最有效的抗炎治疗药物是

  A. 氨茶碱   B. 糖皮质激素

  C. 色甘酸钠   D. 氯苯那敏

  E. 沙丁胺醇

25. 哮喘病人咳嗽、咳出黏液痰且咳痰不畅,表明需要

  A. 呼吸锻炼   B. 吸氧

  C. 补充液体   D. 加强口腔护理

  E. 高蛋白饮食

26. 重症哮喘病人如呼吸困难加重,出现下列哪种情况提示病情加重

  A. 大汗淋漓   B. 张口呼吸

  C. 发绀   D. 有奇脉

  E. 哮鸣音不明显

27. 预防哮喘发作最关键的措施是

  A. 监测病情   B. 避免接触过敏原

  C. 卧床休息   D. 应用支气管扩张药

  E. 坚持服药

28. 病人,男性,28 岁。有哮喘病史 5 年,因感冒

受凉再次发作1天多,经口服氨茶碱、支气管扩张剂不能缓解,现气急明显口唇发绀,鼻翼扇动,不能平卧,诊断为哮喘持续状态,对其护理措施错误的是

A. 守护在床边,加强心理护理

B. 安排舒适的半卧位或坐位

C. 给予低流量鼻导管吸氧

D. 限制水的摄入

E. 痰多黏稠者可做药物雾化吸入

29. 病人,女性,25岁。经过装修工地后出现干咳、气急、胸闷、呼吸困难1天入院。喘息貌,口唇发绀,在肺部可闻及广泛的哮鸣音。医疗诊断为:支气管哮喘。对支气管哮喘病人,下列护理措施正确的是

A. 平卧位

B. 给予面罩吸氧,氧流量6~10L/min

C. 限制水分摄入

D. 痰黏者雾化吸入

E. 食用鱼虾等高蛋白食物

30. 病人,男性,25岁。因去植物园春游,出现咳嗽、咳痰伴喘息入院。经治疗后好转。对该病人的健康教育内容,不正确的是

A. 调整环境　　　　B. 适当锻炼

C. 注意饮食　　　　D. 饲养宠物

E. 免疫治疗

31. 病人,女性,22岁。因春游赏花,出现咳嗽、咳痰伴喘息,呼气性呼吸困难。诊断为哮喘发作,目前痰栓阻塞细支气管,大量脓痰不易咳出,心悸乏力,表情淡漠,嗜睡。首要的护理措施为

A. 高压氧治疗

B. 鼻导管低浓度、低流量吸氧

C. 体位引流

D. 机械吸痰

E. 湿化呼吸道

32. 病人,女性,38岁。春暖花开季节哮喘发作,昨天看电影时银幕上出现满园春色,该病人突然哮喘发作。主要的护理措施应是

A. 休息　　　　　　B. 湿化呼吸道

C. 氧气吸入　　　　D. 使用支气管舒张剂

E. 心理护理

33. 对支气管哮喘病人做保健指导,错误的是

A. 居室应美化,适当放置花、草、地毯

B. 避免进食可能致敏的食物(如鱼、虾、蛋)

C. 避免刺激性气体吸入

D. 避免过度劳累或情绪激动等诱发因素

E. 气候变化时注意保暖,避免呼吸道感染

34. 哮喘持续状态病人的护理不正确的是

A. 保持有效吸氧

B. 保持呼吸道通畅

C. 加快输液速度,以纠正脱水,防止痰液黏塞

D. 专人护理,消除病人紧张恐惧心理

E. 严密观察血压、脉搏、呼吸及神志的变化

(35~38题共用题干)

病人,女性,28岁。因春游赏花,出现咳嗽、咳痰伴喘息,呼气性呼吸困难。体检:体温36.5℃,脉搏90次/分,呼吸28次/分,血压110/80mmHg,喘息貌,口唇发绀,在肺部可闻及广泛哮鸣音。

35. 该病人最可能的诊断是

A. 肺炎　　　　　　B. 支气管扩张

C. 支气管哮喘　　　D. 肺源性心脏病

E. 心力衰竭

36. 病人进一步表现为发绀明显,端坐呼吸,大汗淋漓,经一般解痉、平喘治疗后24小时症状无缓解,判断病人为

A. 混合性哮喘　　　B. 内源性哮喘

C. 哮喘持续状态　　D. 左心衰竭

E. 右心衰竭

37. 对病人采取护理措施错误的是

A. 每日饮水量应在2000ml以上

B. 在病室内摆放鲜花

C. 遵医嘱给予祛痰药物

D. 遵医嘱给予糖皮质激素

E. 避免食用鱼虾等食物

38. 该病人发病最可能的诱因是

A. 花粉　　　　　　B. 尘螨

C. 动物毛屑　　　　D. 病毒感染

E. 精神因素

(39~41题共用题干)

病人,女性,25岁。因外出春游去植物园,出现咳嗽、咳痰伴喘息1天入院。查体:喘息貌,口唇发绀,在肺部可闻及广泛哮鸣音。诊断为支气管哮喘。

39. 针对该病人的情况,护士应采取的主要护理措施是

A. 改善通气,缓解呼吸困难

B. 避免接触感染原

C. 加强饮食指导,增加营养

D. 消除恐惧

E. 预防哮喘复发

40. 针对该病人的饮食护理,错误的是

A. 摄入流质

B. 摄入富于营养的流质

C. 尽量鼓励病人多进食

D. 忌食易过敏食物

E. 少油腻、多饮水

41. 如果病人病情稳定,为了预防哮喘复发,护士可指导该病人服用

A. 氯喘　　　　　　B. 泼尼松

C. 沙丁胺醇气雾剂　D. 氨茶碱

E. 色苷酸钠

(二)简答题

1. 除哮喘外,还有哪种疾病有奇脉?

2. 哮喘与 COPD 体征的异同点。

3. 有人说:"哮喘发作时一定要有哮鸣音。哮鸣音消失说明病情好转。"这种说法对吗?

4. 哮喘病人不发作时血气分析和肺功能测定往往正常还是异常?

5. 某哮喘病人赏花后出现气急,能否马上做体内

试验,为什么?

6. 心源性哮喘与支气管哮喘有何不同?

7. 诊断未明确时能用吗啡和肾上腺素吗? 为什么?

8. 病人,男性,22 岁。因外出春游后出现咳嗽、咳痰伴喘息,双肺可闻及广泛哮鸣音,该病人最可能的诊断是支气管哮喘,对吗? 该病人发病最可能的诱因是什么? 若在该病人病室内摆放鲜花妥当吗?

9. 病人,女性,18 岁,哮喘发作 1 小时,烦躁、发绀,呼吸 26 次/分,心率 120 次/分,律齐,能用心得安控制心率吗? 为什么?

10. 为病人静脉注射氨茶碱时,病人突然主诉心悸、恶心,你认为他可能出现了什么情况? 怎么办?

11. 使用气雾剂时为什么不能连续喷药?

12. 哮喘病人外出需随身携带气雾剂,以便及时制止发作,你建议他带哪种气雾剂?

参 考 答 案

(一)选择题

1~5　AACAD　6~10　DBADC　11~15　ECEBA
16~20　BBBBC　21~25　EAEBC　26~30　EBDDD
31~35　EEACC　36~40　CBAAC　41　E

(二)简答题

1. 答:心包疾病。

2. 答:哮喘发作时体征类似肺气肿体征,但无桶状胸,哮喘非急性发作期无异常体征。

3. 答:轻度哮喘时小气道堵塞不明显,所以可以无明显哮鸣音。非常严重哮喘发作时,小气道几乎完全堵塞,无气流通过,也就无哮鸣音。哮鸣音消失不一定说明病情好转。

4. 答:一般正常。

5. 答:不能。因为此时该病人正处于高敏状态,体内试验做有一定的危险性。

6. 答:心源性哮喘常有高血压、冠心病等心血管病史。多在夜间平卧位时突然发生呼吸困难,被迫采取端坐位。重者咳出粉红色泡沫痰,两肺除有哮鸣音

外,还有湿啰音,坐起后症状可缓解。胸部 X 线检查有心脏扩大、肺淤血征可资鉴别。

7. 答:不能用。若是支气管哮喘用吗啡后会抑制呼吸,若是心源性哮喘用肾上腺素后会加重心力衰竭。诊断明确时,支气管哮喘可以用肾上腺素、麻黄碱和异丙肾上腺素平喘,因其心血管副作用多而已被 β2 激动剂所代替。心源性哮喘可以用吗啡镇静。

8. 答:对。该病人发病最可能的诱因是花粉。在该病人病室内摆放鲜花不妥当。

9. 答:不能。因为普萘洛尔是 β 受体阻滞剂,会加重哮喘。

10. 答:可能是静脉注射氨茶碱速度较快所致,要暂时停止注射氨茶碱,立即通知医生,严密观察。此后,遵医嘱酌情再缓慢注射氨茶碱。

11. 答:两次喷雾至少要间隔 1 分钟,目的是待"第一喷"吸入的药物扩张狭窄的气道后,再次吸入的药物更容易到达远端受累的支气管。

12. 答:速效 β$_2$ 受体激动剂,如沙丁胺醇气雾剂等。

第 8 节　肺炎病人的护理

一、实 践 指 导

▲**实训 3-8-1**

【实践目的】　训练学生熟悉肺炎链球菌肺炎、慢性支气管炎伴感染临床表现。

【实践地点】　模拟病房。

【实践内容】　肺炎链球菌肺炎、慢性支气管炎伴感染临床表现。

【实践用物】　可摇病床等。

【实践方法】　模拟训练:分别扮演肺炎链球菌肺炎、慢性支气管炎伴感染病人,请同学们识别。

*参考情境:略。

▲实训 3-8-2

【实践目的】　帮助学生熟悉正确护理休克型肺炎病人的方法。

【实践地点】　模拟病房。

【实践内容】　休克型肺炎病人的护理。

【实践用物】　①可摇病床、氧气、雾化器、吸痰器、静脉注射用物、测量生命体征用物等。②休克型肺炎案例。

临床案例:病人,男,18 岁,淋雨后寒战,高热达 40℃,伴咳嗽、胸痛、咳铁锈色痰。检查:神志模糊,表情淡漠,呼吸急促,T 39.5℃,P 120 次/分,R 32 次/分,BP 85/50 mmHg,右下肺部闻及湿啰音;X 线示:右下肺大片状阴影,白细胞 $28×10^9$/L。痰涂片可见链球菌。

【实践方法】　①案例讨论:该病人是什么疾病? 如何护理? ②角色扮演:休克型肺炎的护理。

*参考情境

学生甲:根据案例资料可以判断该病人为肺炎球菌肺炎。因为,该病人为青壮年,淋雨后有铁锈色痰等典型症状。有肺部实变体征。胸部 X 线:可见大片状阴影。痰涂片可见肺炎链球菌。符合肺炎链球菌性肺炎诊断。

学生乙:该病人的临床表现还提示病人有休克,应立即进行抢救。

教师:你们俩分析得很好,请你们扮演两位护士对病人进行抢救,好吗?

学生甲、乙:好的。

(①学生甲:立即为病人取休克卧位;用大号留置针建立静脉通道,迅速补充血容量;吸氧。②学生乙:立即汇报值班医生,并给予病人保暖。床头配备监护仪、吸引装置。)

学生甲:(对学生乙说)我给予病人进行多参数监护,您执行核对急救医嘱。

学生乙:好。遵医嘱我还要再建立另一条静脉通道,两条静脉通道分别给予血管活性药物、抗感染药物。

学生甲:对。同时我们还要严密观察病人的生命体征、神志、发绀、肢端温度、尿量、电解质等的变化,做好病人的心理护理。

学生乙:好。

教师:你们配合得很好,做的也非常认真,说明大家对肺炎链球菌性肺炎的知识掌握得很好。

▲实训 3-8-3

【实践目的】　正确留取痰标本。

【实践地点】　模拟病房。

【实践内容】　痰标本的留取。

【实践用物】　痰标本容器、漱口杯等。

【实践方法】　教师示教正确留取痰标本操作方法,学生练习。

*参考情境:见表 3-8-1。

表 3-8-1　痰标本留取方法的操作流程

1. 准备	(1) 护士准备:着装整洁、洗手(剪指甲)、戴口罩、帽子,若为特殊感染病人,穿防护服、戴眼罩及防护面罩
	(2) 用物准备:标本容器(痰培养备无菌盒、24 小时痰标本备广口集痰器)、温开水、漱口溶液、化验单。无法咳痰或不合作者:另备吸痰用物、集痰器、生理盐水、手套等,必要时备防护服、眼罩及防护面罩
	(3) 环境准备:室温适宜、光线充足、环境安静。
	(4) 病人评估及准备:评估病人病情、治疗情况、口腔黏膜和咽部情况、咳嗽咳痰的能力、痰液黏稠度、合作程度等

续表

2. 核对、解释　　　　(1) 准确核对确认病人身份
　　　　　　　　　　　(2) 向病人解释操作的目的、方法、注意事项及配合要点

3. 核对医嘱,取正确的标本容器,贴化验单标签于标本容器上

4. 携用物至病床旁,核对、解释并取得合作

5. 晨起用温开水漱口,清除口腔杂物

6. 深呼吸数次后深吸一口气用力咳出气管深处的第一口痰,置于清洁容器,加盖

7. 无法咳痰或不合作者:协助病人取适当卧位,由上向下叩击病人的背部,戴好手套,集痰器分别连接吸引器和吸痰管,按吸痰法将痰液吸入集痰器内,加盖

8. 按需要协助病人进行漱口或口腔护理

9. 洗手并记录,扫描(或注明)标本采集的时间并及时送检

10. 若 24 小时痰标本:在容器上贴好标签,注明起止时间;容器内加入一定量的水(水在计算总量时去除)。将 24 小时的痰液全部吐入容器内,不可混入唾液、鼻涕等。加盖,交代注意事项

11. 若为痰培养标本:晨起用朵贝尔溶液漱口后,再用温开水漱口,去除口腔异物;方法同常规标本标本留取方法,将痰留于无菌培养盒内,加盖

12. 正确处理污物及用物,洗手,记录痰的外观和性状

二、练 习 题

(一) 选择题

1. 肺炎最常见的病原体是

A. 细菌　　　　　　　B. 病毒

C. 支原体　　　　　　D. 衣原体

E. 军团菌

2. 细菌性肺炎最常见的病原菌是

A. 葡萄球菌　　　　　B. 大肠埃希菌

C. 肺炎球菌　　　　　D. 铜绿假单胞菌

E. 克雷伯杆菌

3. 医院获得性肺炎最常见的病原菌为

A. 肺炎链球菌　　　　B. 流感嗜血杆菌

C. 革兰阴性杆菌　　　D. 支原体

E. 厌氧菌

4. 下列不属于肺炎病因学分类的是

A. 细菌性肺炎　　　　B. 间质性肺炎

C. 病毒性肺炎　　　　D. 非典型病原体肺炎

E. 真菌性肺炎

5. 2003 年春季在我国发生了一种传染性非典型肺炎,世界卫生组织将其命名为严重急性呼吸道综合征,初步认定的病原体是

A. 病毒　　　　　　　B. 细菌

C. 军团菌　　　　　　D. 衣原体

E. 新型冠状病毒

6. 按病因学分类,临床上最常见的肺炎是

A. 细菌性肺炎　　　　B. 病毒性肺炎

C. 支原体肺炎　　　　D. 真菌性肺炎

E. 衣原体肺炎

7. 区别轻型肺炎与重症肺炎的重要依据是

A. 发热程度　　　　　B. 年龄大小

C. 呼吸困难程度　　　D. 肺部啰音的多少

E. 有其他系统受累的表现

8. 下列细菌感染常见铁锈色痰的是

A. 肺炎链球菌　　　　B. 肺炎克雷伯杆菌

C. 铜绿假单胞菌　　　D. 支原体

E. 厌氧菌

9. 肺炎出现下列症状提示有中毒型肺炎可能的是

A. 体温 38.5~39.5℃

B. 血压在 80/60mmHg 以下

C. 脉搏>90 次/分

D. 四肢温暖潮湿

E. 频繁咳嗽、咳痰

10. 肺炎球菌肺炎在红色肝变期痰呈

A. 黄色　　　　　　　B. 粉红色

C. 铁锈色　　　　　　D. 绿色

E. 黑色

11. 肺炎球菌肺炎最具有特征性的表现是

A. 呼吸困难　　　　　B. 咳铁锈色痰

C. 语颤增强   D. 咳嗽、胸痛

E. 发热、寒战

12. 严重肺炎引起混合型呼吸困难的发病机制是

A. 大气道狭窄、梗阻

B. 广泛性肺部病变使呼吸面积减少

C. 肺组织弹性减弱

D. 上呼吸道异物刺激

E. 肺组织弹性减弱及小支气管痉挛性狭窄

13. 肺炎球菌肺炎患者的热型常呈

A. 稽留热   B. 弛张热

C. 间歇热   D. 波状热

E. 不规则热

14. 细菌性肺炎病人在应用抗生素治疗中还应进一步完成的检查是

A. 血常规   B. 血液生化检查

C. 尿常规   D. X线胸片

E. 痰菌检查

15. 病人,男性,36 岁。受凉后出现高热、咳嗽、咳痰,为明确诊断,应进行的检查是

A. 血常规   B. 纤维支气管镜检查

C. 血气分析   D. 痰涂片或培养

E. 肺功能测定

16. 病人,男性,36 岁。突发寒战、高热、咳嗽、右下胸痛 1 天,咳铁锈色痰就诊,体检:神志清楚,体温 40℃,血压 100/78mmHg,心率 100 次/分,胸部 X 线检查示右下肺叶大片模糊阴影,首选的治疗药物是

A. 头孢他啶   B. 青霉素

C. 解热镇痛药   D. 胃肠道解痉剂

E. 庆大霉素

17. 病人,男性,29 岁。受凉后出现畏寒、高热、右侧胸痛伴咳嗽,咳少量铁锈色痰。体检:神志清楚,体温 40℃,血压 100/78mmHg,心率 100 次/分,胸部 X 线检查示右下肺叶大片状模糊阴影。血白细胞计数 15×10⁹/L。最可能的诊断是

A. 慢性支气管炎   B. 支气管哮喘

C. 肺炎链球菌肺炎   D. 支气管扩张

E. 肺癌

18. 病人,男性,36 岁。平素体健,淋雨后发热、咳嗽 2 天,右上腹痛伴气急、恶心 1 天。除考虑急腹症外重点鉴别的疾病是

A. 肺炎链球菌肺炎   B. 自发性气胸

C. 膈神经麻痹   D. 肺梗死

E. 肺结核

19. 病人,男性,25 岁。因受凉后突然畏寒发热伴胸痛 1 天,胸部透视见右中肺有大片浅淡的阴影,诊断为"右下肺炎"入院治疗,给予抗生素治疗,疗程一般为

A. 退热后就停药   B. 1 天

C. 3 天   D. 5 天

E. 7 天

20. 病人,男性,62 岁。因肺炎用抗生素连续治疗,近日发现口腔黏膜有白色附着物,用棉签拭去附着物可见出血。考虑口腔病变是

A. 维生素缺乏   B. 凝血功能障碍

C. 铜绿假单胞菌感染   D. 病毒感染

E. 真菌感染

21. 中毒性肺炎抗休克治疗的首要措施是

A. 应用强心剂   B. 补充血容量

C. 纠正酸碱平衡失调   D. 应用血管活性药

E. 应用糖皮质激素

22. 长期应用广谱抗生素护士应注意观察的是

A. 药物疗效   B. 耐药性

C. 菌群失调   D. 真菌性肺炎

E. 过敏反应

23. 病人,男性,24 岁,因受凉突然出现畏寒、高热伴右胸痛 1 天入院,胸部透视,见右肺有大片状阴影,住院后经青霉素肌内注射,3 天后体温接近正常,病人尚有咳嗽、咳痰,稍感憋气,目前对病人的护理措施是

A. 遵医嘱应用解热镇痛药

B. 卧床休息为主,适当下床活动必要时给予氧气吸入

C. 绝对卧床休息

D. 体位引流

E. 遵医嘱用止痛药

24. 病人,男性,25 岁。因受凉后突然畏寒发热伴胸痛 1 天,胸透见右中肺有大片状阴影,诊断为"右下肺炎"入院治疗,其饮食原则是

A. 低盐饮食

B. 普食

C. 高蛋白、高热量、高维生素易消化的流质或半流质

D. 低脂饮食

E. 少渣半流

25. 护士在观察中毒性肺炎病人时应特别注意

A. 起病缓急   B. 体温高低

C. 呼吸困难程度   D. 有无末梢循环衰竭

E. 白细胞总数

26. 病人,男性,23 岁。肺炎入院 4 日。脉搏细弱,四肢厥冷,血压 85/60mmHg,在病情观察中应特别

注意

  A. 瞳孔   B. 昏迷

  C. 心律失常   D. 血压及脉搏

  E. 体温

  27. 病人,男性,68 岁。因肺炎入院治疗,经 2 日抗感染及对症治疗,病情未见好转。平素体弱。为防止病情恶化。应特别注意观察

  A. 血压变化   B. 体温变化

  C. 肺部体征变化   D. 血白细胞变化

  E. 呼吸系统症状变化

  28. 病人,男性,58 岁。因链球菌肺炎入院,体温41.5℃,思维和语言不连贯,并躁动不安。此现象为

  A. 意识模糊   B. 精神错乱

  C. 谵妄   D. 浅昏迷

  E. 深昏迷

  29. 病人,女性,21 岁。突然畏寒、发热伴胸痛 3 天,体检:体温 40℃,右下肺闻及湿啰音。血白细胞计数 12.0×10⁹/L。入院诊断:发热待查,肺炎? 该病人的护理问题是

  A. 发热待查   B. 肺炎

  C. 体温过高   D. 肺部啰音

  E. 白细胞计数增高

  30. 休克型肺炎,患者宜采取何种体位

  A. 平卧位   B. 半卧位

  C. 侧卧位   D. 头低足高位

  E. 去枕平卧位或头略高、足高的特殊位

  31. 病人,男性,20 岁。诊断为大叶性肺炎。查体:体温 40℃,脉搏细弱,血压 90/60mmHg,在观察病情中应特别警惕发生

  A. 晕厥   B. 休克

  C. 心律失常   D. 惊厥

  E. 昏迷

  32. 病人,男性,28 岁。平素体健,淋雨后发热、咳嗽 2 天,右侧胸痛伴咳嗽、咳少量铁锈色痰。治疗后突然出现意识模糊。查体:体温 36.8℃,脉搏 120 次/分,呼吸 30 次/分,口唇发绀。目前病人最主要的护理问题是

  A. 体温过高

  B. 气体交换受损

  C. 潜在并发症:感染性休克

  D. 疼痛:胸痛

  E. 肺脓肿

  33. 病人,男性,27 岁。因受凉后出现高热 2 天,随后退热。出现恶心、呕吐、意识模糊。体检:体温37℃,脉搏 110 次/分,呼吸 28 次/分,血压 80/

50mmHg,病人面色苍白,口唇发绀,诊断为休克型肺炎。除给予抗菌药物治疗外,首要的护理措施为

  A. 预防并发症的发生

  B. 鼻饲高热量富含维生素的流质饮食

  C. 按休克原则处理好体位、保暖、吸氧、静脉输液等问题

  D. 注意观察生命体征、神志、瞳孔、尿量等变化

  E. 遵医嘱给予止咳祛痰药

  34. 肺炎时可减轻胸痛的最常用体位是

  A. 患侧卧位   B. 仰卧位

  C. 坐位   D. 健侧卧位

  E. 俯卧位

(35~39 题共用题干)

  病人,男性,36 岁,平素体健。淋雨后发热、咳嗽、咳痰 2 天,右上腹痛伴气急、恶心 1 天。

  35. 除考虑急腹症外,重点鉴别的疾病是

  A. 肺炎链球菌肺炎   B. 自发性气胸

  C. 膈神经麻痹   D. 肺梗死

  E. 肺结核

  36. 为明确诊断,应进行的检查是

  A. 血常规   B. X 线检查

  C. 血气分析   D. 纤维支气管镜检查

  E. 肺功能测定

  37. 首选的治疗药物是

  A. 头孢他啶   B. 青霉素

  C. 解热镇痛药   D. 胃肠道解痉剂

  E. 庆大霉素

  38. 如果病人病情进一步发展,体检:体温 37℃,脉搏 110 次/分,呼吸 28 次/分,血压 80/50mmHg,病人面色苍白,口唇发绀,右下肺叩诊音稍浊,听到少量湿啰音。应首先考虑的诊断是

  A. 肺炎球菌肺炎   B. 休克型肺炎

  C. 右侧胸膜炎   D. 右侧气胸

  E. 肺脓肿

  39. 为防止病情恶化,应特别注意观察

  A. 血压变化   B. 体温变化

  C. 肺部体征变化   D. 血白细胞变化

  E. 呼吸系统症状变化

(二) 简答题

  1. 请简述肺炎链球菌肺炎、社区获得性肺炎、大叶性肺炎的关系。肺炎一定是细菌感染所致吗?

  2. 休克中毒型肺炎有没有休克表现?

  3. 肺炎球菌肺炎病人经治疗后病情好转,但 2 天后体温又开始升高,应考虑是抗生素不足,还是出现了并发症?

4. 肺炎球菌肺炎首选什么药物治疗？其疗程有多久？

5. 为什么高热者尽量不常规用退热剂？

6. 观察到什么现象提示肺炎链球菌肺炎可能发生了并发症？

7. 使用血管活性药物时要特别注意什么？

8. 一位肺部感染的病人家属，渴望迅速控制病人感染症状，要求给病人用进口的、最贵的广谱抗生素，甚至提出2天换1种新药，作为护士你将怎样向病人解释？

9. 为什么肺真菌病病人要用5%碳酸氢钠溶液漱口？

参考答案

（一）选择题

1~5　ACCBE　6~10　AEABC　11~15　BBAED
16~20　BCAEE　21~25　BDBCD　26~30　DAACE
31~35　BCCAA　36~39　BBBA

（二）简答题

1. 答：肺炎链球菌肺炎约占社区获得性肺炎的半数，多数导致大叶性肺炎。肺炎不一定是细菌感染所致，也可以是病毒、理化因素等病因所致。

2. 答：有休克表现。而高热、胸痛、咳嗽、咳痰等肺炎症状并不突出。

3. 答：提示可能出现了并发症。

4. 答：首选青霉素 G。疗程一般为 7 天，或在退热后 3 天改为口服用药。

5. 答：以免用退热剂后过度出汗、脱水，干扰真实热型，导致临床判断错误。

6. 答：持续高热 3 日不退或体温降而复升、呼吸极度困难，神志明显改变，心悸不能随体温下降而缓解。

7. 答：使用血管活性药物时要特别注意观察血压，严格控制静脉输注药物的速度，加强巡视，警惕药液外渗引起的局部组织损伤。

8. 答：告知病人滥用广谱抗生素，容易引起菌群失调、真菌感染、二重感染。

9. 答：真菌喜在酸性环境生长，5% 碳酸氢钠溶液为碱性溶液，可抑制真菌生长。另外，碱性溶液能降低痰的吸附力，软化溶解痰痂，使黏痰变稀薄，易于排出。

第9节　肺结核病人的护理

一、实践指导

▶实训3-9-1

【实践目的】　帮助学生掌握肺结核传播的3个主要环节。

【实践地点】　教室。

【实践内容】　肺结核传播的3个主要环节。

【实践用物】　教材、文具用品、传染病传播的3个主要环节示意图（图3-9-1）。

【实践方法】　请讨论：以下示意图表达的意思。

＊参考情境

教师：请思考这张图表示传染源、传播途径、易感人群之间是什么关系？

学生甲："传染源"通过"传播途径"感染"易感人群"，这也是传染病的传播3个主要环节。

教师：很好！为什么"传染源"上面有个叉，"传播途径"上面有个锯子，"易感人群"上面有个伞？

学生乙：提示要控制传染源、切断传播途径、保护易感人群。

教师：很好！请问肺结核传播的3个主要环节是什么？

学生丙：①肺结核的传染源：主要是痰液结核菌检查阳性的结核病人。②肺结核的传播途径：最主要的是

图 3-9-1　传染病传播的 3 个主要环节示意图

飞沫传播,其次是空气、消化道传播。③肺结核的易感人群为:婴幼儿、老年人、慢性病病人等免疫力低下的人群。

教师:很好!

▲实训 3-9-2

【实践目的】 训练学生掌握 PPD 试验方法及判断。

【实践地点】 模拟病房。

【实践内容】 PPD 试验方法及判断。

【实践用物】 皮内注射用物。

【实践方法】 模拟训练:教师演示做 PPD 试验的方法,学生练习操作并回答问题。

＊参考情境:①教师在左前壁屈侧中上部 1/3 处,皮内注射 0.1ml(5IU)PPD。②然后请学生回答什么时候判断结果。③教师用红笔画出硬结范围,请学生测量,并回答不同硬结平均直径的意义。④请学生回答 PPD 试验阴性的意义。

▲实训 3-9-3

【实践目的】 训练学生指导肺结核病人提高用药依从性。

【实践地点】 无特殊要求。

【实践内容】 提高肺结核病人用药依从性。

【实践用物】 酌情选用物。

【实践方法】 若病人总是忘记服药,请同学们想办法帮助解决。

＊参考情境:略。

▲实训 3-9-4

【实践目的】 训练学生掌握肺结核的消毒、隔离方法。

【实践地点】 无特殊要求。

【实践内容】 肺结核的消毒、隔离方法。

【实践用物】 教材、文具用品等。

【实践方法】 请同学们制作"肺结核的消毒、隔离方法"宣传资料。

＊参考情境:略。

▲实训 3-9-5

【实践目的】 训练学生了解接种卡介苗的意义。

【实践地点】 社区门诊。

【实践内容】 接种卡介苗的意义。

【实践用物】 小娃娃、社区门诊设施等。

【实践方法】 模拟情境:健康宣教。

＊参考情境

小王:(指着小娃娃的上臂三角肌处说)护士,您看我家宝宝这怎么红肿了?

护士:这是不是在医院接种卡介苗的部位?

小王:是的。但是当时这个部位还好,怎么过几天就红肿了?

护士:卡介苗引发的免疫反应过程比较慢,您不要紧张,过几天接种部位就会恢复正常的。不过您要注意保护接种部位,不要弄潮、弄破,若发现局部有脓液,或红肿面积迅速增大,要尽快到医院就诊。

小王:谢谢! 医生说我家宝宝生下来当天就在医院接种卡介苗了,为什么要接种卡介苗?

护士:卡介苗能使人体对结核菌产生免疫力,预防结核病。

小王:哦,我明白了,谢谢!

护士:不客气!

二、练 习 题

（一）选择题

1. 为使胸膜炎病人缓解疼痛宜采取
A. 半卧位　　　　　　B. 平卧位
C. 健侧卧位　　　　　D. 患侧卧位
E. 强迫卧位

2. 为防止肺结核咯血病人病灶扩散宜采取
A. 半卧位　　　　　　B. 平卧位
C. 健侧卧位　　　　　D. 患侧卧位
E. 强迫卧位

3. 为促使非肺结核咯血病人引流通畅宜采取
A. 半卧位　　　　　　B. 平卧位
C. 健侧卧位　　　　　D. 患侧卧位
E. 强迫卧位

4. 结核病人的痰液最简便有效的处理方法是
A. 等量 1% 消毒灵浸泡
B. 乙醇消毒
C. 深埋
D. 煮沸
E. 焚烧

5. 肺结核最主要的传播途径是
A. 飞沫　　　　　　　B. 尘埃
C. 食物和水　　　　　D. 皮肤接触
E. 毛巾和餐具

6. 结核菌主要的传播途径是
A. 消化道　　　　　　B. 泌尿道
C. 生殖道　　　　　　D. 呼吸道
E. 皮肤接触

7. 成人最常见的结核病是
A. 原发型肺结核　　　B. 血行播散型肺结核
C. 继发型肺结核　　　D. 结核性胸膜炎
E. 肺外结核

8. 诊断肺结核最可靠的依据是
A. 胸部 X 线摄片发现病灶
B. 测红细胞沉降率加速
C. 痰菌检查阳性
D. 结核菌素试验阳性
E. 典型的症状、体征

9. 结核菌素试验属于
A. 第Ⅰ型变态反应　　B. 第Ⅱ型变态反应
C. 第Ⅲ型变态反应　　D. 第Ⅳ型变态反应
E. 第Ⅴ型变态反应

10. 关于结核菌素试验结果的正确叙述是

A. 凡是结核菌素试验阴性都可以除外结核
B. 卡介苗接种成功结核素反应都呈阳性
C. 重症肺结核的结核菌素反应为强阳性
D. 结核菌素试验阳性肯定有结核病
E. 初次感染结核后 4 周内结核菌素试验阳性

11. 观察结核菌素试验结果的时间是在注射后
A. 20~30 分钟　　　　B. 1~2 小时
C. 12~24 小时　　　　D. 48~72 小时
E. 72 小时以后

12. PPD 试验阳性的皮肤硬结直径至少应达
A. 1mm　　　　　　　B. 3mm
C. 5mm　　　　　　　D. 10mm
E. 1.5mm

13. 未曾接种卡介苗的 3 岁以下儿童结合菌素试验阳性，提示
A. 机体反应性差　　　B. 需接种卡介苗
C. 患有活动性结核病　D. 曾有结核菌感染
E. 严重营养不良

14. 病人，男性，66 岁，近 3 个月来出现刺激性咳嗽，痰中带血丝，伴左胸痛、发热，X 线片示右上肺 4cm ×2.5cm 大小的阴影，边缘模糊，周围毛刺，痰液找癌细胞 3 次均为阴性。应考虑的诊断为
A. 肺结核　　　　　　B. 肺囊肿
C. 非良性肿瘤　　　　D. 肺脓肿
E. 肺癌

15. 肺结核病人的消毒隔离措施，错误的是
A. 做好呼吸道隔离
B. 剩余的饭菜煮沸后弃去
C. 痰液加等量的 1‰ 过氧乙酸溶液浸泡
D. 餐具洗涤后应煮沸 5 分钟
E. 病室每日用紫外线灯照射

16. 处理肺结核病人的痰液最简易的方法是
A. 煮沸 1 分钟
B. 70% 乙醇溶液接触 2 分钟
C. 阳光下暴晒 2 小时
D. 痰液用纸包裹后直接焚烧
E. 来苏水消毒 2~12 小时

17. 切断肺结核传播途径的关键措施是
A. 加强卫生宣教
B. 预防接种卡介苗
C. 早期发现和彻底治疗肺结核病人
D. 隔离排菌的结核病人

E. 与排菌的肺结核病人密切接触者预防性投药

18. 异烟肼的主要不良反应是

A. 周围神经炎　　　B. 听神经损害

C. 视神经炎　　　　D. 胃肠功能障碍

E. 肝脏损害

19. 对氨基水杨酸的主要不良反应是

A. 周围神经炎　　　B. 听神经损害

C. 视神经炎　　　　D. 胃肠功能障碍

E. 肝脏损害

20. 利福平的主要不良反应是

A. 周围神经炎　　　B. 听神经损害

C. 视神经炎　　　　D. 胃肠功能障碍

E. 肝脏损害

21. 乙胺丁醇的主要不良反应是

A. 周围神经炎　　　B. 听神经损害

C. 视神经炎　　　　D. 胃肠功能障碍

E. 肝脏损害

22. 链霉素的主要不良反应是

A. 周围神经炎　　　B. 听神经损害

C. 视神经炎　　　　D. 胃肠功能障碍

E. 肝脏损害

23. 病人,30 岁,患浸润型肺结核 2 年,给链霉素 0.5g 肌内注射,2 次/天,口服异烟肼、利福平治疗半年,近来自诉耳鸣,听力下降,可能是

A. 肺结核临床症状

B. 链霉素对听神经损害

C. 异烟肼对听神经损害

D. 利福平对听神经损害

E. 异烟肼对周围神经损害

24. 病人,男性,25 岁。因肺结核抗结核治疗已 3 个月,近几日来出现视力减退,视野缩小。最可能引起上述副作用的药物是

A. 异烟肼　　　　　B. 利福平

C. 链霉素　　　　　D. 乙胺丁醇

E. 吡嗪酰胺

25. 病人,女性,29 岁,为初治肺结核病人。在抗结核化疗过程中出现高尿酸血症、关节痛,引起上述不良反应的药物是

A. 异烟肼　　　　　B. 利福平

C. 链霉素　　　　　D. 吡嗪酰胺

E. 乙胺丁醇

26. 对肺结核咯血的病人,要密切观察

A. 体温变化　　　　B. 脉搏变化

C. 呼吸变化　　　　D. 有无休克早期表现

E. 有无窒息先兆表现

27. 肺结核治疗过程中最应注意的护理问题是

A. 体温过高　　　　B. 不能密切配合治疗

C. 舒适的改变　　　D. 缺乏康复知识

E. 营养失调

28. 病人,女性,56 岁。患肺结核在家疗养,但痰中仍疑有结核菌,对痰液最简便有效的处理方法为

A. 用锅煮沸　　　　B. 深埋

C. 焚烧　　　　　　D. 乙醇溶液浸泡

E. 洗涤剂浸泡

29. 病人,女性,22 岁。肺结核大咯血突然中断,表情恐怖,大汗淋漓。此时首要的关键护理措施是

A. 立即通知医师　　B. 立即气管插管

C. 清除呼吸道积血　D. 给予高流量氧气吸入

E. 应用呼吸兴奋剂

30. 丁女士,28 岁,低热、乏力、盗汗月余,近日咳嗽,痰中带血,病人情绪紧张。胸片示左肺上部片状模糊阴影,边缘不清,诊断为肺结核。下列护理措施哪项不正确

A. 介绍结核病知识,给予心理安慰

B. 指导病人加强营养

C. 做好消毒隔离

D. 注意观察药物反应

E. 安排病人绝对卧床休息

31. 可使人体产生对结核菌获得性免疫力的预防措施是

A. 进行卡介苗接种

B. 普及结核病防治知识

C. 及早发现并治疗病人

D. 隔离病人,消毒衣物

E. 加强锻炼,增强体质

(32～33 题共用题干)

男性,50 岁。糖尿病史 6 年,近 2 月来午后低热,咳嗽、咳痰伴少量痰中带血丝,肺部未闻及啰音,胸片右肺上野及中野见密度较淡的浸润阴影,中间有透光区,血 WBC $9.2×10^9$/L。

32. 诊断应首先考虑

A. 肺结核　　　　　B. 金黄色葡萄球菌肺炎

C. 肺囊肿继发感染　D. 克雷伯杆菌肺炎

E. 支气管肺癌

33. 对诊断最有意义的检查是

A. 红细胞沉降率　　B. 痰液细菌培养

C. 痰液抗酸杆菌检查　D. 血培养

E. 纤维支气管镜检查

(34～36 题共用题干)

病人,女,20 岁,近 2 个月来干咳、低热、盗汗、乏

力。听诊左上锁骨下区有固定的湿性啰音,怀疑患有肺结核。

34. 为进一步确诊,最有价值的检查是
A. 胸部 X 检查
B. 纤维支气管镜检查
C. 支气管碘油造影
D. 痰菌检查
E. 痰细胞学检查

35. 若病人已确诊,下列护理措施中哪项不妥
A. 给予高热量、高维生素、高蛋白饮食
B. 室内空气新鲜,阳光充足
C. 向病人做有关疾病知识的宣教
D. 及时做好消毒隔离
E. 鼓励病人加强体育锻炼,增强抗病能力

36. 病人在治疗过程中,判断结核化疗效果,最重要的指标是
A. PPD 试验阴性
B. 体温恢复正常,体重增加
C. ESR 恢复正常
D. 痰结核菌转阴

E. 病灶吸收好转

（二）简答题

1. 凡是肺结核都具有传染性吗?肺结核的主要感染途径是什么?
2. 有人认为干酪样坏死病变处结核菌大量繁殖,并变质液化造成病变播散,对吗?
3. 肾结核病、脑结核病会不会也有结核病全身毒血症状?
4. 肺结核病人服用 2 种以上抗结核药物的最主要目的是为了减少每种药的用药剂量,对吗?
5. 抗结核药中最常见哪个脏器损害?哪种药可致第Ⅷ对脑神经(听神经)?哪种药可致周围神经炎?哪种药可致视神经?哪种药的胃肠道反应最明显?
6. 作为夜班护士当你发现咯血病人有窒息时,你首先做什么?是通知医生,还是气管插管,还是清除血块,还是高流量吸氧,还是用呼吸兴奋剂?
7. 怎样指导病人家属避免感染肺结核?
8. 病人痰液放入带盖杯中弃去,或用双层纸巾包裹弃去,对吗?

参 考 答 案

（一）选择题

1~5　DDCEA　6~10　DCCDB　11~15　DDCED
16~20　DDADE　21~25　CBBDD　26~30　EBCCE
31~35　AACDE　36　D

（二）简答题

1. 答:不是。一般痰中带菌者具有传染性。飞沫传播是肺结核最重要的传播途径。
2. 答:对。
3. 答:会。
4. 答:不对。联合用药的主要目的是,利用不同的抗结核药物可以杀死病灶中不同生长速度的菌群的机制,增强和确保疗效,减少和防止耐药菌的产生。

5. 答:抗结核药中最常见肝脏损害。链霉素影响第Ⅷ对脑神经(听神经)。异烟肼可致周围神经炎。乙胺丁醇影响视神经。对氨基水杨酸钠胃肠道反应最明显。
6. 答:迅速清除血块,保持呼吸道通畅。
7. 答:进行呼吸道隔离。病人最好住单间。加强室内空气通风、消毒。接触病人时戴口罩,避免与病人面对面讲话。消毒病人痰液、痰具、碗筷、便器、被褥、书籍等物质。接触病人及用物后及时洗手。与病人密切接触者要尽早去医院进行检查。
8. 答:不对。应该焚烧或消毒后再弃去。

第 10 节　支气管扩张症病人的护理

一、实 践 指 导

▲实训3-10-1
【实践目的】　训练学生熟悉慢性支气管炎、支气管扩张伴感染的临床表现。
【实践地点】　模拟病房。
【实践内容】　慢性支气管炎、支气管扩张伴感染的临床表现。

【实践用物】 可摇病床等。

【实践方法】 模拟训练:分别扮演慢性支气管炎、支气管扩张伴感染的病人,请同学们识别。

*参考情境:略。

▲实训 3-10-2

【实践目的】 训练学生掌握体位引流的方法。

【实践地点】 模拟病房。

【实践内容】 体位引流的方法。

【实践用物】 可摇病床、垫枕若干个、圆形红纸板等。

【实践方法】 模拟训练:将圆形红纸板代替病灶,固定在"病人"身上,请同学们根据病灶部位进行体位引流。

*参考情境

1. 操作准备 准备包括护士准备、用物准备、环境准备、病人准备(向病人解释目的、指导有效咳嗽,引流前可雾化、用祛痰药等)。

2. 摆放合适的引流体位 抬高患肺,引流气管开口向下。

3. 时间选择 一般选择早晨起床时、晚餐前及睡前。饭前 1 小时,饭后 1~3 小时进行。每次引流 15~20 分钟,每日 1~3 次。

4. 引流过程中观察 观察病人反应,痰液的颜色、量、性质,生命体征等病情变化。引流过程中辅助胸部叩击,鼓励咳嗽,促进痰液排出。

5. 引流后处理 引流后指导病人卧床休息,予漱口,听诊检查引流效果,记录,送检,处理痰液。

二、练 习 题

(一)选择题

1. 支气管扩张症最常见的原因是

A. 肺结核

B. 肿瘤压迫

C. 肺囊性纤维化

D. 严重的支气管-肺感染和支气管阻塞

E. 支气管内结石

2. 支气管扩张症的典型临床表现为

A. 慢性咳嗽,黏液或泡沫状痰,气急,低热,两肺底啰音

B. 慢性咳嗽,大量脓痰,反复咯血,常有肺部感染,局限性肺下部湿啰音

C. 发热,刺激性咳嗽,黏液脓性痰,两肺呼吸音增粗,散布干湿性啰音

D. 高热,咳嗽,黏液血性痰,一侧胸痛和呼吸音减低

E. 发热,黏液血性痰,两肺底啰音

3. 支气管扩张症咳嗽的特点为

A. 呈阵发性刺激性干咳

B. 夜间为甚

C. 晨起及晚间躺下时较重

D. 咳嗽伴呼气性呼吸困难

E. 持续性干咳

4. 大量咳痰指

A. 24 小时咳痰量大于 50ml

B. 24 小时咳痰量大于 100ml

C. 24 小时咳痰量大于 150ml

D. 24 小时咳痰量大于 200ml

E. 24 小时咳痰量大于 250ml

5. 痰液呈黄色,静置后分层见于

A. 细菌性肺炎　　　　B. 肺结核

C. 支气管扩张症　　　D. 慢性支气管炎

E. 肺癌

6. 护士闻到病人的痰液有恶臭味,可判定感染为

A. 化脓菌　　　　　　B. 厌氧菌

C. 真菌　　　　　　　D. 铜绿假单胞菌

E. 病毒

7. 以下哪个疾病是咯血的最常见病因

A. 慢性支气管炎　　　B. 慢性肺源性心脏病

C. 支气管扩张症　　　D. 气胸

E. 呼吸衰竭

8. 干性支气管扩张的唯一症状是

A. 慢性咳嗽　　　　　B. 大量脓痰

C. 咯血　　　　　　　D. 咳痰与体位变化有关

E. 呼吸困难

9. 支气管扩张症大咯血病人最危险且最常见的并发症是

A. 严重贫血　　　　B. 休克

C. 窒息　　　　D. 继发感染

E. 肺不张

10. 支气管扩张症病人肺部听诊可闻及

A. 局限性哮鸣音

B. 两侧肺底湿啰音

C. 两侧肺部局限而固定的湿啰音

D. 两肺散在干、湿啰音

E. 两肺布满湿啰音

11. 能确诊支气管扩张的检查是

A. 胸部 X 光片　　　B. 支气管造影

C. 痰菌增养　　　　D. 结核菌素试验

E. 痰脱落细胞检查

12. 病人，女性，43 岁。幼时曾患百日咳。咳嗽、咳痰 3 个月，近日咳大量脓痰，今日早晨突然咯血 3 口。最可能的诊断是

A. 肺炎　　　　B. 肺癌

C. 肺结核　　　　D. 支气管扩张症

E. 肺囊肿

13. 痰量较多、呼吸功能尚好的支气管扩张症病人最适合的排痰措施是

A. 有效排痰　　　B. 拍背与胸壁震荡

C. 湿化呼吸道　　　D. 体位引流

E. 机械排痰

14. 病人，女性，26 岁，因低热、咳嗽、咯血 2 周，妊娠 5 个月，门诊以"支气管扩张症"收住院。今晨突然鲜血从口鼻涌出，随即烦躁不安，极度呼吸困难，唇指发绀，不宜选用的止血药为

A. 参三七　　　　B. 卡巴克洛

C. 垂体后叶素　　　D. 6-氨基己酸

E. 抗血纤溶芳酸

15. 支气管扩张症病人痰量多，静置分层，且有恶臭味，治疗宜选用

A. 复方磺胺甲噁唑　B. 红霉素

C. 麦迪霉素　　　D. 胺苄西林

E. 甲硝唑

16. 对痰液过多且无力咳嗽者，为防止窒息，在翻身前护士首先应

A. 给病人吸氧　　　B. 给病人吸痰

C. 慢慢移动病人　　D. 给病人拍背

E. 指导病人有效咳嗽

17. 下列针对咳嗽、咳痰的护理措施中，错误的是

A. 保持室内空气新鲜、清新

B. 咳脓痰者注意口腔护理

C. 痰稠不易咳出时应多饮水

D. 协助痰多的卧床病人翻身

E. 心功能不全、痰多体弱无力咳嗽者实行体位引流

18. 护理支气管扩张症病人最基本的措施为

A. 增强体质　　　B. 增进营养

C. 保持口腔清洁　　D. 促进排痰

E. 预防咯血窒息

19. 支气管扩张病人体位引流合理的体位是

A. 任何体位均可

B. 采取病人感觉舒适的体位

C. 患侧位于低处，引流支气管开口朝上

D. 患侧位于水平位，引流支气管开口水平位

E. 患侧位于高处，引流支气管开口朝下

20. 右肺下叶支气管扩张症病人体位引流时的体位是

A. 左侧半卧位　　　B. 左侧卧位，床脚抬高

C. 右侧卧位　　　D. 水平仰卧位

E. 右侧卧位，床脚抬高

21. 某支气管扩张症病人，胸片提示病变位于右肺下叶底段，体位引流选择的合适体位是

A. 取坐位或健侧卧位

B. 左侧卧位

C. 右侧卧位

D. 左侧卧位，床脚抬高 30～50cm

E. 右卧位，床脚抬高 30～50cm

22. 护士帮助支气管扩张症病人进行体位引流时，不正确的是

A. 引流前向病人讲解配合方法

B. 根据病变的部位选择合适的体位

C. 每次引流的时间可从 5～10 分钟开始，根据病人情况进行调节

D. 引流宜在饭后进行

E. 若病人出现咯血、头晕等，立即终止引流

23. 病人，女性，36 岁，因低热、咳嗽、咯血 2 周，门诊以"支气管扩张症"收住院。咳嗽，咳痰，痰量 60ml/d，最应采取的护理措施是

A. 提供通风良好的病室环境

B. 指导病人大量饮水

C. 鼓励病人进行有效咳嗽

D. 采取体位引流

E. 机械吸痰

24. 病人，男性，67 岁。阻塞性肺气肿病史 30 多

年,2周前感冒,后出现发热、咳嗽、咳大量黏液脓痰,近3日来咳嗽无力,痰不易咳出,气急、发绀,不可采取的护理措施是

    A. 湿化呼吸道   B. 胸部叩击

    C. 体位引流   D. 指导有效咳嗽

    E. 按医嘱用祛痰药

25. 病人,男性,28岁。幼时曾患百日咳。咳嗽、咳痰3个月,近日咳大量脓痰,今日早晨突然咯血3口。诊断为支气管扩张症,一旦出现大咯血,处理的重要措施是

    A. 保持呼吸道通畅   B. 输血

    C. 抗生素   D. 镇静剂

    E. 止咳药

26. 病人,女性,22岁。因咳嗽、痰中带血3日,以"支气管扩张症"收住院。今晨突然大咯血100ml。该病人最主要的护理问题是

    A. 焦虑   B. 活动无耐力

    C. 潜在的并发症:窒息 D. 知识缺乏

    E. 有感染的危险

27. 病人,女性,26岁,因低热、咳嗽、咯血2周,门诊以"支气管扩张症"收住院。今晨在病房突然剧烈咳嗽,咯血110ml,随即出现烦躁不安,极度呼吸困难,唇指发绀,大汗淋漓,双手乱抓。双眼上翻。应首先考虑的潜在并发症是

    A. 肺性脑病   B. 肺栓塞

    C. 窒息   D. 自发性气胸

    E. 呼吸衰竭

28. 病人,男性,28岁。幼时曾患百日咳。咳嗽、咳痰3个月,近日咳大量脓痰,今日早晨突然咯血3口。一旦出现支气管扩张大咯血,病人最危险且最常见的并发症是

    A. 严重贫血   B. 休克

    C. 窒息   D. 继发感染

    E. 肺不张

29. 某人患支气管扩张已40年,每天咳痰约500ml,近日痰中带血,为预防咯血窒息给予护理措施,其中不妥的是

    A. 不宜屏气

    B. 注意观察有否窒息先兆

    C. 出现窒息立即清理咽喉积血

    D. 可用镇咳剂

    E. 严重者气管切开

30. 病人,女性,24岁。支气管扩张症5年。今晨在病房突然剧烈咳嗽,咯血110ml,随即出现烦躁不安,极度呼吸困难,唇指发绀,大汗淋漓,双手乱抓。

双眼上翻。最关键的抢救措施是

    A. 立即输血、输液

    B. 胸腔穿刺抽气

    C. 立即人工呼吸

    D. 立即体位引流,清除血块

    E. 立即吸氧,注射呼吸兴奋剂

31. 为支气管扩张症病人行口腔护理的主要目的是

    A. 去除口臭   B. 促进唾液分泌

    C. 减少感染   D. 增进食欲

    E. 减少痰量

(32~34题共用题干)

病人,女性,22岁。因咳嗽、痰中带血3日,以"支气管扩张症"收住院。今晨突然大咯血100ml。

32. 该病人最主要的护理问题是

    A. 焦虑

    B. 活动无耐力

    C. 潜在的并发症:窒息

    D. 知识缺乏

    E. 有感染的危险

33. 重要处理措施是

    A. 保持呼吸道通畅   B. 输血

    C. 抗生素   D. 镇静剂

    E. 止咳药

34. 支气管扩张症最常见的病因

    A. 支气管内结石   B. 肺结核

    C. 肿瘤压迫   D. 肺囊性纤维化

    E. 严重的支气管-肺部感染和支气管阻塞

(35~37题共用题干)

病人,女性,38岁。患支气管扩张症十余年,反复间断咯血。近一周来咯血加重,由痰中带血到小量咯血。

35. 预防窒息措施错误的是

    A. 让病人情绪放松

    B. 解释咯血原因

    C. 取患侧卧位

    D. 借助屏气以减少出血

    E. 必要时将血咯出

36. 剧烈咳嗽、咯血200ml后表情恐惧、张口瞪目、双手乱抓。此时护士应采取的首要护理措施是

    A. 准确记录咯血量

    B. 指导病人有效咳嗽

    C. 立即清除呼吸道内的血块

    D. 给予氧气吸入

    E. 给予呼吸兴奋剂

37. 此时护士应将病人置于

A. 端坐卧位　　　　　B. 患侧卧位

C. 健侧卧位　　　　　D. 头低脚高位

E. 头高脚低位

（二）简答题

1. 为什么支气管扩张症病人咳嗽、咳痰与体位改变有关？为什么"干性支气管扩张"平时无咳嗽、脓痰等症状？

2. 胡先生，咳嗽、咳脓痰10年，间歇咯血，查左下肺可闻及固定湿啰音，有杵状指。你认为他最可能是慢支还是支气管扩张症？为什么？

3. 刘女士，患支气管扩张症10年，间断咳嗽、咳脓痰，痰量40ml/d，是否要长期应用抗生素？为什么？

4. 对于支气管扩张症病人体位引流和抗生素治疗哪个更重要？

5. 大咯血伴大量脓痰，是否进行体位引流？应该怎么办？

6. 病灶在左肺上叶尖段时，病人坐在椅子上，身体右侧进行体位引流行吗？病灶在右肺下叶外底段，引流时应取何种体位？

7. 慢性支气管炎病人能否体位引流？

参 考 答 案

（一）选择题

1~5　DBCCC　6~10　BCCCC　11~15　BDDCE

16~20　BEDEB　21~25　DDDCA　26~30　CCCDD

31~35　CCAED　36~37　CD

（二）简答题

1. 答：因为病变的支气管壁丧失了清除分泌物的功能，痰液积滞，当体位改变时，痰液接触到正常黏膜，刺激咳嗽及大量排痰。因为"干性支气管扩张"病人病变多位于引流良好的上叶支气管，所以平时无咳嗽、脓痰等症状。

2. 答：可能是支气管扩张症。因为慢性支气管炎一般没有大量脓痰、间歇咯血、左下肺闻及固定湿啰

音、杵状指等。若做影像学检查将有助于诊断。

3. 答：不需要。因为该病人没有明显全身中毒症状，没有明显的肺部湿啰音，痰量不是很多，尽量不要长期应用抗生素，以免"二重感染"。

4. 答：同样重要。对痰多、黏稠而不易排出者体位引流作用甚至强于抗生素治疗。

5. 答：不能进行体位引流。应该鼓励病人咳出并辅助吸痰，保持气道通畅。

6. 答：行。病灶在右肺下叶外底段，体位引流时应取左侧头低脚高位。

7. 答：慢性支气管炎属于肺疾患，一般不给该类病人进行体位引流。

第11节　肺血栓栓塞症病人的护理

练 习 题

（一）选择题

1. 肺血栓栓塞症的血栓主要是来自

A. 深静脉或左心　　　B. 浅静脉或右心

C. 深静脉血栓或右心　D. 浅静脉或左心

E. 上肢深静脉

2. 肺血栓栓塞症多表现为

A. 下肢浅静脉血栓　　B. 上肢深静脉血栓

C. 下肢深静脉血栓　　D. 上肢浅静脉血栓

E. 上肢深静脉血栓

3. 肺血栓栓塞症最多见的症状是

A. 胸痛

B. 晕厥

C. 原因不明的突然呼吸困难

D. 咯血

E. 咳嗽

4. 关于诊断肺血栓栓塞症几方面检查描述比较合理的是

A. 确诊检查→疑诊检查→求因检查

B. 求因检查→疑诊检查→确诊检查

C. 疑诊检查→确诊检查→求因检查

D. 疑诊检查→求因检查→确诊检查

E. 确诊检查→求因检查→疑诊检查

5. 低危PTE病例不宜采取的治疗措施是

A. 吸氧　　　　　　　B. 用低分子肝素

C. 华法林　　　　　　D. 尿激酶

E. 磺达肝癸钠

6. 肺血栓栓塞症护理措施不妥的是

A. 适当活动，防止再次栓塞

B. 禁忌按摩下肢

C. 下肢抬高制动,卧床休息2~3周

D. 不能热水足浴

E. 不能过度屈曲

(二)简答题

1. 急性肺血栓栓塞症危险度分为哪几层?

2. 如何观察下肢深静脉血栓形成的征象?

参 考 答 案

(一)选择题

1~5 CCCCD 6 A

(二)简答题

1. 答:急性肺血栓栓塞症危险度分为高危(大面积)、中危(次大面积)、低危(非大面积)。

2. 答:测量比较双下肢周径,观察局部皮肤颜色、疼痛情况等。①下肢周径测量方法:大、小腿周径的测量点分别为髌骨上缘以上15cm处和髌骨下缘以下10cm处,双侧下肢周径差>1cm有临床意义。②检查Homan征:轻轻按压膝关节并取屈膝、踝关节急速背曲,若出现腘窝部、腓肠肌疼痛,即为阳性,有临床意义。

第12节 原发支气管肺癌病人的护理

一、实践指导

▲实训 3-12-1

【实践目的】 帮助学生掌握各型肺癌特点。

【实践地点】 教室。

【实践内容】 各型肺癌特点。

【实践用物】 各型肺癌特点连线图(图3-12-1)。

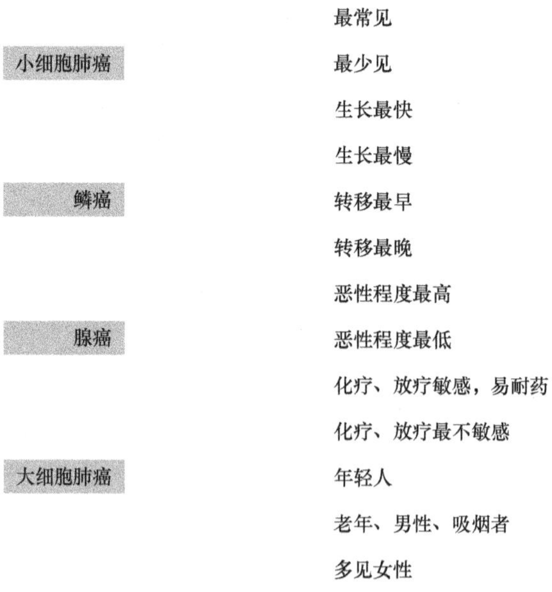

小细胞肺癌	最常见
	最少见
	生长最快
	生长最慢
鳞癌	转移最早
	转移最晚
	恶性程度最高
	恶性程度最低
腺癌	化疗、放疗敏感,易耐药
	化疗、放疗最不敏感
大细胞肺癌	年轻人
	老年、男性、吸烟者
	多见女性

图 3-12-1 各型肺癌特点连线图

【实践方法】 连线。

＊参考答案:见图3-12-2。

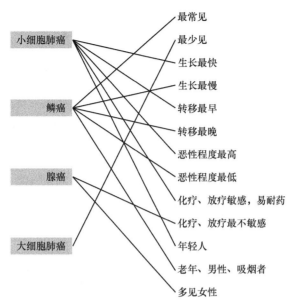

图 3-12-2　各型肺癌特点连线结果图

▲**实训 3-12-2**

【实践目的】　帮助学生掌握放疗后皮肤护理。

【实践地点】　模拟病房。

【实践内容】　放疗后皮肤护理。

【实践用物】　病床等。

【实践方法】　根据临床案例,讨论如何做好放疗后皮肤的护理。

＊**参考情境**

临床案例:某病人,64 岁,确诊肺癌 6 月余,行放射治疗 4 次,现放射区域皮肤轻度发红,无明显疼痛感。

教师:请同学们讨论,如何指导病人做好放射区域皮肤的护理?

学生甲:针对病人的情况我们应指导病人:①充分暴露放射区皮肤,勿覆盖、包扎,外出注意防晒,可以打遮阳伞。②清洗时用温水和柔软的毛巾轻轻蘸洗皮肤。③照射部位皮肤忌用肥皂、乙醇、碘酒、红汞、油膏,避免抓伤、压迫、衣服摩擦、阳光照射、冷热刺激,禁贴胶布,禁用冰袋和暖具,禁止在照射部位剃毛发、注射。④勿用手抓挠照射部位皮肤,如有表皮脱屑时,切勿用手撕剥。

学生乙:我觉得你(学生甲)答得比较全面,如果病人有疼痛或有渗液时,可遵医嘱用止痛药或用皮肤保护剂预防感染。

教师:你们讲得很好,对于放疗的病人我们除了做好放射区域皮肤的护理外,还应观察病人有无吞咽困难、呼吸困难,警惕放射性食管炎、放射性肺炎等并发症。

二、练 习 题

（一）**选择题**

1. 与支气管肺癌发病有关的最重要的危险因素是

A. 慢性肺部疾病　　　B. 大气污染

C. 长期吸烟　　　　　D. 职业性致病因素

E. 遗传因素

2. 常见于老年人、男性的肺癌类型是

A. 小细胞肺癌　　　　B. 鳞癌

C. 腺癌　　　　　　　D. 大细胞癌

E. 所有非小细胞肺癌

3. 最常见的肺癌类型是

A. 小细胞肺癌　　　　B. 鳞癌

C. 腺癌　　　　　　　D. 大细胞癌

E. 所有非小细胞肺癌

4. 恶性程度最高的肺癌类型是

A. 小细胞肺癌　　　　B. 鳞癌

C. 腺癌　　　　　　　D. 大细胞癌

E. 所有非小细胞肺癌

5. 肺癌压迫上腔静脉可能会导致

A. 同侧膈肌麻痹

B. 声带麻痹、声音嘶哑

C. 面部、颈部、上肢和上胸部静脉怒张

D. 血性胸膜腔积液

E. 持续性胸痛

6. 肺癌引起上腔静脉阻塞综合征是

A. 侵犯心脏所致

B. 侵犯纵隔,压迫上腔静脉所致

C. 压迫到主动脉所致

D. 压迫双侧锁骨下静脉所致

E. 压迫纵隔淋巴结所致

7. 刺激性呛咳或带金属音的咳嗽应首先考虑

A. 上呼吸道感染　　　B. 肺部病变早期

C. 支气管肺癌　　　　D. 支气管扩张

E. 左心功能不全

8. 肺癌病人出现吞咽困难是由于

A. 侵犯肋骨所致

B. 侵犯或压迫食管所致

C. 压迫邻近的大支气管所致

D. 压迫上腕静脉所致

E. 压迫喉返神经所致

9. 肺癌的早期症状是

A. 食欲减退　　　　　B. 持续性胸痛

C. 咳嗽、痰中带血　　D. 大咯血

E. 出现 Horner 综合征

10. 用于肺癌的最简单有效的方法是

A. 痰脱落细胞检查　　B. 胸部影像学检查

C. 纤维支气管镜检查　D. 活组织病理学检查

E. 红细胞沉降率检查

11. 病人,男性,60 岁,肺结核病史 10 年,最近有刺激性咳嗽,痰中带血丝,伴左侧胸痛、发热,X 线片示左肺门有阴影,边缘模糊,周围毛刺,痰液找癌细胞 3 次均为阴性。应考虑的诊断为

A. 肺结核　　　　　　B. 肺囊肿

C. 非良性肿瘤　　　　D. 肺癌

E. 肺脓肿

12. 小细胞肺癌首选治疗

A. 运动疗法　　　　　B. 饮食治疗

C. 化疗　　　　　　　D. 放疗

E. 手术

13. 非小细胞肺癌无明显转移首选治疗

A. 运动疗法　　　　　B. 饮食治疗

C. 化疗　　　　　　　D. 放疗

E. 手术

(二)简答题

1. 咯血多见于风心二狭、支气管扩张、肺癌、肺结核等病对吗?

2. 胸部听诊有局限性哮鸣音提示可能是什么病?若有局限、固定的湿啰音提示可能是什么病。锁骨上下部位咳嗽后可闻及湿啰音提示可能是什么病?

3. 血性胸水见于结核性胸膜炎还是肺癌?

4. 简述支气管肺癌咳嗽特点。

参 考 答 案

(一)选择题

1~5　CBBAC　6~10　BCBCA　11~13　DCE

(二)简答题

1. 答:对。

2. 答:胸部听诊有局限性哮鸣音提示可能是肺癌。胸部听诊有局限、固定的湿啰音提示支气管扩张。锁骨上下部位咳嗽后可闻及湿啰音提示可能是肺结核。

3. 答:结核性胸膜炎、肺癌都可以有血性胸水。

4. 答:刺激性呛咳、持续性高音调金属音。

第 13 节　自发性气胸病人的护理

练 习 题

选择题

1. 自发性气胸最常见病因

A. 肺结核　　　　　　B. 尘肺

C. 肺癌　　　　　　　D. 哮喘

E. COPD

2. 自发性气胸主要发病机制是

A. 外伤使空气进入胸腔

B. 肺部疾病使空气进入胸腔

C. 胸腔感染

D. 空气只进不出

E. 肺泡弹性降低

3. 突然发生呼吸困难伴胸痛多见于

A. 肺癌　　　　　　　B. COPD

C. 自发性气胸　　　　D. 肺炎

E. 支气管扩张

4. 病人,男性,65 岁。有 COPD 病史多年。今晨用力排便后出现左侧胸痛,伴呼吸困难,气促、冷汗。体检:气管向左侧移位,右侧胸廓饱满,叩诊呈鼓音,呼吸音消失,胸部有皮下气肿。诊断为自发性气胸。造成病人呼吸困难的最主要的原因是

A. 静脉回流受阻　　　B. 肺组织受压

C. 皮下气肿　　　　　D. 纵隔向健侧移位

E. 肺不张

(5~6题共用题干)

病人,男性,29 岁,举手拿上面物品时突然感右侧胸闷、胀痛、气促、冷汗。体检:神志清楚,面色苍白,唇发绀,呼吸 30 次/分,右上肺叩诊呈鼓音,呼吸音消失。

5. 该病人可能发生了

A. 心肌梗死　　　　　B. 胸膜炎

C. 肋骨骨折　　　　　D. 肋间神经痛

E. 自发性气胸

6. 首选的检查是

A. 胸部 X 线　　　　　B. 胸部 CT

C. 心电图　　　　　　D. 血气分析

E. 肺功能

7. 病人,男性,65 岁。有 COPD 病史多年。今晨用力排便后出现左侧胸痛,伴呼吸困难,气促、冷汗。体检:气管向左侧移位,右侧胸廓饱满,叩诊呈鼓音,呼吸音消失,胸部有皮下气肿。诊断为自发性气胸。应首先采取措施

A. 用止痛药　　　　　B. 用呼吸兴奋剂

C. 胸腔闭式引流　　　D. 补充液体

E. 气管切开

参 考 答 案

选择题

1~5　EBCDE　6~7　AC

第 14 节　呼吸系统常用诊疗技术及护理

纤维支气管镜检查术

纤维支气管镜(简称纤支镜)是利用光学纤维内镜对气管、支气管进行检查、治疗。

【相关知识】

1. 纤支镜检查　直接观察气管、支气管黏膜情况(包括充血、水肿、溃疡、肿物及异物),做黏膜刷检或钳检,实施支气管肺泡灌洗,对收集到的组织、支气管肺泡灌洗液,进行组织学、微生物学、细胞学、免疫学检查,明确病原和病理诊断。

2. 纤支镜治疗　吸取或清除气管内阻塞物,向气管内注入药物、局部止血、激光治疗或切除良性肿瘤。作为气管插管的引导,用于急诊抢救。经支气管镜放置气管、支气管架扩张狭窄支气管。

【适应证】

1. 疑为气管内异物或肺部疾病病人。

2. X 线胸片无异常,而痰中找到癌细胞者。

3. 需进行气管内治疗者。

4. 需收集下呼吸道分泌物做组织学、微生物学等检查者。

【禁忌证】

1. 肺功能严重损害,不能耐受手术者。

2. 心功能不全,严重高血压或心律失常者。

3. 全身状态差或其他器官极度衰竭者。

4. 主动脉瘤病人。

5. 出凝血机制严重障碍者。

6. 哮喘发作或大咯血原则上属禁忌,若作为抢救治疗措施应慎重考虑。

7. 对麻醉药过敏,不能用其他药物代替者。

【操作流程】

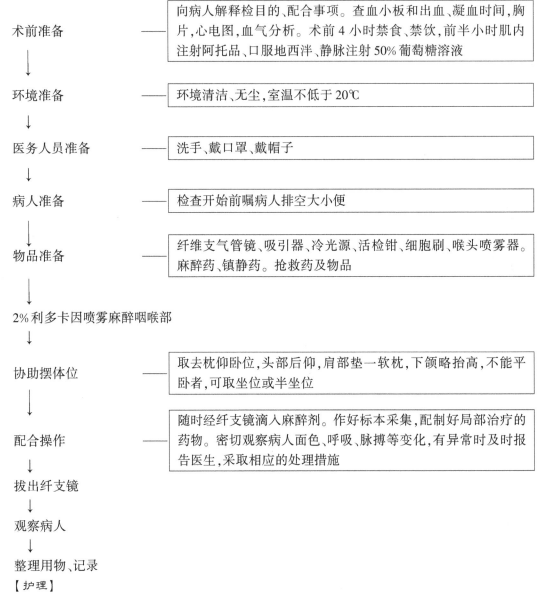

术前准备 —— 向病人解释检目的、配合事项。查血小板和出血、凝血时间,胸片,心电图,血气分析。术前 4 小时禁食、禁饮,前半小时肌内注射阿托品、口服地西泮、静脉注射 50% 葡萄糖溶液

↓

环境准备 —— 环境清洁、无尘,室温不低于 20℃

↓

医务人员准备 —— 洗手、戴口罩、戴帽子

↓

病人准备 —— 检查开始前嘱病人排空大小便

↓

物品准备 —— 纤维支气管镜、吸引器、冷光源、活检钳、细胞刷、喉头喷雾器。麻醉药、镇静药。抢救药及物品

↓

2% 利多卡因喷雾麻醉咽喉部

↓

协助摆体位 —— 取去枕仰卧位,头部后仰,肩部垫一软枕,下颌略抬高,不能平卧者,可取坐位或半坐位

↓

配合操作 —— 随时经纤支镜滴入麻醉剂。作好标本采集,配制好局部治疗的药物。密切观察病人面色、呼吸、脉搏等变化,有异常时及时报告医生,采取相应的处理措施

↓

拔出纤支镜

↓

观察病人

↓

整理用物、记录

【护理】

1. 病情观察　术中、术后密切观察呼吸道出血情况。出血量多时应及时通知医师,发生大咯血时及时抢救。注意观察病人有无发热、声嘶或咽喉疼痛、胸痛等不适症状。术后观察病人体温变化。必要时按医嘱常规应用抗生素,预防呼吸道感染。

2. 饮食护理　术后禁食、禁饮水 2 小时,以防误吸入气管。2 小时后试饮水无呛咳时,方可进温凉流质或半流质饮食。用复方硼酸液漱口,每 4 小时 1 次,共用药 2 天。

3. 气道护理　鼓励病人轻轻咳出痰液和血液,如有声嘶或咽喉疼痛,可给予雾化吸入。

胸腔穿刺术

胸腔穿刺术(简称胸穿)是从胸腔内抽取积液或积气的操作。目的是:①检查胸水的性质以及各种生化指标,有利于诊断和鉴别诊断。②排除胸腔积液或积气,缓解压迫症状,避免胸膜粘连增厚。③向胸腔内注射药物,辅助治疗。

【相关知识】

在生理状态下,人体胸腔内存在少量液体(3~5ml),在呼吸运动时起润滑作用。胸腔内压力称胸腔内压,通常低于大气压(760mmHg),习惯上称为胸内负压。胸内负压能使肺始终处于扩张状态,有利于气体交流和静脉、淋巴液回流。胸腔的密闭性是形成胸内负压的前提。

【适应证】

1. 胸腔积液或气胸者。

2. 通过胸腔穿刺向胸腔内注入药物(抗生素、抗肿瘤药物、粘连剂等)以行局部治疗。

【禁忌证】

1. 有严重出血倾向,血小板明显减少或用肝素、双香豆素等进行抗凝治疗者。

2. 大咯血、严重肺结核及肺气肿者。

3. 不能合作的病人也相对禁忌,必要时可给予镇静剂或在基础麻醉后进行胸膜腔穿刺。

【并发症】

胸腔穿刺常见并发症有气胸、血胸等,气胸是最常见的并发症,大多数是由于穿刺针刺破脏层胸膜所致。血胸常因损伤肋间血管引起。

【操作流程】

环境准备 —— 环境清洁、无尘,室温不低于20℃。注意遮挡

↓

医务人员准备 —— 洗手、戴口罩、戴帽子

↓

病人准备 —— 向病人解释胸穿目的、注意事项,如术中不能动、咳嗽、深呼吸等;家属签字同意;做普鲁卡因皮试;排大小便;静卧15~30分钟,必要时给予镇静药

↓

物品准备 —— 常规消毒物品、无菌胸穿包(接有乳胶管的胸穿针、5ml、50ml注射器、7号针、血管钳2把、洞巾、纱布、试管)、无菌手套、局麻药、治疗用药、胶布、量杯等

↓

安置穿刺体位 —— 病人反坐在靠背椅上,双手交叉放于椅背上,头伏臂上。或半卧位,病侧上肢置于头颈部。见图3-14-1

↓

确定穿刺点 —— 胸腔积液一般取患侧肩胛线或腋后线第7~8肋间隙或腋中线第6~7肋间隙,气胸一般取患侧锁骨中线第2肋间隙或腋前线第4~5肋间隙处进针。见图3-14-1

↓

常规消毒穿刺点

↓

戴手套、铺洞巾、局麻 —— 护士用胶布固定洞巾两上角以防滑脱。护士将已消毒瓶塞的麻药瓶面对术者,术者用 5ml 注射器抽取麻药。对穿刺点进行皮内、皮下、胸膜壁层进行麻醉

↓

检查胸穿物品是否通畅、衔接紧密

↓

用带乳胶管的穿刺针穿刺 —— 用血管钳将乳胶管夹闭。因肋间神经和血管沿肋骨下缘走行,所以麻醉、穿刺沿下位肋骨上缘进针

↓

穿入胸腔 —— 当出现落空感时,穿刺针已进入了胸腔。此时护士用无菌血管钳固定穿刺针。见图 3-14-2

↓

接 50ml 注射器

↓

抽液 —— 护士松开夹闭乳胶管的血管钳,医生抽液。注射器吸满后,先用血管钳夹闭乳胶管,再卸下注射器将液体注入试管或其他容器,注射器再接上乳胶管,再松开血管钳,再抽液,如此反复

↓

必要时注入药物

↓

拔出穿刺针、盖纱布、固定 —— 压迫穿刺点片刻(1~2 分钟)

↓

协助病人平卧或半卧位

↓

整理用物、记录

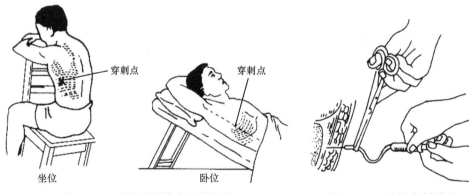

图 3-14-1　胸腔穿刺体位及穿刺点　　　　图 3-14-2　胸腔穿刺手法

坐位　　　卧位

穿刺点　穿刺点

【护理】

1. 观察病情

(1) 术中观察:密切观察病人有无头晕、面色苍白、出冷汗、心悸、胸部剧痛、刺激性咳嗽等"胸膜

反应"情况,一旦发生立即停止抽液,并做相应处理:如协助病人平卧,必要时按医嘱皮下注射1:1000肾上腺素溶液。

（2）术后观察:观察病人呼吸、脉搏情况,观察有无气胸、血胸、肺水肿及胸腔感染等并发症。注意观察穿刺点有无渗血或液体漏出。告诉病人如有不适立即告诉护士或医生。

2. 按需留取胸水标本　疑为化脓性感染时,护士用无菌试管留取标本,标本及时送检,了解检查结果。若检查癌细胞,至少取100mL液体,并立即送检,以免细胞自溶。

3. 认真记录　记录抽液、抽气时间,抽出液体的色、质、量,以及病人的生命体征等情况。

4. 控制抽吸量　一次抽液或抽气不应过多、过快,诊断性抽液,抽50～100ml即可。减压抽液或抽气,首次不超过600ml,以后每次不超过1000ml,以防纵隔复位太快,产生头晕、面色苍白、出冷汗、心悸、血压下降等不良反应。两次抽吸时间一般为5～7天,积液量大时可每周抽2～3次,如为脓胸,每次应尽量抽尽。

5. 胸腔注入药物　嘱病人稍活动,以便药物在胸腔内混匀。观察注入药物后的反应,如发热、胸痛等。

6. 其他准备　治疗气胸者另准备人工气胸抽气箱,需胸腔闭式引流者另准备胸腔闭式引流装置。

采集动脉血气分析标本

动脉血气分析能客观反映呼吸衰竭的性质和程度,是判断有无缺氧和二氧化碳潴留的最可靠方法。对呼吸衰竭诊断、判断程度、指导氧疗、调节机械通气各种参数及纠正酸碱和电解质平衡失调有重要价值。

【适应证】

1. 呼吸功能衰竭者。

2. 心肺复苏后,对病人的继续监控。

3. 进行机械通气辅助治疗的病人。

【禁忌证】

无绝对禁忌证。有出血倾向的病人,谨慎应用。

【操作流程】

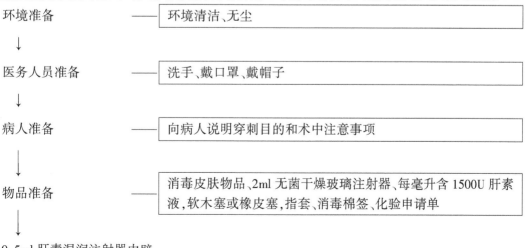

环境准备 —— 环境清洁、无尘

↓

医务人员准备 —— 洗手、戴口罩、戴帽子

↓

病人准备 —— 向病人说明穿刺目的和术中注意事项

↓

物品准备 —— 消毒皮肤物品、2ml无菌干燥玻璃注射器、每毫升含1500U肝素液、软木塞或橡皮塞、指套、消毒棉签、化验申请单

↓

0.5ml肝素湿润注射器内壁

↓

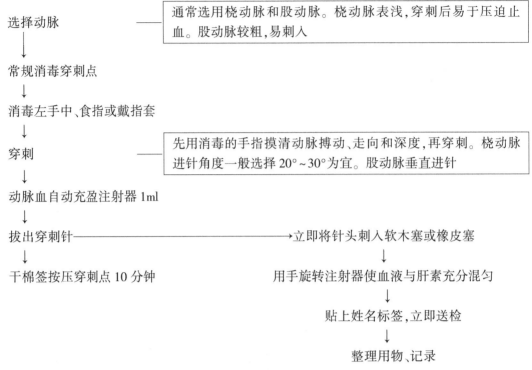

选择动脉 —— 通常选用桡动脉和股动脉。桡动脉表浅,穿刺后易于压迫止血。股动脉较粗,易刺入

↓

常规消毒穿刺点

↓

消毒左手中、食指或戴指套

↓

穿刺 —— 先用消毒的手指摸清动脉搏动、走向和深度,再穿刺。桡动脉进针角度一般选择20°~30°为宜。股动脉垂直进针

↓

动脉血自动充盈注射器1ml

↓

拔出穿刺针 —————————→ 立即将针头刺入软木塞或橡皮塞

↓   ↓

干棉签按压穿刺点10分钟   用手旋转注射器使血液与肝素充分混匀

↓

贴上姓名标签,立即送检

↓

整理用物、记录

【护理】

1. 操作中注意点

(1)肝素液湿润注射器内壁时,来回推动针芯,使肝素溶液涂布注射器内壁,然后针尖朝上,排弃注射器内多余的肝素溶液和空气。

(2)抽血时尽量不拉针栓,若需拉也勿用力过猛,以免空气进入影响检测结果。

(3)采血拔出针头后立即将针头刺入备好的橡皮塞或木塞中,以免空气混入。

(4)立即用消毒干棉签按压穿刺点,勿揉,以防止局部出血。如有凝血机制障碍或服用抗凝剂、溶栓治疗的病人应延长压迫时间直至确无出血方可松手离开。

2. 详细填写化验单 注明吸氧方法、氧浓度、呼吸机参数以及采血时间等。

3. 吸痰后不宜立即采集血气分析的标本 吸痰20分钟后体内血气和酸碱值才恢复,此时,方可采集血气分析的标本。

(吴凤琼　方　欣)

第4章 消化系统疾病病人的护理

第1节 消化系统基础知识

练 习 题

（一）选择题

1. 食物从口摄入到肛门排出经过消化器官的顺序是

A. 食管、胃、大肠、小肠　B. 胃、食管、小肠、大肠

C. 食管、小肠、胃、大肠　D. 食管、胃、小肠、大肠

E. 胃、小肠、食管、大肠

2. 关于胃外分泌腺正确的是

A. 只有贲门腺　　　　B. 只有泌酸腺

C. 只有幽门腺　　　　D. 只有贲门腺、泌酸腺

E. 有贲门腺、泌酸腺、幽门腺

3. 腹泻时肛门及周围皮肤的护理包括

A. 手纸应柔软

B. 用力擦净粪便

C. 排便后用温水清洗肛门

D. 保持肛周皮肤清洁干燥

E. 肛周涂无菌凡士林软膏

4. 对恶心、呕吐病人的评估内容一般不包括

A. 恶心、呕吐发生的时间

B. 恶心、呕吐发生的频率

C. 恶心、呕吐发生的原因或诱因

D. 恶心、呕吐的特点

E. 恶心、呕吐发病机制

（二）简答题

1. 进食时,胆汁在肝脏产生后经过哪些组织结构后与食物相汇?

2. 胆汁会不会逆流到胰腺?

3. 为什么肝硬化时会导致三侧支循环建立?

4. 胃、肝、胆、胰在食物消化中的化学作用?

5. 胃组织由蛋白质组成,为什么胃酸、胃蛋白酶不消化胃组织?

参 考 答 案

（一）选择题

1~4　DEBE

（二）简答题

1. 答:肝脏产生的胆汁经肝内毛细胆管→小叶间胆管→肝管,出肝→肝总管→胆总管→十二指肠与食物相汇。

2. 答:当肝胰壶腹阻塞时胆汁会逆流到胰腺。

3. 答:肝硬化→门静脉血液流入肝脏不畅→门静脉高压→三侧支循环建立。

4. 答:胃分泌胃酸初步消化蛋白,并帮助胃蛋白酶进一步消化蛋白,胃酸还能刺激胰液、胆汁分泌,前者是消化蛋白质、脂肪、淀粉的主力军,后者则是消化吸收脂肪必不可少的因素。

5. 答:胃黏膜具有自我保护机制,如黏液碳酸氢盐屏障、上皮细胞的更新与修复、胃黏膜的血流量、黏膜组织中酸碱平衡、前列腺素等在防御机制中发挥着重要作用。

第2节 胃炎病人的护理

练 习 题

（一）选择题

1. 消化和吸收食物的主要场所是

A. 食管　　　　　　　B. 胃

C. 肝脏　　　　　　　D. 小肠

E. 大肠

2. 引起慢性胃炎发病的主要细菌是

A. 链球菌　　　　　　B. 铜绿假单胞菌

C. 大肠埃希菌　　　　D. 幽门螺旋杆菌

E. 金黄色葡萄球菌

3. 慢性胃炎最主要的病因是

A. HP 感染　　　　　B. 自身免疫反应

C. 长期饮茶　　　　　D. 食用过冷食物

E. 营养不良

4. 慢性胃炎的临床表现是

A. 上腹痛或不适　　　B. 易饥饿感

C. 黑便　　　　　　　D. 体重减轻

E. 呕血

5. 符合自身免疫性胃炎表现的是

A. 大多由幽门螺杆菌引起

B. 较多灶萎缩性胃炎常见

C. 抗壁细胞抗体滴度较低

D. 易发生恶性贫血

E. 病变以胃窦为主

6. 病人,男性,52 岁,因反复上腹部隐痛伴嗳气、食欲减退 3 个月,经检查诊断为"慢性胃窦炎",下列项目中,最有诊断意义的是

A. 胃液分析

B. 胃镜检查及黏膜活检

C. 血清抗壁细胞抗体测定

D. 血清胃泌素测定

E. 胃蛋白酶测定

7. 病人,男性,45 岁,反复上腹痛 10 余年,近 2 个月疼痛加重,检查示胃酸缺乏,进一步的诊治首选

A. X 线钡餐检查

B. 三联疗法

C. 胃镜检查及组织活检

D. 大便隐血试验

E. 预防性手术治疗

8. 病人,男性,39 岁,近日来无规律性上腹隐痛,食欲减退,餐后饱胀、反酸等,考虑"慢性胃炎",做下列哪项检查可以确诊

A. 胃镜及胃黏膜活组织检查

B. 幽门螺旋杆菌培养

C. 血常规检查

D. CT

E. 肝功能检查

9. 自身免疫性胃炎常有

A. 幽门螺杆菌阳性

B. 抗壁细胞抗体阴性

C. 血清促胃液素明显降低

D. 胃酸缺乏

E. 甲胎蛋白增高

10. 自身免疫性胃炎常有

A. 幽门螺杆菌阳性　　B. 血淀粉酶增高

C. 血细胞减少　　　　D. 甲胎蛋白增高

E. 抗壁细胞抗体阳性

11. 多灶萎缩性胃炎常有

A. 幽门螺杆菌阳性　　B. 血淀粉酶增高

C. 全血细胞减少　　　D. 甲胎蛋白增高

E. 抗壁细胞抗体阳性

12. 常作为抗幽门螺旋杆菌"三联药物"之一的药物是

A. 硫糖铝　　　　　　B. 枸橼酸铋钾

C. 前列腺素　　　　　D. 雷尼替丁

E. 氢氧化铝

13. 下列对慢性胃炎病人的饮食指导,不恰当的是

A. 戒烟　　　　　　　B. 戒酒

C. 注意饮食卫生　　　D. 常规使用抗生素

E. 避免服用刺激胃黏膜的药物

14. 病人,女性,45 岁,近 2 年来反复上腹部胀痛,反酸嗳气,食欲不振,诊断为慢性胃炎,其健康指导不正确的是

A. 避免过冷、过热和辛辣刺激性食物

B. 养成细嚼慢咽的饮食习惯

C. 戒烟酒

D. 腹痛时口服阿司匹林

E. 定期门诊复查

(二) 简答题

1. 某病人近日来无规律性上腹隐痛,食欲减退,餐后饱胀、反酸等,拟诊慢性胃炎,您认为至少还须做哪项检查有助于确诊?

2. 本病最主要的护理措施是什么?

参 考 答 案

(一) 选择题

1~5　DDAAD　6~10　BCADE　11~14　ABDD

(二) 简答题

1. 答:胃镜检查有助于确诊。最好同时做快速尿素酶试验,有助于病因诊断。

2. 答:饮食护理。

第 3 节 消化性溃疡病人的护理

一、实践指导

▲实训 4-3-1

【实践目的】 帮助学生掌握消化性溃疡疼痛的特点。

【实践地点】 教室或模拟病房。

【实践内容】 胃溃疡和十二指肠溃疡疼痛特点的鉴别。

【实践用物】 教材、文具用品、胃溃疡和十二指肠溃疡疼痛特点填空表(表 4-3-1)等。

表 4-3-1 胃溃疡和十二指肠溃疡疼痛特点填空表

项目	胃溃疡	十二指肠溃疡
疼痛部位		
疼痛发生的时间		
疼痛持续的时间		
疼痛规律		

【实践方法】 填空。

*参考答案:见表 4-3-2。

表 4-3-2 胃溃疡和十二指肠溃疡疼痛特点汇总表

项目	胃溃疡	十二指肠溃疡
疼痛部位	中上腹或剑突下偏左	中上腹或中上腹偏右
疼痛发生时间	进食后 0.5~1 小时,较少发生于夜晚	进食后 1~3 小时,常午夜至凌晨痛
疼痛持续时间	1~2 小时	饭后 2~4 小时,至下次进餐后缓解
疼痛规律	进食—疼痛—缓解	疼痛—进食—缓解、空腹痛、午夜痛

▲实训 4-3-2

【实践目的】 帮助学生掌握消化性溃疡药物服用时间。

【实践地点】 教室或模拟病房。

【实践内容】 消化性溃疡药物的服用时间。

【实践用物】 消化性溃疡药物服用时间填空表(表 4-3-3)等。

表 4-3-3 消化性溃疡药物服用时间填空表

剂型	代表药物	服药时间
H_2 受体拮抗剂		
质子泵抑制剂		
抗酸药		
胃黏膜保护剂		

【实践方法】 填空。

* 参考答案：见表 4-3-4。

表 4-3-4　消化性溃疡药物服用时间汇总表

剂型	代表药物	服药时间
H_2 受体拮抗剂	雷尼替丁、法莫替丁	餐中或餐后即刻服用或睡前服用
质子泵抑制剂	奥美拉唑、泮托拉唑钠等	空腹或睡前服用
抗酸药	氢氧化铝凝胶	餐后 1 小时服用或睡前服用
胃黏膜保护剂	硫糖铝、胶体铋剂等	餐前 0.5~1 小时服用或睡前服用

▲实训 4-3-3

【实践目的】　训练学生对消化性溃疡病人进行饮食指导。

【实践地点】　模拟社区门诊。

【实践内容】　消化性溃疡饮食指导。

【实践用物】　无特殊要求。

【实践方法】　模拟情境：对消化性溃疡病人进行饮食指导。

*参考情境

（小王到社区门诊咨询）

小王：护士，我是十二指肠溃疡病人，医生让我注意饮食，我怎么注意啊。

护士：避免食用高纤维的蔬菜、水果、刺激性食物、冷饮、牛奶、乳制品等。戒烟酒。定时定量，少食多餐，清淡饮食。

小王：我同事小李是胃溃疡病人，是不是也要这样注意饮食问题？

护士：是的。此外，十二指肠溃疡病人还要备些饼干等食物，以便空腹痛时食用。

小王：我明白了，谢谢您！

护士：不客气！

二、练习题

（一）选择题

1. 与消化性溃疡发病相关的因素是

A. 幽门螺杆菌感染　　B. 十二指肠壁薄弱

C. 习惯性便秘　　　　D. 十二指肠黏膜萎缩

E. 家族遗传

2. 下列不属于胃黏膜损害因素的是

A. NSAID　　　　　　B. 前列腺素

C. 吸烟　　　　　　　D. 过度精神紧张

E. 幽门螺杆菌

3. 引起消化性溃疡的损害因素中，起主导作用的是

A. 胃酸　　　　　　　B. 胃蛋白酶

C. NSAID　　　　　　D. 饮食失调

E. 幽门螺杆菌

4. 胃溃疡发病的最主要因素是

A. 胃酸分泌增高　　　B. 胃黏膜屏障减弱

C. 遗传因素　　　　　D. 免疫因素

E. 饮食不节

5. 胃溃疡节律性疼痛的特点是

A. 空腹痛

B. 餐时痛

C. 夜间痛

D. 餐后半小时~1 小时痛

E. 餐后 3~4 小时痛

6. 胃溃疡病人上腹痛典型节律是

A. 疼痛—进食—疼痛　B. 进食—疼痛—缓解

C. 进食—缓解—疼痛　D. 疼痛—进食—缓解

E. 没节律

7. 十二指肠溃疡病人上腹痛典型节律是

A. 疼痛—进食—疼痛　B. 进食—疼痛—缓解

C. 进食—缓解—疼痛　D. 疼痛—进食—缓解

E. 没节律

8. 下面有关十二指肠溃疡病的描述错误的是

A. 疼痛部位在上腹正中或稍偏右

B. 有夜间痛醒史

C. 进餐后疼痛可缓解

D. 疼痛发生于进食后30~60分钟

E. 疼痛规律是疼痛-进食-缓解

9. 消化性溃疡病的主要临床表现是

A. 持续性上腹痛

B. 反酸、嗳气

C. 食欲不振、上腹部不适

D. 精神、神经症状

E. 慢性、周期性、节律性上腹痛

10. 十二指肠溃疡的好发部位是

A. 球部　　　　　　B. 升部

C. 降部　　　　　　D. 水平部

E. 升部和降部

11. 消化性溃疡最常见的并发症是

A. 穿孔　　　　　　B. 出血

C. 幽门梗阻　　　　D. 癌变

E. 感染

12. 消化性溃疡合并穿孔常见于

A. 胃溃疡　　　　　B. 十二指肠溃疡

C. 急性糜烂性胃炎　D. 急性腐蚀性胃炎

E. 慢性萎缩性胃炎

13. 病人，女性，47岁。反复发作性上腹痛7年，晚上饱餐后，突发上腹剧痛，腹肌紧张，出冷汗，休克，首先应考虑

A. 大出血　　　　　B. 急性穿孔

C. 幽门梗阻　　　　D. 急性胰腺炎

E. 急性阑尾炎

14. 最能提示幽门梗阻的临床表现是

A. 上腹部触及包块　B. 餐后饱胀

C. 吐出大量宿食　　D. 胃部振水音

E. 腹痛

15. 病人，男性，52岁。反复上腹痛4年，多于餐后3小时发生，进食后可缓解，近10天反复呕吐，呕吐物为隔宿食，该病人发生了

A. 消化道出血　　　B. 胃穿孔

C. 癌变　　　　　　D. 幽门梗阻

E. 急性腹膜炎

16. 病人，女性，32岁。上腹部节律性疼痛2年，常于过度劳累后诱发。突发上腹部剧痛5小时，伴大汗淋漓、烦躁不安，服用制酸剂不能缓解，考虑有溃疡穿孔的可能。下列选项中最有助于判断穿孔的体征是

A. 腹肌紧张

B. 肠鸣音消失

C. 腹部移动性浊音阳性

D. 腹式呼吸减弱

E. 腹部叩诊鼓音

17. 病人，男性，30岁。有消化性溃疡病史。近3天疼痛加剧，突然呕血约500ml。查体：血压90/60mmHg，巩膜无黄染，上腹部无压痛，未触及肝脾。对于目前了解的信息，该病人最有可能是

A. 肝硬化　　　　　B. 原发性肝癌

C. 溃疡癌变　　　　D. 溃疡并发出血

E. 溃疡并发穿孔

18. 病人，男性，52岁。有消化性溃疡病史10余年，有多次出血史。3天前大量饮酒后，上腹疼痛持续不缓解，服法莫替丁无效。8小时前突然疼痛消失，但自觉头晕、眼花、无力，继而呕吐暗红色血约1200ml。家人送入院途中又呕血约400ml。体检：脉搏120次/分，血压80/58mmHg。面色苍白，四肢湿冷，周身大汗，呼吸急促，略烦躁不安。腹部平软，剑突下有轻压痛，肝脾肋下未触及，肠鸣音亢进。鉴于目前病人情况考虑可能发生了

A. 继发感染　　　　B. 低血糖

C. 休克　　　　　　D. 氮质血症

E. 肝性脑病

19. X线钡餐检查胃溃疡的主要诊断依据是

A. 变形　　　　　　B. 僵硬

C. 痉挛　　　　　　D. 缺损

E. 龛影

20. 病人，男性，46岁。胃溃疡病史10年，近2个月疼痛加剧并失去节律，无呕吐，服用多种抑酸剂无缓解。查体腹部平软，上腹部压痛，可扪及肿块，质硬，为确诊病因应首选

A. 大便隐血试验　　B. X线钡餐检查

C. 幽门螺杆菌检查　D. 胃镜检查

E. 胃液分析

21. 病人，男性，32岁。3年来经常出现左上腹痛，常在进食后疼痛，先后曾呕血3次，胃肠钡餐检查未发现明显异常，体检仅上腹压痛。根据病人的症状，首选的检查方法是

A. 幽门螺杆菌检查　B. 胃镜检查

C. 胃液分析　　　　D. X线钡餐检查

E. B超检查

22. 病人，男性，40岁。上腹部间歇性疼痛2年，疼痛呈烧灼样，多于进餐后半小时发作，持续1小时左右缓解，劳累时易发作。该病人最有可能的诊断是

A. 慢性胃炎　　　　B. 胃癌

C. 胃溃疡　　　　　D. 肠梗阻

E. 十二指肠溃疡

23. 病人,女性,32 岁。上腹部间歇性疼痛 3 年,空腹及夜间痛明显,进食后可缓解。3 天前出现黑便,病人出现黑便的原因最可能的是

    A. 肠道感染　　　　　　B. 胃溃疡出血

    C. 十二指肠溃疡出血　　D. 胃癌

    E. 应激性溃疡

24. 对消化性溃疡出血不适用的是

    A. 口服去甲肾上腺素

    B. 双气囊三腔管压迫

    C. 冰盐水洗胃

    D. 西咪替丁静脉注射

    E. 纤维胃镜下高频电灼

25. 抑制胃酸药作用最强的药物是

    A. H_2 受体拮抗剂　　　B. 抗胆碱能药物

    C. 丙谷胺　　　　　　　D. 奥美拉唑

    E. 前列腺素

26. 以下属于根除幽门螺杆菌的三联疗法的是

    A. 奥美拉唑+枸橼酸铋钾+阿莫西林

    B. 奥美拉唑+硫糖铝+阿莫西林

    C. 枸橼酸铋钾+阿莫西林+甲硝唑

    D. 枸橼酸铋钾+阿莫西林+奥美拉唑

    E. 甲硝唑+硫糖铝+奥美拉唑

27. 雷尼替丁抑制胃酸分泌的作用机制是

    A. 与溃疡面结合形成保护膜

    B. 抑制壁细胞分泌 H^+ 的 H^+-K^+-ATP 酶

    C. 与盐酸作用形成盐和水

    D. 可刺激局部内源性前列腺素的合成

    E. 通过选择竞争结合组胺 H_2 受体,使壁细胞分泌胃酸减少

28. 增加黏膜抵抗力促进消化性溃疡愈合的药物是

    A. 奥美拉唑　　　　　　B. 硫糖铝

    C. 法莫替丁　　　　　　D. 雷尼替丁

    E. 氢氧化铝

29. 硫糖铝治疗消化性溃疡的主要机制是

    A. 阻止组胺与受体结合

    B. 抑制 H^+-K^+-ATP 酶

    C. 中和胃酸

    D. 杀灭幽门螺杆菌

    E. 保护胃黏膜

30. 法莫替丁治疗消化性溃疡的主要机制是

    A. 阻止组胺与受体结合

    B. 抑制 H^+-K^+-ATP 酶

    C. 中和胃酸

    D. 杀灭幽门螺杆菌

    E. 保护胃黏膜

31. 奥美拉唑治疗消化性溃疡的主要机制是

    A. 阻止组胺与受体结合

    B. 抑制 H^+-K^+-ATP 酶

    C. 中和胃酸

    D. 杀灭幽门螺杆菌

    E. 保护胃黏膜

32. 氢氧化铝治疗消化性溃疡的主要机制是

    A. 阻止组胺与受体结合

    B. 抑制 H^+-K^+-ATP 酶

    C. 中和胃酸

    D. 杀灭幽门螺杆菌

    E. 保护胃黏膜

33. 阿莫西林治疗消化性溃疡的主要机制是

    A. 阻止组胺与受体结合

    B. 抑制 H^+-K^+-ATP 酶

    C. 中和胃酸

    D. 杀灭幽门螺杆菌

    E. 保护胃黏膜

34. 病人,男性,64 岁。8 年前胃肠钡剂造影检查发现胃小弯溃疡,上腹部节律性疼痛时好时坏。近来中上腹有饱胀感,大便隐血试验多次阳性,有贫血体征。您在家庭随访时首先应指导患者

    A. 继续用药　　　　　　B. 注意饮食卫生

    C. 劳逸结合　　　　　　D. 戒除烟酒

    E. 立即就医

35. 病人,男性,42 岁。反复上腹痛 2 年,多于餐后 3 小时发生。进食后可缓解,纤维胃镜见十二指肠球部黏膜充血水肿,球腔变形变小,前壁近大弯处有一椭圆形溃疡。诊断为 DU,所给予的护理措施不正确的是

    A. 餐后 1 小时服药抗酸性药物

    B. 抗酸药物避免与奶制品同时服用

    C. 指导病人进食碱性食物

    D. 避免服用过冷过热的食物

    E. 腹痛时口服阿司匹林

36. 病人,男性,37 岁。反复中上腹疼痛 2 年余。疼痛呈烧灼感,考虑"消化性溃疡",给予胃黏膜保护剂硫糖铝口服,最适宜的给药时间为

    A. 餐前半小时　　　　　B. 餐前 1 小时

    C. 餐中　　　　　　　　D. 餐后半小时

    E. 餐后 1 小时

37. 病人,男性,35 岁。上腹部疼痛间歇性发作 4 年,多出现在夜间,进食可缓解。近 1 周反复呕吐,呕

吐大量呈酸性腐味的宿食,呕吐后疼痛减轻。此时,对该病人应采取的护理措施是

 A. 静脉输液   B. 绝对卧床休息

 C. 禁食洗胃   D. 解痉,镇痛

 E. 心理护理

38. 病人,男性,26 岁。有 DU 病史 5 年,最近 1 周中上腹持续性胀痛,较以往严重,伴恶心、呕吐。今日呕血 1 次,量约 800ml,呕血后气促明显,血压 100/75mmHg。该病人目前潜在的护理问题是

 A. 疼痛   B. 恐惧

 C. 活动无耐力   D. 有体液不足的危险

 E. 营养失调

(二) 简答题

1. 溃疡的发生是哪两种因素失平衡的结果? 简述侵袭因素、防御因素与胃酸分泌的关系。侵袭因素、防御因素与 GU、DU 的关系。

2. 消化性溃疡的主要症状是什么? DU 与 GU 上腹痛规律?

3. 某消化性溃疡病人今晨排稀薄黑便,提示出现了什么情况?

4. 某消化性溃疡病人突然上腹部剧痛、恶心、呕吐、腹肌紧张、肝浊音界缩小、X 线可见膈下游离气体,提示病人可能出现了什么情况?

5. 一位病人反复上腹痛 4 年,多于餐后 3 小时发生,进食后可缓解,近 10 天反复呕吐,呕吐物为隔夜宿食,请问该病人可能是什么病? 可能发生了什么情况?

6. 请总结一下哪类药物降低侵袭力? 哪类药物增加防卫力?

7. 消化性溃疡病人少食多餐的机制是什么?

8. 有人提出用牛奶餐治疗十二指肠溃疡,合适吗? 为什么?

9. 对于幽门梗阻病人应用颠茄合剂缓解腹痛及饱胀,合适吗? 为什么?

10. 幽门梗阻要限制液体的入量吗?

参 考 答 案

(一) 选择题

1~5 ABABD 6~10 BDDEA 11~15 BBBCD
16~20 BDCED 21~25 BCCBD 26~30 CEBEA
31~35 BCDEE 36~38 BCD

(二) 简答题

1. 答:溃疡发生是黏膜侵袭因素和防御因素失衡的结果。侵袭因素大于防御因素。胃酸分泌增多侵袭因素加大,防御因素减弱时胃酸分泌不一定多。侵袭因素增强易发生 DU,防御因素减弱易发生 GU。

2. 答:慢性、周期性、节律性、上腹部疼痛。DU 上腹痛规律:"疼痛-进餐-缓解",又称"空腹痛"、"午夜痛"。GU 上腹痛规律:"进餐-疼痛-缓解" 又称"餐后痛"。

3. 答:消化道出血。

4. 答:消化道穿孔

5. 答:该病人是 DU 病人。发生了幽门梗阻。

6. 答:抑制胃酸分泌的药物降低侵袭力,保护胃黏膜药物增加防卫力。根除幽门螺杆菌治疗既增加防卫力,又降低侵袭力。

7. 答:少食多餐可中和胃酸,减少胃的饥饿性蠕动,同时可避免过饱所引起的胃窦部扩张增加促胃液素的分泌。

8. 答:不合适。因为牛奶中的钙质吸收有刺激胃酸分泌的作用,DU 病人不宜多饮牛奶。

9. 答:不合适。因为颠茄合剂属于抗胆碱药,能松弛胃肠道平滑肌,减少胃肠蠕动,加重梗阻症状。

10. 答:要限制幽门梗阻病人饮水,但不能限制液体入量,应从静脉补充水电解质,以免导致水电解质紊乱。

第 4 节　肝硬化病人的护理

一、实 践 指 导

▲**实训 4-4-1**

【**实践目的**】 帮助学生掌握肝硬化病人肝功能失代偿期临床表现。

【**实践地点**】 教室。

【实践内容】 肝硬化病人肝功能失代偿期临床表现。

【实践用物】 肝功能失代偿期临床表现填空表(表4-4-1)等。

表 4-4-1 肝功能失代偿期临床表现填空表

一级表现	二级表现	三级表现
肝功能减退的临床表现	全身症状 消化道症状 出血倾向和贫血 内分泌功能紊乱	
门静脉高压症的临床表现	脾大 侧支循环建立和开放 腹水	
肝脏缩小、质硬		

【实践方法】 填表。

*参考答案:见表4-4-2。

表 4-4-2 肝功能失代偿期临床表现填空结果表

一级表现	二级表现	三级表现
肝功能减退的临床表现	全身症状	消瘦乏力,精神不振,肝病面容
	消化道症状	食欲减退、腹胀、腹泻、腹痛、黄疸
	出血倾向和贫血	
	内分泌功能紊乱	雌激素、醛固酮、抗利尿激素增多、肾上腺皮质功能减退、高血糖、低血糖
门静脉高压症的临床表现	脾大	
	侧支循环建立和开放	食管和胃底静脉曲张、腹壁静脉曲张、痔静脉扩张
	腹水	
肝缩小、质硬		

▲ 实训 4-4-2

【实践目的】 训练学生掌握肝硬化的并发症．

【实践地点】 教室或模拟病房。

【实践内容】 肝硬化的并发症。

【实践用物】 病床、氧气、正在输液的装置等。

【实践方法】 案例讨论:病人,女,60岁,确诊"乙型肝炎后肝硬化"10年,此次因"发热、咳嗽、咳痰1周"入院。入院后体检:体温37.8℃,脉搏92次/分,呼吸21次/分,血压123/78mmHg,消瘦,神志清楚,肝病面容,口唇轻度发绀,双肺呼吸音粗,感活动后胸闷、气喘不适、肝区痛,腹部膨隆,移动性浊音阳性,双下肢中度水肿,诉近几日尿量明显减少,每天少于400ml,食欲差,大便稍干。根据案例资料,请问该病人出现了哪些并发症? 要特别警惕哪些并发症的发生?

*参考情境

学生甲:该病人并发有呼吸道感染表现,如发热、咳嗽、咳痰、双肺呼吸音粗,活动后胸闷、气喘不适等。

学生乙:该病人还并发有肝肾综合征表现,如尿量少、水肿等。

教师:同学们回答得很好,由于病人尿量少、大量腹水,可能还并发水电解质和酸碱平衡紊乱。我们要特别警惕哪些并发症的发生?

学生丙:肝性脑病、消化道出血。病人主诉有肝区隐痛不适,所以,还要密切随访注意有无并发原发性肝癌。

教师:同学们分析地比较好。

▲**实训4-4-3**

【实践目的】 帮助学生掌握肝硬化的饮食护理。

【实践地点】 模拟病房。

【实践内容】 肝硬化的饮食护理。

【实践用物】 病床等。

【实践方法】 模拟情境:对肝硬化病人进行饮食指导。

＊参考情境

(汪大爷是肝硬化病人,正在为饮食问题跟老伴生气)

护士:汪大爷,您怎么了?

汪大爷:我要吃鸡蛋、喝牛奶,老伴不给我吃。

汪大妈:不是我舍不得给他吃。我家邻居老李也是肝脏不好,吃鸡蛋、喝牛奶后使病情加重,昏迷了,医生说他是吃蛋白质引起的。所以,我不敢给老汪吃鸡蛋、喝牛奶。

护士:肝脏病有不同情况,当有肝性脑病先兆时要限制蛋白质摄入。一般肝硬化病人则需要高蛋白饮食,这样有利于肝细胞修复和维持血浆白蛋白的正常水平。

汪大妈:老汪没有肝性脑病先兆吧?

护士:现在没有。

汪大妈:那他可以吃鸡蛋、喝牛奶了?

护士:可以。

汪大妈:我这就回家拿鸡蛋、牛奶给他吃。

二、练 习 题

(一) 选择题

1. 在我国引起肝硬化的主要病因是

A. 病毒性肝炎　　　B. 酒精中毒

C. 胆汁淤积　　　　D. 遗传和代谢性疾病

E. 化学毒物和药物

2. 病人,男性,52岁。有长期酗酒史,因肝硬化多次住院。此次因乏力、食欲下降、肝区隐痛再次入院,辅助检查提示乙肝两对半阴性,你考虑该病人肝硬化的主要病因是

A. 酒精中毒　　　　B. 胆汁淤积

C. 血吸虫病　　　　D. 病毒性肝炎

E. 营养障碍

3. 病人,男性,52岁。酗酒近30年,每日半斤白酒。查体:肝肋下3cm,脾脏肋下4cm。面颈部见蜘蛛痣。病人出现蜘蛛痣可能的原因是

A. 雄激素减少　　　B. 雌激素增多

C. 糖皮质激素减少　D. 继发性醛固酮增多

E. 抗利尿激素增多

4. 肝硬化内分泌失调引起的表现为

A. 营养障碍　　　　B. 出血

C. 皮肤色素沉着　　D. 贫血

E. 腹泻、舌炎

5. 病人,男性,67岁。酗酒30多年,每日约半斤白酒。查体:肝肋下3cm,脾脏肋下4cm。面颈部见蜘蛛痣。检查示外周血三系均减少,其减少的主要原因应是

A. 骨髓移植　　　　B. 病毒感染

C. 脾功能亢进　　　D. 消化道大量出血

E. 肠道吸收障碍

6. 肝硬化的主要临床表现是

A. 黄疸、呕血

B. 转氨酶及转肽酶高

C. 门静脉高压、肝功能障碍

D. 有腹水

E. 有腹壁静脉曲张

7. 肝硬化门静脉高压症的特征性临床表现

A. 脾大、腹水、颈静脉怒张

B. 脾大、腹水、肝静脉阻塞

C. 脾大、腹水、下肢静脉曲张

D. 脾大、腹水、下肢静脉血栓形成

E. 脾大、腹水、食管静脉曲张

8. 肝硬化失代偿期最突出的临床表现是

A. 黄疸　　　　　　B. 低热

C. 腹水　　　　　　D. 肝掌

E. 出血

9. 腹部叩及移动性浊音,标志腹水量为

A. 200ml 以上　　　B. 500ml 以上

C. 600~800ml 以上　D. 1000ml 以上

E. 2000ml 以上

10. 不符合肝硬化早期临床症状的是

A. 活动无耐力　　　B. 腹胀

C. 食欲不振　　　　D. 经常便血

E. 恶心

11. 下列不属于门静脉高压侧支循环的是

A. 食管下段静脉曲张　B. 痔丛静脉曲张

C. 下肢静脉曲张　　　D. 脐周静脉曲张

E. 腹壁静脉曲张

12. 下面哪一项不是门脉高压的常见表现

A. 脾大

B. 肝大

C. 食管静脉曲张破裂出血

D. 腹水

E. 痔核形成

13. 肝硬化腹水患者的腹水性质一般是

A. 渗出液　　　　　B. 漏出液

C. 血性液　　　　　D. 脓性液

E. 乳糜液

14. 肝硬化晚期病人血清中常出现

A. 白蛋白增加,球蛋白增加

B. 白蛋白减少,球蛋白减少

C. 白蛋白减少,球蛋白增加

D. 白蛋白增加,球蛋白减少

E. 白蛋白/球蛋白比值增大

15. 肝硬化病人辅助检查最常出现的是

A. 血清白蛋白升高　B. 血清钠含量升高

C. 凝血酶原时间延长　D. 血清转氨酶升高

E. 甲胎蛋白升高

16. 病人,男性,40 岁。有乙肝病史 10 年。此次因腹水和黄疸再次入院,查体:体温 36.1℃,脉搏 92 次/分,呼吸 26 次/分,血压 140/80mmHg。根据其现病史,他的实验室检查结果可能有

A. 血钾增高　　　　B. 血氨降低

C. 凝血时间延长　　D. SGPT 水平降低

E. 白细胞增高

17. 肝硬化最常见的并发症是

A. 上消化道出血　　B. 感染

C. 肝性脑病　　　　D. 原发性肝癌

E. 低钾低氯血症

18. 属于肝硬化常见并发症的是

A. 急性穿孔　　　　B. 休克

C. 心力衰竭　　　　D. 感染

E. 病毒性肝炎

19. 病人,女性,65 岁,肝硬化病史 10 年。近 1 个月持续性肝区疼痛及进行性肝大,腹水呈血性。该病人最可能的并发症为

A. 细菌性腹膜炎　　B. 上消化道出血

C. 原发性肝癌　　　D. 肝肾综合征

E. 感染

20. 病人,女性,65 岁。"肝硬化伴上消化道大出血"入院,病人出现腹胀、腹痛,T 39.2℃,腹膜刺激征阳性,该病人可能出现的并发症是

A. 肝肺综合征

B. 肝性脑病

C. 电解质和酸碱平衡紊乱

D. 中枢神经系统感染

E. 细菌性腹膜炎

21. 有一肝硬化腹水病人,突然出现腹痛和发热,体温 38.2℃,血白细胞计数 12.9×10^9/L,腹水混浊,经培养有大肠埃希菌生长。该患者可能并发

A. 败血症　　　　　B. 胆道感染

C. 自发性腹膜炎　　D. 结核性腹膜炎

E. 原发性肝癌

22. 肝硬化病人出现肝性脑病最常见的诱发因素是

A. 精神紧张　　　　B. 暴饮暴食

C. 上消化道出血　　D. 休息欠佳

E. 腹泻

23. 肝硬化病人发生意识障碍可能是

A. 过度疲劳　　　　B. 肝性脑病

C. 饮酒过多　　　　D. 脑缺血

E. 酸中毒

24. 肝硬化腹水病人每日钠盐应限制在

A. 2.5~3g　　　　　B. 3~4g

C. 4~5g　　　　　　D. 1~2g

E. 5~6g

25. 病人,男性,56 岁,肝硬化病史 7 年,伴腹水。近日出现意识障碍,血氨增高,肝肾功能减退,下列治疗不妥的是

A. 加强利尿,减少腹水

B. 精氨酸静脉滴注

C. 忌用一切损害肝、肾功能的药物

D. 口服乳果糖,降低肠腔 pH,减少氨的形成和吸收

E. 静脉注射支链氨基酸补充能量,降低血氨

26. 以下属于保钾利尿剂的是

A. 呋塞米　　　　　B. 氢氯噻嗪

C. 螺内酯　　　　　D. 布美他尼

E. 环戊噻嗪

27. 肝硬化病人不必少食用

A. 咸肉　　　　　　B. 罐头

C. 酱菜　　　　　　D. 油炸食物

E. 含蛋白质食物

28. 以下描述哪项不恰当

A. 肝硬化病人饮食原则:高热量、高蛋白、高维生素、易消化

B. 肝硬化血氨偏高者限制或禁食蛋白质

C. 有腹水者限制钠盐摄入

D. 肝硬化病人禁食柑橘

E. 肝硬化病人可用柠檬汁调味

29. 病人,男性,46 岁。有肝硬化病史 10 余年。其饮食护理正确的是

A. 低生物效价低蛋白饮食

B. 高热量饮食如油炸、肉类食品

C. 低热量饮食

D. 高热量、高蛋白、清淡易消化为宜

E. 多食粗纤维食品,以利大便通畅

30. 对肝硬化的病人健康教育下列哪项不正确

A. 低盐、高蛋白饮食　　B. 可以饮啤酒

C. 避免刺激性食物　　　D. 血氨偏高限高蛋白质

E. 高热量、高维生素饮食

31. 病人,女性,42 岁。有肝硬化病史 10 余年。此次因腹胀、尿少入院。查体:腹部高度膨隆。B 超示"肝硬化大量腹水"。为该病人取半卧位的原因是

A. 有利于腹水消退　　B. 增加回心血量

C. 减轻心脏负担　　　D. 降低腹内压

E. 减轻呼吸困难

32. 病人,男性,54 岁。因腹胀、尿少 2 个月余,辅助检查示肝功能异常入院。B 超示"肝硬化"。为该病人提供的护理措施不适合的是

A. 每日限水量在 500ml 左右

B. 每日限水量在 1000ml 左右

C. 准确记录出入水量

D. 半坐卧位,抬高双下肢

E. 低盐、无渣饮食

33. 对肝硬化病人的护理是

A. 应严格限制蛋白质,以预防肝性脑病发生

B. 可以进食普通食物,无特殊要求

C. 少量饮酒可以扩张血管,改善门静脉循环

D. 避免粗糙食物

E. 腹水时,每天给水量也不能少于 1500ml

34. 病人,男性,45 岁。因肝硬化大量腹水住院治疗。以下对该病人的护理措施正确的是

A. 病人取平卧位,增加肝、肾血流量

B. 每日进水量限制在 1200ml

C. 腹腔放液后应放松腹带,防止腹压增高

D. 腹穿后缚紧腹带,防止腹内压骤降

E. 利尿剂应用以每天体重减轻不超过 1kg 为宜

35. 病人,男性,54 岁。有长期的酗酒史,因肝硬化多次住院。此次因腹水和黄疸再次入院,查体:体温 36.8℃,脉搏 96 次/分,呼吸 24 次/分,血压 130/90mmHg,为他提供适当的液体摄入时,不宜静脉输入的液体是

A. 5% GS　　　　　B. 新鲜血浆

C. 10% GS　　　　　D. 0.9% NaCl 溶液

E. 白蛋白

36. 病人,男性,67 岁。有长期的酗酒史,因肝硬化多次住院。近 3 周来,食欲缺乏,右上腹持续性胀痛,巩膜黄染,未予重视。今日突发腹部剧烈疼痛急诊入院。应重点观察病人

A. 疼痛性质是否变化　B. 有无上消化道出血

C. 有无休克征象　　　D. 心理状况

E. 肝功能变化

37. 病人,女性,50 岁,肝硬化病史 20 年,进餐时突然呕吐咖啡色胃内容物约 500ml。以下护理措施不正确的是

A. 准备双气囊三腔管待用

B. 迅速建立静脉通路

C. 出血后可用生理盐水灌肠

D. 温凉流质饮食

E. 密切观察生命体征

(38~40 题共用题干)

病人,男性,62 岁。有肝炎病史 20 余年,因肝硬化多次住院。此次因腹胀、尿少、牙龈出血和黄疸再次入院,查体:神志清楚,精神欠佳,T 36.7℃,脉搏 90 次/分,呼吸 23 次/分,血压 135/80mmHg。

38. 根据其病史,他的血清学检查结果可能有

A. 血钾升高　　　　B. 凝血时间延长

C. 全血细胞增多　　D. IgA 明显增高

E. A/G 比例正常

39. 目前该病人最主要的护理问题

A. 体液过多　　　　B. 营养失调

C. 焦虑、恐惧　　　　D. 感染的危险

E. 活动无耐力

40. 该病人应用螺内酯治疗时,适宜的体重变化为每日减轻

A. 0.5kg　　　　　　B. 1kg

C. 1.5kg　　　　　　D. 2kg

E. 2.5kg

(41~43 题共用题干)

病人,男性,65 岁。有肝硬化病史 7 年,因饮食不当呕出暗红色液体 3 次,量约 800ml,解黑便 2 次,量约 500g。查体:体温 37.7℃ 脉搏 120 次/分,呼吸 23 次/分,血压 85/60mmHg。神清,精神委靡,面色苍白,四肢冰冷。

41. 该病人出血最可能的原因是

A. 十二指肠溃疡　　　B. 胃溃疡

C. 食管胃底静脉曲张　D. 胃癌

E. 急性胃炎

42. 最有可能出现的并发症

A. 肝肾综合征

B. 电解质和酸碱平衡紊乱

C. 肝性脑病

D. 上消化道出血

E. 感染

43. 该病人目前最需优先解决的护理问题是

A. 体温升高　　　　B. 营养失调

C. 活动无耐力　　　D. 体液不足

E. 皮肤完整性受损

（二）简答题

1. 一位甲型病毒性肝炎病人担心治疗不及时会发展成肝硬化,您该如何解释?

2. 为什么肝硬化病人容易出血? 为什么肝硬化病人有蜘蛛痣、肝掌?

3. 肝肾综合征是由于机体血容量不足所致的肾脏器质性损害,对吗?

4. 肝性脑病是肝硬化最常见的并发症,对吗?

5. 同学间相互用尺子或绳子测量腹围,注意每次测量值一样吗? 为什么会有这样的现象?

6. 肝硬化、肝性脑病、腹水、食管胃底静脉曲张病人分别给予什么样的饮食?

参 考 答 案

（一）选择题

1~5 ADBCC　6~10 CECDD　11~15 CBBCD
16~20 CADCE　21~25 CCBDA　26~30 CEDDB
31~35 EADDD　36~40 CDBAA　41~43 CCD

（二）简答题

1. 答:甲肝不会发展成为肝硬化,但仍要及时治疗,若不及时治疗,可继发急性或亚急性重型肝炎。

2. 答:肝硬化病人容易出血,与肝脏合成凝血因子减少、脾功能亢进和毛细血管脆性增高有关。此外,也与食管胃底静脉曲张血管破裂有关。肝硬化病人有蜘蛛痣、肝掌,与雌激素增多有关。

3. 答:不对。肝肾综合征是由于有效循环血容量不足及肾内血液重新分布等原因所致。肾脏无器质性损害。

4. 答:不对。肝性脑病是肝硬化最严重的并发症,也是最常见的死亡原因。上消化道出血是肝硬化最常见的并发症。上消化道出血易诱发肝性脑病。

5. 答:若短时间内几次测量值都不一样,说明每次尺子放的位置不一样。

6. 答:肝硬化病人给予高蛋白饮食,肝性脑病给予限制或禁食蛋白质饮食,腹水给予低盐限水饮食,食管胃底静脉曲张病人给予少渣或无渣软食。

第 5 节　肝性脑病病人的护理

一、实践指导

▲实训 4-5-1

【实践目的】　训练学生掌握肝性脑病的常见诱因。

【实践地点】　模拟病房。

【实践内容】　肝性脑病发病的常见诱因。

【实践用物】 无特殊要求。

【实践方法】 模拟情境:护士向病人家属讲解肝性脑病的常见诱因。

*参考情境

病人家属:护士,我妈妈是肝性脑病病人,出院回家后要注意什么?

护士:你妈妈上次发病是因为进食了高蛋白饮食,这次是因为呼吸道感染引起的,所以您妈妈回家后最主要的护理是避免诱因,防止诱发病情加重。

病人家属:如何避免诱因呢?

护士:肝性脑病的发病诱因非常多,如消化道出血、高蛋白饮食、便秘、不合理使用利尿剂、一次大量放腹水、呕吐、腹泻、使用安眠药、饮酒、感染等。要注意避免出现这些诱因。若已存在诱因,要密切观察有没有发生肝性脑病的先兆,发现异常及时送医院治疗。

病人家属:明白了,谢谢!

护士:不客气!

▲实训4-5-2

【实践目的】 训练学生掌握肝性脑病的分期。

【实践地点】 模拟病房。

【实践内容】 肝性脑病的分期。

【实践用物】 无特殊要求。

【实践方法】 模拟情境:肝性脑病不同时期的表现,请同学识别。

*参考情境

▲刘大妈是肝性脑病病人,仅不能计算简单算术情况,可能属于肝性脑病哪一期?(潜伏期)

▲刘大妈是肝性脑病病人,近日脾气古怪,表情呆滞,可能属于肝性脑病哪一期?(前驱期)

▲刘大妈是肝性脑病病人,有嗜睡、语言不清、定向力障碍、衣冠不整等表现,可能属于肝性脑病哪一期?(昏迷前期)

▲刘大妈是肝性脑病病人,昏睡,可唤醒,可能属于肝性脑病哪一期?(昏睡期)

▲刘大妈是肝性脑病病人,处于昏迷状态,可能属于肝性脑病哪一期?(昏迷期)

▲实训4-5-3

【实践目的】 训练学生掌握如何减少氨的生成与吸收。

【实践地点】 无特殊要求。

【实践内容】 减少氨的生成与吸收。

【实践用物】 减少氨的生成与吸收连线图(图4-5-1)。

减少氨的生成	限制蛋白质饮食
	抑制肠道细菌生长
	降低肠腔pH
减少氨的吸收	清洁肠道
	益生菌制剂

图4-5-1 减少氨的生成与吸收连线图

【实践方法】 连线。

*参考答案:见图4-5-2。

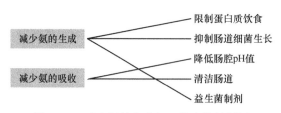

图 4-5-2　减少氨的生成与吸收连线结果图

二、练 习 题

（一）选择题

1. 肝性脑病最常见的原发病是
   A. 重症肝炎　　　　B. 肝炎后肝硬化
   C. 中毒性肝炎　　　D. 原发性肝癌
   E. 心源性肝硬化

2. 病人，男性，56岁。肝硬化病史7年，此次因腹水入院治疗，某日大量放腹水后出现肝性脑病。该病人发生肝性脑病的最主要诱因是
   A. 药物　　　　　　B. 缺钾性碱中毒
   C. 感染　　　　　　D. 上消化道出血
   E. 高蛋白饮食

3. 病人，男性，55岁。患肝病，近日为补充营养，口服蛋白粉，今日家属发现其表情淡漠，回答问题准确，但吐字不清，有双手扑翼样震颤，初步诊断为肝性脑病，其发病诱因为
   A. 高蛋白饮食　　　B. 上消化道出血
   C. 感染　　　　　　D. 大量排钾利尿
   E. 放腹水

4. 肝硬化大出血诱发肝性脑病的主要机制是
   A. 失血量多导致休克
   B. 失血后引起脑卒中（溢血）
   C. 失血造成脑组织缺氧
   D. 失血量大干扰脑代谢
   E. 肠道积血产氨增多

5. 血氨升高是肝性脑病发病的机制之一，氨吸收的主要部位是
   A. 胃　　　　　　　B. 小肠
   C. 直肠　　　　　　D. 结肠
   E. 十二指肠

6. 氨中毒引起肝性脑病的主要机制是
   A. 氨使蛋白质代谢障碍
   B. 氨干扰大脑的供能代谢
   C. 氨引起神经传导阻滞
   D. 氨取代正常神经递质
   E. 氨促使氨基酸分解代谢

7. 与肝性脑病发生有关的假神经递质是
   A. β羟酪胺　　　　B. 去甲肾上腺素
   C. 多巴胺　　　　　D. 间羟胺
   E. 谷氨酰胺

8. 病人，男性，45岁。"肝硬化伴上消化道大出血"入院，病人出现嗜睡，不能准确回答问题，查体：扑翼样震颤（＋），腹壁可见静脉曲张，脾肋下2cm，腹部移动性浊音（＋）。初步诊断为：肝硬化、肝性脑病。上消化道大出血诱发肝性脑病的主要机制
   A. 失血造成脑缺氧
   B. 失血量过多导致休克
   C. 失血后导致脑出血
   D. 肠道积血产氨增多
   E. 失血致脑代谢异常

9. 肝性脑病前驱期的主要表现是
   A. 肝臭　　　　　　B. 性格行为改变
   C. 昏睡　　　　　　D. 定向力障碍
   E. 腱反射亢进

10. 肝性脑病病人以昏睡及精神错乱为主时属
    A. 前驱期　　　　　B. 昏睡期
    C. 昏迷前期　　　　D. 昏迷期
    E. 临终期

11. 病人，男性，50岁。因肝硬化腹水入院。近日出现大部分时间昏睡，可唤醒，有扑翼样震颤，肌张力增加，脑电图异常，锥体束征阳性。此时该病人处于并发症的
    A. 前驱期　　　　　B. 昏迷前期
    C. 昏睡期　　　　　D. 浅昏迷期
    E. 深昏迷期

12. 下列哪项是肝性脑病的常见体征
    A. 肌张力增高　　　B. 扑翼样震颤
    C. 角膜反射消失　　D. 瞳孔散大
    E. 颈项强直

13. 病人，女性，65岁。因肝硬化多次住院。此次病人因出现睡眠颠倒、健忘、注意力及计算力减退

入院。查体扑翼样震颤(+),定向力障碍。该病人可能出现的并发症是

　　A. 肝肾综合征　　　　B. 感染

　　C. 电解质紊乱　　　　D. 中枢神经系统感染

　　E. 肝性脑病

14. 诊断肝性脑病最有价值的辅助检查是

　　A. 血肌酐　　　　　　B. 血尿素

　　C. 血氨　　　　　　　D. 肌红蛋白

　　E. 动脉血气分析

15. 病人,女性,50 岁。肝硬化病史十余年伴大量腹水、少尿,近日出现意识障碍、血氨增高。下列治疗不妥的是

　　A. 应用谷氨酸钾

　　B. 口服乳果糖,降低肠道 pH

　　C. 禁用镇静剂

　　D. 灌肠清洁肠道

　　E. 静脉滴注支链氨基酸

16. 肝性脑病病人禁用的药物是

　　A. 西咪替丁　　　　　B. 安定

　　C. 谷氨酸钾　　　　　D. 精氨酸

　　E. 硫酸镁

17. 治疗肝性脑病,灌肠时应禁用

　　A. 清水　　　　　　　B. 肥皂水

　　C. 生理盐水　　　　　D. 新霉素液

　　E. 弱酸性溶液

18. 治疗肝性脑病,减少肠道有毒物质产生和吸收的措施是

　　A. 纠正低钾和低钠　　B. 防治感染

　　C. 清洁肠道　　　　　D. 进高蛋白饮食

　　E. 应用降氨药物

19. 能抑制肠内细菌生长,减少氨的形成和吸收的药物是

　　A. 谷氨酸钾　　　　　B. 乳果糖

　　C. 谷氨酸钠　　　　　D. 硫酸镁

　　E. 支链氨基酸

20. 肝性脑病病人应用支链氨基酸治疗的目的是

　　A. 纠正酸碱平衡

　　B. 抑制脑内假性神经递质形成

　　C. 为大脑提供能量

　　D. 降低血氨

　　E. 酸化肠道,减少氨吸收

21. 对肝性脑病病人的护理不妥的是

　　A. 禁蛋白饮食

　　B. 用弱酸溶液灌肠

　　C. 保持大便通畅

　　D. 烦躁不安时给予巴比妥类药物镇静

　　E. 注意观察生命体征改变

22. 病人,男性,50 岁,肝硬化病史十余年伴腹胀,便秘,近日出现性格改变,行为异常,血氨增高。给予食醋灌肠的主要目的是

　　A. 纠正代谢紊乱　　　B. 抑制肠道细菌生长

　　C. 防治肠道感染　　　D. 拮抗假性神经递质

　　E. 酸化肠道,减少氨吸收

23. 病人,男性,56 岁。肝硬化病史 2 年。因上消化道大出血并发肝性脑病急诊入院后,出血后 3 天未排大便。应首选的措施是

　　A. 肥皂水灌肠

　　B. 清水灌肠

　　C. 开塞露

　　D. 25% 硫酸镁溶液导泻+乳果糖口服

　　E. 口服番泻叶

24. 病人,男性,65 岁。有慢性肝炎病史 10 年,患肝硬化 5 年,此次因为出现腹水和黄疸入院,查体:体温 36.4℃,脉搏 88 次/分,呼吸 22 次/分,血压 130/80mmHg。目前该病人最主要的护理问题是

　　A. 恐惧　　　　　　　B. 焦虑

　　C. 知识缺乏　　　　　D. 活动无耐力

　　E. 体液过多

25. 病人,女性,58 岁。有慢性肝炎病史 15 年,患肝硬化 7 年,曾多次住院。近日出现大部分时间昏睡,有幻想,有扑翼样震颤,肌张力增加,脑电图异常。目前该病人最主要的护理问题是

　　A. 有受伤的危险　　　B. 焦虑

　　C. 恐惧　　　　　　　D. 知识缺乏

　　E. 活动无耐力

26. 肝性脑病病人应禁忌什么饮食摄入

　　A. 糖　　　　　　　　B. 蛋白质

　　C. 脂肪　　　　　　　D. 维生素

　　E. 钠盐

27. 肝性脑病病人经治疗神志恢复后可逐渐给予蛋白质饮食,最适宜的选择是

　　A. 动物蛋白质　　　　B. 蔬菜、水果

　　C. 碳水化合物　　　　D. 植物蛋白质

　　E. 每日蛋白质在 40g 以上

(28~31 题共用题干)

病人,女性,58 岁。有慢性肝炎病史 15 年,患肝硬化 7 年,因大量腹水住院。入院后给予利尿剂治疗,腹水量明显减少,但病人出现了嗜睡,不能准确回答问题。

28. 该病人处于肝性脑病的

A. 前驱期　　　　　　B. 昏迷前期

C. 昏睡期　　　　　　D. 浅昏迷期

E. 深昏迷期

29. 该病人目前最需优先解决的护理问题是

A. 营养失调

B. 有消化道出血的可能

C. 体液过多,腹胀

D. 意识障碍

E. 皮肤完整性受损

30. 为该病人进行治疗不妥的是

A. 肥皂水灌肠

B. 禁食蛋白饮食

C. 静脉滴注支链氨基酸

D. 口服乳果糖,降低肠道 pH

E. 禁用对肝脏有损害地 药物

31. 为防止发生此并发症,应采取的措施是

A. 限制水的摄入,每天少于 1000ml

B. 加大利尿剂用量

C. 加用保钾利尿剂,利尿速度不宜过快

D. 输注白蛋白

E. 限制盐的摄入

(32~36 题共用题干)

病人,男性,65 岁,有乙肝病史多年,腹胀、腹水、双下肢水肿 1 年。因昨晚食鸡蛋后出现淡漠少言、反应迟钝、语言不清等症状。查体:消瘦,扑翼样震颤(+),定向力差。腹壁可见静脉曲张,脾肋下 2cm,腹部移动性浊音(+)。

32. 根据病人的情况,考虑可能出现了

A. 继发感染　　　　B. 脑出血

C. 低血糖昏迷　　　D. 肝性脑病

E. 肝肾综合征

33. 该病人可能出现的电解质紊乱是

A. 代谢性酸中毒　　B. 代谢性碱中毒

C. 呼吸性酸中毒　　D. 呼吸性碱中毒

E. 混合性酸中毒

34. 对于该病人的饮食护理,应注意

A. 限制蛋白质每天 20g 以内

B. 易消化、高蛋白、高热量

C. 多饮水,多吃新鲜蔬菜、水果

D. 首选动物蛋白,增加营养

E. 控制糖的摄入

35. 若此时给病人脑电图检查,最可能的改变是

A. 无异常改变　　　B. 波形正常,节律变慢

C. 波形正常,节律变快　D. 波形异常,节律变慢

E. 波形异常,节律变快

36. 若病人出现大呕血或黑便,甚至引起出血性休克,考虑可能出现了

A. 肝肾综合征　　　B. 继发感染

C. 上消化道出血　　D. 应激性溃疡

E. 肝肺综合征

(二) 简答题

1. 为什么便秘会导致血氨升高？为什么感染会使血氨升高？

2. 为什么上消化道出血容易诱发肝性脑病？

3. 若肝硬化病人分不清白天、黑夜,不能完成简单的计算,提示该病人处于肝性脑病哪一期？

4. 为什么治疗肝性脑病时要首先避免肝性脑病诱因？

5. 你知道乳果糖、新霉素、益生菌制剂、门冬氨酸鸟氨酸、谷氨酸钾、谷氨酸钠、精氨酸、支链氨基酸等治疗肝性脑病药的作用机制吗？

6. 有哪些方法能减少氨的生成与吸收、促进氨的代谢、调节神经递质？

7. 肝硬化、肝性脑病Ⅰ~Ⅱ期、肝性脑病Ⅲ~Ⅳ期分别给予何种蛋白质饮食？

8. 肝性脑病病人可用哪些灌肠液和导泻液？

参 考 答 案

(一) 选择题

1~5 BBAED　6~10 BADBB　11~15 CBECA
16~20 BBCBB　21~25 DEDEA　26~30 BDBDA
31~35 CDBAA　36 C

(二) 简答题

1. 答:便秘使排泄物中的氨与肠黏膜接触时间延长,吸收增多,血氨升高。机体感染增加了肝脏吞噬、免疫及解毒负担,同时感染使组织分解代谢增加,产氨增加,超过了肝脏对氨的转化能力,使大量未经肝脏转化的氨,直接进入体循环,使血氨升高。

2. 答:上消化道大出血后,进入肠道的大量血液蛋白以氨的形式被吸收,在肝脏转化成大量尿素氮,超过肾脏排泄能力,使血中尿素氮浓度升高,尿素在尿素酶作用下,生成大量氨进入大脑,诱发肝性脑病。若肝功能减退,氨直接进入大脑诱发肝性脑病。

3. 答:肝性脑病二期即昏迷前期。

4. 答:对有明显诱因诱发的肝性脑病,去除诱因并及时恰当治疗,病情可能会好转。

5. 答:见表 4-5-1。

表 4-5-1　治疗肝性脑病药物作用机制

药物	作用机制
乳果糖	一种合成的双糖,口服后在结肠被分解为乳酸,促使氨的排泄,减少氨的吸收
新霉素	抑制肠道产尿素酶的细菌,减少氨的生成
益生菌制剂	不产尿素酶的有益菌,抑制产尿素酶的细菌生长,减少氨的生成
门冬氨酸鸟氨酸	鸟氨酸能通过尿素循环(鸟氨酸循环)促进尿素合成,降低血氨。门冬氨酸参与肝细胞内核酸的合成,以利于修复被损坏的肝细胞
谷氨酸钾、谷氨酸钠	谷氨酸与氨结合生成谷氨酰胺,经肾脏排出
精氨酸	参与鸟氨酸循环,促进尿素合成,降低血氨
支链氨基酸	竞争性抑制芳香族氨基酸进入大脑,减少大脑中假性神经递质的形成

6. 答:见表 4-5-2。

表 4-5-2　肝性脑病常用哪些治疗方法

目的	方法
减少氨的生成	▲限制蛋白质饮食。▲清洁肠道。▲降低肠腔 pH(常用乳果糖、乳梨醇等) ▲口服抗生素(常用新霉素、甲硝唑、利福昔明等)。▲益生菌制剂
促进氨的代谢	▲常用门冬氨酸鸟氨酸、鸟氨酸-α-酮戊二酸、谷氨酸钾、谷氨酸钠、精氨酸等
调节神经递质	▲GABA/Bz 复合受体拮抗剂(常用荷包牡丹碱为 GABA 受体的拮抗剂,氟马西尼等) ▲减少或拮抗假神经递质(常用支链氨基酸制剂等)

7. 答:肝硬化病人给予高蛋白饮食。肝性脑病 Ⅰ ~ Ⅱ 期给予低蛋白饮食,以植物蛋白为佳。肝性脑病 Ⅲ ~ Ⅳ 期禁食蛋白质。

8. 答:可用生理盐水或弱酸性溶液,如稀醋酸溶液或生理盐水 100 ~ 150ml 加食醋 30ml 灌肠,禁用肥皂水等碱性溶液灌肠。可口服或鼻饲 25% 硫酸镁溶液导泻。

第 6 节　上消化道出血病人的护理

一、实践指导

▲**实训 4-6-1**

【实践目的】　训练学生熟悉插三腔二囊管的护理方法。

【实践地点】　模拟病房。

【实践内容】　插三腔二囊管的护理方法。

【实践用物】　病床、三腔二囊管、治疗巾、手套、液状石蜡、治疗碗 2 个、注射器、纱布、牵引绳、0.5 公斤重物等。

【实践方法】　模拟训练:以小组为单位,练习插三腔二囊管的护理方法,尤其注意打气、放气顺序及突然呼吸困难的应急措施。

＊参考情境:略。

▲**实训 4-6-2**

【实践目的】　训练学生掌握食管-胃底静脉曲张出血的抢救程序。

【实践地点】　模拟病房。

【实践内容】　食管-胃底静脉曲张出血的抢救程序。

【实践用物】　静脉输液用物、吸痰装置、吸氧装置、心电血压监护仪等。

【实践方法】　模拟训练:食管-胃底静脉曲张出血的抢救程序。

＊**参考情境**

(病人突然出现呕血。家属大声呼叫:快来人啊！并立即按呼叫铃)

▲两名值班护士听到呼叫声,立即赶至病房,护士甲将病人头偏向一侧,查看病人生命体征,并轻声安慰病人和家属,护士乙叫来值班医生,并准备好静脉输液急救包。护士甲立即建立 2 路留置针静脉通道。

▲值班医生下抢救医嘱:心电血压监护、使用止血药、补液扩容、5% GS 500ml+善宁 0.3mg 静脉滴注 14 滴/分输液泵泵入、备血。护士甲按医嘱配置药物,药物迅速准确地被应用。

▲护士乙给病人进行心电血压监护。氧气吸入。备好吸痰装置,使其处于备用状态。抽血送检以备输血。备好三腔二囊管及插管用物。

▲护士甲监测病人生命体征,判断出血量,观察病人意识、尿量等变化,准确记录,并不断告知值班医生病人病情变化,同时安慰病人和家属。

▲值班医生向家属讲解病情,签署病情知情同意书。

(20 分钟后,病人生命体征平稳,未再出现呕血征象)

▲护士甲向病人及家属交代注意事项:禁食、床上大小便,不可随意调节输液,必须留陪客 1 人。之后回护士办公室处理医嘱、进行护理记录。

▲护士乙和家属一起给病人更换污染衣裤和床单、被套,帮助病人取舒适体位,使用床栏。

▲值班护士 10~30 分钟巡视病房一次。

▲实训 4-6-3

【实践目的】 训练学生掌握消化道出血的饮食护理。

【实践地点】 教室或模拟病房。

【实践内容】 消化道出血的饮食护理。

【实践用物】 消化道出血的饮食护理填空表(表 4-6-1)。

表 4-6-1 消化道出血的饮食护理填空表

项目	大出血	少量出血	出血停止
食管-胃底静脉曲张出血			
非食管-胃底静脉曲张出血			

【实践方法】 填空。

* 参考答案:见表 4-6-2。

表 4-6-2 消化道出血的饮食护理汇总表

项目	大出血	少量出血	出血停止
食管-胃底静脉曲张出血	禁食	禁食	仍要再禁食 1~2 天
非食管-胃底静脉曲张出血	禁食	给予温凉、清淡流质	逐渐改为半流质、软食

▲实训 4-6-4

【实践目的】 训练学生掌握消化道出血量的评估方法。

【实践地点】 教室、模拟病房。

【实践内容】 消化道出血量的评估。

【实践用物】 消化道出血量评估填空表(表 4-6-3)等。

表 4-6-3 消化道出血量评估填空表

临床表现	消化道出血量
粪便隐血试验阳性	
黑便	
呕血	
无明显头晕、乏力等全身不适症状	
感觉乏力、头晕、心慌等不适症状	
出现周围循环衰竭表现	

【实践方法】 填空。

*参考情境:见表4-6-4。

表4-6-4 消化道出血量评估表

临床表现	消化道出血量
粪便隐血试验阳性	> 5~10 ml/d
黑便	> 50~100 ml/d
呕血	胃内积血量 > 250~300ml
无明显头晕、乏力等全身不适症状	一次出血量 < 400ml
感觉乏力、头晕、心慌等不适症状	一次出血量 > 400ml
出现周围循环衰竭表现	短时间内出血量 > 1000ml

二、练 习 题

(一) 选择题

1. 上消化道出血的部位一般不低于

A. 阔韧带　　　　　 B. 直肠侧韧带

C. 屈氏韧带　　　　 D. 腰肋韧带

E. 子宫圆韧带

2. 上消化道大出血是指数小时内失血量超过循环血量的

A. 5%~10%　　　　 B. 10%~15%

C. 15%~20%　　　　 D. 15%以上

E. 20%以上

3. 上消化道出血最常见的病因是

A. 胃癌　　　　　　 B. 肝硬化

C. 尿毒症　　　　　 D. 消化性溃疡

E. 胃黏膜脱垂

4. 急性上消化道出血,最能反映血容量变化的观察项目是

A. 神志　　　　　　 B. 瞳孔

C. 脉搏　　　　　　 D. 呼吸

E. 面色

5. 有呕血、黑便、头晕表现者应考虑

A. 呼吸道出血　　　 B. 消化道出血

C. 泌尿道出血　　　 D. 肝破裂

E. 脾破裂

6. 病人,男性,46岁。诊断为"上消化道出血"收住入院,为明确出血病因,首选的检查方法是

A. 大便隐血试验　　 B. X线钡剂造影

C. 内镜检查　　　　 D. 血常规检查

E. B超检查

7. 病人,男性,32岁,3年来常出现夜间上腹部烧灼样疼痛,进少量面食可缓解。2天前排柏油样便3次,考虑出现黑便最可能的原因是

A. 胃溃疡出血　　　 B. 急性出血性胃炎

C. 胃癌伴出血　　　 D. 十二指肠溃疡出血

E. 肝硬化、食管胃底静脉曲张破裂出血

8. 病人,男性,50岁,肝硬化伴上消化道出血入院,数小时内呕血量约1500m1,考虑为"食管-胃底静脉曲张破裂出血",此时该病人止血治疗宜采用的药物是

A. 质子泵抑制剂　　 B. H_2受体拮抗剂

C. 生长抑素　　　　 D. 去甲肾上腺素

E. 酚磺乙胺

9. 病人,女性,37岁。有"消化性溃疡"病史2年余。因呕血入院,医嘱去甲肾上腺素8mg加入冷生理盐水100~150ml中,胃管注入的目的是

A. 升高血压

B. 收缩上消化道黏膜血管

C. 补充血容量

D. 解除痉挛

E. 术前准备

10. 上消化道大出血伴休克时,首先应采取的护理措施是

A. 保暖

B. 吸氧

C. 配血

D. 建立静脉通路,补充血容量

E. 双气囊三腔管压迫止血

11. 下列项目说明上消化道继续出血或再出血的是

A. 黑粪次数增加,肠鸣音亢进

B. 血细胞比容测定持续上升

C. 网织红细胞数持续下降

D. 血红蛋白量继续上升

E. 血尿素氮持续下降

12. 上消化道出血病人大便潜血阳性提示 24 小时失血量至少在

    A. 5ml 以上　　　　　B. 10ml 以上

    C. 30ml 以上　　　　　D. 50ml 以上

    E. 70ml 以上

13. 病人,女性,50 岁,肝硬化病史 20 年,入院后第二天突然出现呕血,考虑其胃内积血量为

    A. 5~10ml　　　　　B. 50~100ml

    C. 150~250ml　　　　D. 250~300ml

    E. 400~500ml

14. 病人,男性,38 岁。有胃溃疡病史 5 年,因昨天中午进食油炸花生后,于今晨解黑便 50g,病人无呕血、心慌及血压下降,估计病人 24 小时的失血量在

    A. 50ml~100ml 左右　　B. 10ml~50ml 左右

    C. 100ml~200ml 左右　D. 150~250ml 左右

    E. 250~300ml 左右

15. 纠正出血性休克的关键是

    A. 输新鲜血　　　　　B. 备齐一切抢救药物

    C. 短期内补足血容量　D. 按医嘱应用止血药

    E. 氧气吸入

16. 三腔二囊管压迫止血持续压迫时间最长不超过

    A. 10 小时　　　　　B. 12 小时

    C. 24 小时　　　　　D. 36 小时

    E. 72 小时

17. 以下有关三腔二囊管的护理措施正确的是

    A. 留管期间,无需测定气囊内压力,因为可能会致病人窒息

    B. 放置期间不得放气以防气囊滑出

    C. 出血停止后就立即拔管,以防黏膜受损

    D. 拔管前从胃管内注入液状石蜡 20~30ml

    E. 拔管后禁食 24 小时

18. 病人,男性,52 岁。因肝硬化上消化道大出血使用三腔二囊管止血。用三腔二囊管压迫 3 天后出血停止,需留管再观察多长时间后考虑拔管

    A. 6 小时　　　　　B. 8 小时

    C. 12 小时　　　　　D. 24 小时

    E. 48 小时

19. 病人,女性,50 岁,肝硬化病史 10 年,突然出现大量呕血,使用三腔二囊管进行压迫止血期间,突然出现躁动、发绀、呼吸困难表现,此时应立即

    A. 吸氧　　　　　　B. 做人工呼吸

C. 使用呼吸兴奋剂　　D. 使用镇静剂

E. 放去气囊内气体

20. 病人,男性,56 岁。因"上消化道大出血伴休克"入院,医嘱给予补液、止血治疗,下列提示输血、输液速度可适当减慢的是

    A. 脉搏>120 次/分　　B. 收缩压>100mmHg

    C. 尿量<20ml　　　　D. 呕吐鲜红色血液

    E. CVP<5cmH$_2$O

21. 病人,男性,40 岁,"胃溃疡"病史 10 年,1 小时前突然呕血 300m1 入院。病人的饮食原则为

    A. 暂禁食　　　　　B. 普通饮食

    C. 温凉、清淡流质　D. 高脂、高蛋白饮食

    E. 进食营养丰富、易消化软食

22. 病人,女性,60 岁。有溃疡病史 10 年,突然出现呕血约 500ml,伴有黑便,急诊入院。神志清楚,血压 100/60mmHg,心率 110 次/分,以下护理措施正确的是

    A. 平卧位,头部略太高

    B. 三腔二囊管压迫止血

    C. 呕吐时头偏向一侧,防止误吸和窒息

    D. 快速滴入血管加压素

    E. 暂时给予流质饮食

(23~24 题共用题干)

病人,男性,42 岁。常冬春季节反复发作上腹痛 3 年,有嗳气、反酸、食欲减退。近 3 天来腹痛加剧,突然呕血 200ml。

23. 为明确诊断应首选

    A. X 线钡餐检查　　B. 纤维内镜检查

    C. 超声检查　　　　D. 大便隐血试验

    E. 胃液分析

24. 何种治疗比较合适

    A. 禁食

    B. 流质饮食+输液+法莫替丁

    C. 禁食+输血治疗

    D. 禁食+输液治疗

    E. 输血治疗+酚磺乙胺

(25~27 题共用题干)

病人,女性,58 岁。肝硬化病史 12 年,因饮食不当出现呕血,黑便 1 天入院,呕吐暗红色液体 3 次,量 800ml,解黑便 2 次,量约 500g。查体:体温 37.7℃,脉搏 123 次/分,呼吸 22 次/分,血压 80/50mmHg,神志委靡。面色苍白,四肢湿冷,医嘱输血 800ml。

25. 该病人出血最可能的原因为

    A. 胃溃疡　　　　　B. 十二指肠球部溃疡

    C. 胃癌　　　　　　D. 急性糜烂出血性胃炎

E. 食管胃底静脉曲张

26. 该病人目前最主要的护理问题是

A. 体液不足　　　　　B. 活动无耐力

C. 营养失调　　　　　D. 体温升高

E. 恐惧

27. 最优先行的护理措施是

A. 温凉流质饮食　　　B. 迅速建立静脉通路

C. 皮肤护理　　　　　D. 密切观察生命体征

E. 观察呕血性质和量的变化

(28~29 题共用题干)

病人,男性,48 岁,肝硬化病史 15 年,2 小时前进餐后突然出现恶心、呕吐,呕出暗红色血液约 1300ml,并感头昏、心悸、口渴。查体:血压 80/50mmHg,面色苍白,四肢厥冷,脉搏细速,烦躁不安。

28. 对此病人的护理中,错误的是

A. 准备双气囊三腔管待用

B. 迅速建立静脉通路

C. 遵医嘱予以止血药物

D. 进食温凉流质饮食

E. 密切观察生命体征

29. 经积极处理后,病人病情趋于稳定,提示上消化道出血可能停止的临床表现是

A. 肠鸣音亢进　　　　B. 黑便次数增加

C. 脉压变小　　　　　D. 肢端转红、温暖

E. 脉搏细速

(30~31 题共用题干)

病人,男性,56 岁。有肝硬化病史 10 余年。近日食欲明显减退,黄疸加重。今晨因剧烈咳嗽突然呕咖啡色液体约 1200ml,黑便 2 次,伴头晕、眼花、心悸。

急诊入院。体检:神志清楚,面色苍白,血压 80/60mmHg,心率 110 次/分。

30. 若经过治疗,病人情况已基本稳定。下列选项提示出血停止的是

A. 听诊肠鸣音 10~12 次/分

B. 黑便次数增多,粪质稀薄

C. 血红蛋白测定下降

D. 尿量正常,血尿素氮持续增高

E. 血压基本维持在正常水平

31. 若病人突然出现神志恍惚、嗜睡,提示可能出现

A. 消化道再出血　　　B. 脑出血

C. 低血容量性休克　　D. 肝性脑病

E. 肝肾综合征

（二）简答题

1. 脑外伤突然出现呕血、黑便,提示什么? 肝硬化病人呕血,提示什么? 服用阿司匹林后出现黑便,提示什么?

2. 大便变黑一定是上消化道出血吗?

3. 什么是肠源性的氮质血症?

4. 奥美拉唑、法莫替丁都具有直接止血作用,对吗?

5. 垂体后叶素通过直接收缩食管、胃底曲张的静脉而止血,对吗?

6. 大出血时最重要的抢救措施是什么?

7. 食管、胃底静脉曲张破裂出血者血止后可逐渐进食,对吗?

8. 一位有节律性空腹痛病史的病人解 200g 柏油样便,嘱其禁食 24 小时,对吗?

参 考 答 案

（一）选择题

1~5　CEDCB　6~10　CDCBD　11~15　AADAC
16~20　CEDEB　21~25　CCBBE　26~30　ABDDE　31
D

（二）简答题

1. 答:脑外伤突然出现黑便,提示应激性溃疡出血;肝硬化病人呕血,提示食管-胃底静脉曲张出血;服用阿司匹林后出现黑便,提示胃黏膜损伤出血。

2. 答:不一定。某些药物或食物也可以使大便变黑,但此时大便不像柏油样发亮。

3. 进入肠道的蛋白以氨的形式被吸收,在肝脏转化成大量尿素氮,超过肾脏排泄能力,使血中尿素氮

浓度升高,称为肠源性的氮质血症。

4. 不对。奥美拉唑、法莫替丁都是通过抑制胃酸分泌,提高及维持胃内 pH,有利于血小板聚集及凝血过程而止血的。

5. 不对。垂体后叶素使内脏小血管收缩从而降低门静脉压力,以达到止血效果。

6. 立即建立静脉通道。

7. 不对。食管-胃底静脉曲张病人出血止后 1~2 天才能逐渐进食。

8. 不对。该病人是消化性溃疡病人,目前少量出血,可以给予温凉流质。

第 7 节　急性胰腺炎病人的护理

一、实 践 指 导

▲实训 4-7-1

【实践目的】　帮助学生了解急性胰腺炎的病因。

【实践地点】　教室。

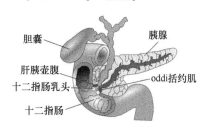

图 4-7-1　胆道、胰腺、十二指肠解剖图

【实践内容】　急性胰腺炎的病因。

【实践用物】　胆道、胰腺、十二指肠解剖图（图 4-7-1）等。

【实践方法】　请根据图 4-7-1 解释急性胰腺炎病因。

＊参考答案：略。

▲实训 4-7-2

【实践目的】　帮助学生掌握重症急性胰腺炎治疗要点。

【实践地点】　模拟病房。

【实践内容】　重症急性胰腺炎治疗要点。

【实践用物】　病床、静脉输液用物、胃肠减压器等。

【实践方法】　模拟情境：护士配合对重症急性胰腺炎病人进行治疗。

＊参考情境

（急诊收治 1 位重症急性胰腺炎病人）

带教老师：（对实习护生）小王，请把病人安置在重症监护病房。

实习护生：好。（同时为病人测量生命体征）

（带教老师遵医嘱给予病人建立了 2 条静脉通道）

病人家属：为什么这两个输液管的滴速一个快、一个慢？

带教老师：（指着一条静脉通道）这条静脉通道输注施他宁，抑制胰液分泌，需要持续静脉滴注，不能滴快。（指着另外一条静脉通道）这条静脉通道补充液体及营养物质，可以适当快速输注。

（实习护生遵医嘱为病人注射哌替啶）

带教老师：（对实习护生）为什么用哌替啶？

实习护生：能缓解腹痛。

带教老师：胰腺炎病人能不能用吗啡止痛？

实习护生：不能，因为吗啡使 Oddi 括约肌痉挛，反而使疼痛加剧。

带教老师：（对家属）这几天不能给病人吃饭、喝水，以免刺激胰液分泌，使病情加重。

病人家属：好。但是鼻子里的这个管子是干什么的？

实习护生：胃肠减压。胃肠减压和禁食禁水一样能减少胃酸及食物刺激胰液分泌。（对病人）您千万不要擅自把这个管子拔掉哦。

病人：好。谢谢！

实习护生：不客气！

▲实训 4-7-3

【实践目的】　训练学生对急性胰腺炎病人进行饮食指导。

【实践地点】　模拟病房。

【实践内容】　急性胰腺炎饮食指导。

【实践用物】　急性胰腺炎饮食指导手册等。

【实践方法】　模拟情境：护士对急性胰腺炎病人进行饮食指导。

❋参考情境

(护士巡视病房,看到病人准备进餐)

护士:王阿姨,准备吃饭了? 还记得和你说过,吃东西时的注意事项吗?

病人:记得,要低脂饮食,不能吃肥肉。那鸡汤下面条可以吃吗?

护士:鸡汤里面含脂肪较多,要少吃,此外,油煎荷包蛋、动物内脏,都要少吃。王阿姨,我记得说过,您喜欢喝酒是吗?

病人:是啊,年轻时喝,我的酒量可不小,现在有时还会喝一点。

护士:那您要戒酒了。平时吃饭有没有饿一顿、饱一顿的情况?

病人:我一个人烧饭,很麻烦,有时候,就两餐并一餐吃呢。

护士:三餐饭一定要按时吃,每餐不能过饱,口渴时不能一次性喝太多的水,这样就不会加重胰腺的负担。

病人:原来是这样。我这次发病前,就吃了很多红烧肉,吃得好撑。

护士:递给病人一本饮食指导手册。

护士:这是我们给您的小册子,上面详细地讲解了急性胰腺炎这种疾病在饮食方面应注意的细节,您要多看看。

病人:谢谢,我会看的,不清楚的我再问你啊。

护士:好的,在您出院前,我会经常和你讲饮食方面的知识,不要客气。

二、练 习 题

(一) 选择题

1. 在我国引起急性胰腺炎最常见的病因为

A. 酗酒 B. 暴饮暴食

C. 胰管结石 D. 胆道疾病

E. 外伤

2. 下列不会引起急性胰腺炎的是

A. 乙醇 B. 暴饮暴食

C. 胆囊炎 D. 胰管梗阻

E. 粗纤维食物

3. 急性胰腺炎首发症状是

A. 恶心 B. 发热

C. 腹痛 D. 休克

E. 呕吐

4. 病人,男性,35 岁。既往有胆结石,今日晚餐后突然出现中上腹痛,实验室检查血淀粉酶为 2500U/L,血钙 1.6mmol/L。诊断为急性胰腺炎,主要症状表现为

A. 上腹部持续性疼痛,阵发性剧烈,放射至左肩部

B. 上腹胀痛伴呕吐、腹泻

C. 间歇性心窝部剧痛伴嗳气

D. 上腹中间或稍偏左疼痛伴脂肪泻

E. 进食后上腹胀痛,伴反酸、嗳气

5. 不符合急性胰腺炎腹痛特点的是

A. 常在酗酒或暴食后起病

B. 疼痛位于中上腹

C. 呈间歇发作性钻痛

D. 疼痛可向腰背部放射

E. 伴频繁呕吐

6. 评估急性胰腺炎病人的病情,哪项最能说明预后不佳

A. 体温存 38℃ B. 腹痛

C. 手足抽搐 D. 黄疸

E. 合并代谢性酸中毒

7. 急性胰腺炎起病后 6 小时,对诊断最有价值的检查项目是

A. 血清淀粉酶 B. 尿淀粉酶

C. 血清脂肪酶 D. 血钙

E. 血糖

8. 病人,女性,56 岁。有胆石症病史 15 年。中午饱餐后出现上腹部绞痛,同时向腰背部呈带状放射,已持续 6 小时。怀疑为急性胰腺炎,此时最具诊断意义的实验室检查为

A. 白细胞计数 B. 血清淀粉酶测定

C. 尿淀粉酶测定 D. 血清脂肪酶测定

E. 血清谷丙转氨酶

9. 病人,女性,41 岁。既往有胆结石,晚餐后突然出现中上腹痛,阵发性加剧,频繁呕吐,呕吐物含胆汁,呕吐后腹痛未减轻。实验室检查:血淀粉酶为 2500U/L。初步诊断为

A. 急性胃炎 B. 急性胰腺炎

C. 急性胆囊炎 D. 消化性溃疡伴幽门梗阻

E. 急性肠炎

10. 病人,女性,56 岁。有胆石症病史 10 年。上腹部剧痛 4 小时,呕吐 3 次,呕吐物中有胆汁。急诊入

院,查血白细胞 $2×10^9/L$,中性粒细胞 0.8,疑为急性胰腺炎,治疗原则应是

A. 胃肠减压　　　　B. 流食

C. 应用吗啡止痛　　D. 禁用生长抑素类药物

E. 禁用抑肽酶

11. 急性胰腺炎非手术治疗的主要措施是

A. 抑制胰液分泌　　B. 静脉快速补液

C. 抗生素应用　　　D. 密切观察生命体征

E. 纠正电解质紊乱

12. 急性胰腺炎病人禁用的药物是

A. 阿托品　　　　　B. 654-2

C. 派替啶　　　　　D. 吗啡

E. 施他宁

13. 急性胰腺炎出现休克,最主要的治疗措施是

A. 补充血容量　　　B. 应用升压药

C. 应用肝素　　　　D. 使用抑肽酶

E. 使用肾上腺皮质激素

14. 急性胰腺炎病人禁食的主要目的是

A. 控制饮食　　　　B. 避免胃扩张

C. 减少胃液分泌　　D. 减少胰液分泌

E. 解除胰管痉挛

15. 急性胰腺炎病人禁食期间,不正确的护理是

A. 鼓励病人大量饮水、以防脱水

B. 做好口腔护理

C. 安慰病人

D. 协助病人取舒适体位

E. 静脉滴注适量生理盐水

16. 为减轻急性胰腺炎病人疼痛,可协助其采取的卧位是

A. 去枕平卧　　　　B. 俯卧

C. 屈膝侧卧　　　　D. 头低脚高

E. 半坐卧位

17. 病人,女性,43 岁。上腹部剧痛 4 小时,呕吐 3 次,呕吐物中有胆汁。急诊入院,查血白细胞 $2×10^9/L$,中性粒细胞 0.8,怀疑为急性胰腺炎。护士应严密观察的项目不包括

A. 生命体征　　　　B. 神志变化

C. 24 小时出入量　　D. 血、尿淀粉酶

E. 大便隐血试验

18. 病人,男性,36 岁。既往有胆结石,今日午餐后突然出现中上腹痛,阵发性加剧,频繁呕吐,呕吐物含胆汁,呕吐后腹痛未减轻,化验血淀粉酶为 2500U/L,于今日住院治疗。饮食护理应为

A. 禁食　　　　　　B. 少食多餐

C. 高脂饮食　　　　D. 低蛋白饮食

E. 低纤维饮食

(19~21 题共用题干)

病人,男性,36 岁。有胆石症病史,饱食后突感上腹部剧痛,迅速扩展至全腹,伴恶心、呕吐,呕吐后腹痛无减轻,发病 2 小时后来院急诊。体检:急性痛苦面容,全腹疼痛,腹肌紧张。

19. 根据现有资料,该病人最可能的诊断是

A. 溃疡穿孔　　　　B. 上消化道出血

C. 急性胆囊炎　　　D. 急性胰腺炎

E. 原发性肝癌

20. 为进一步确诊,首选的检查是

A. 急诊内镜检查　　B. B 超检查

C. 血清淀粉酶测定　D. CT 检查

E. X 线腹部平片

21. 该病人导致上述疾病的主要诱因为

A. 急性外伤　　　　B. 不洁饮食

C. 暴饮暴食和胆石症　D. 胆石症

E. 大量酗酒

(22~24 题共用题干)

病人,男性,56 岁。中午饮酒后突然出现上腹中部剧烈刀割样疼痛,向腰背部呈带状放射,继而呕出胆汁,伴高热,急诊入院。体检:痛苦貌,血压 85/50mmHg,脉搏 124 次/分,全腹肌紧张,压痛、反跳痛,肠鸣音消失,白细胞 $16×10^9/L$,中性粒细胞比例 0.90,既往身体健康,无消化性溃疡史,有胆石症病史。

22. 考虑最可能为

A. 急性胰腺炎　　　B. 急性胆管炎

C. 急性阑尾炎　　　D. 十二指肠溃疡穿孔

E. 急性肠梗阻

23. 若诊断明确,最先采取的措施是

A. 禁食、胃肠减压、抗休克

B. 密切观察病情变化

C. 积极抗休克治疗,暂不宜手术

D. 积极抗感染治疗

E. 解痉镇痛治疗

24. 该病人目前主要的护理诊断不包括

A. 体液过多　　　　B. 体液不足

C. 急性疼痛　　　　D. 个人应对无效

E. 焦虑、恐惧

(二) 简答题

1. 胰蛋白酶原在胰腺中有活性吗? 正常时在什么部位被激活?

2. Grey-Turner 征、Cullen 征、手足抽搐出现后,提示病情达到了什么程度?

3. 若急性胰腺炎病人血、尿淀粉酶不高,提示病

情不重,对吗?

4. 哪些指标提示预后不佳?

5. 为防止急性胰腺炎病人水电解质紊乱,禁食期

间可以饮水对吗? 为什么急性胰腺炎病人需要禁食、胃肠减压?

6. 急性胰腺炎病人入院后你首先做什么?

参 考 答 案

(一)选择题

1~5　DECAC　6~10　CABBA　11~15　ADADA
16~20　CEADC　21~24　CAAA

(二)简答题

1. 答:胰蛋白酶原在胰腺中没有活性。正常时在十二指肠被肠激酶、胆汁激活,才具有消化功能。

2. 答:达到了严重程度,提示预后不佳,常见于重症急性胰腺炎病人。

3. 答:不对。重症急性胰腺炎病人胰腺功能明显下

降,分泌淀粉酶明显减少,血、尿淀粉酶可正常或降低。

4. 答:休克、腹膜刺激征、Grey-Turner 征、Cullen 征、血钙低于 1.5mmol/L、无糖尿病者血糖持续高于 10mmol/L、血淀粉酶突然下降、高淀粉酶活性的腹水等提示预后不佳。

5. 答:①不能饮水。禁食包括禁饮。②禁食、胃肠减压可以避免食物及胃液进入十二指肠刺激胰腺分泌。

6. 答:立即给予舒适体位,若有休克给予中凹位。同时嘱病人禁食。

第8节　溃疡性结肠炎病人的护理

练 习 题

(一)选择题

1. 溃疡性结肠炎病变多累及
A. 直肠和乙状结肠　　B. 回盲部
C. 回肠末端及邻近结肠　D. 空肠
E. 十二指肠

2. 溃疡性结肠炎最主要的临床症状是
A. 腹痛　　　　　B. 腹泻
C. 腹胀　　　　　D. 恶心
E. 腹水

3. 溃疡性结肠炎腹痛的规律是
A. 进食后疼痛缓解
B. 进食后疼痛加重
C. 痉挛性腹痛,肠鸣音亢进,排便后缓解
D. 疼痛-便意-便后缓解
E. 腹上区饱胀感,与进食关系不明显

4. 溃疡性结肠炎最严重的急性并发症是
A. 急性腹膜炎　　B. 直肠癌
C. 中毒性巨结肠　D. 机械性肠梗阻
E. 急性肠穿孔

5. 病人,女性,45 岁。间断发作下腹部疼痛伴腹

泻近 3 年,每天排便 4~5 次,常有里急后重感,并且排便后疼痛能够缓解。进一步确诊有重要价值的检查是
A. 大便隐血试验　　B. 血液检查
C. X 线钡剂灌肠　　D. 结肠镜检查
E. 药物治疗

6. 治疗溃疡性结肠炎的首选药物是
A. 糖皮质激素　　　B. 硫唑嘌呤
C. 甲硝唑　　　　　D. 阿莫西林
E. 柳氮磺吡啶

(二)简答题

1. 溃疡性结肠炎重者腹泻每日可达多少次以上,有粪便脓血、里急后重、发热吗?

2. 溃疡性结肠炎临床表现特点是什么?

3. 十二指肠溃疡常上腹正中偏右痛;肠结核常右下腹痛;溃疡性结肠炎常左下腹痛,对吗?

4. 因为 SASP 是治疗本病的首选药物,所以,用 SASP 给溃疡性结肠炎病人灌肠效果更好,对吗?

5. 本病病情缓解后仍要继续长期用糖皮质激素治疗,疗程至少 3 年,对吗?

6. 为什么溃疡性结肠炎要给低纤维素饮食?

参 考 答 案

(一)选择题

1~5　ABDCD　6　E

(二)简答题

1. 答:重者每日腹泻6次以上,粪便脓血明显,里

急后重明显,甚至呈血水样,大量便血。常有发热。

2. 答:腹痛、腹泻、黏液脓血便、里急后重、发热。

3. 答:对。

4. 答:不对。SASP 口服后大部分到达结肠,在结肠被肠菌分解为 5-氨基水杨酸与磺胺吡啶,与肠上皮接触而发挥抗炎作用。SASP 灌肠后,药物多停留在直肠,发挥抗炎作用较弱。

5. 答:不对。病情较重者常先给予较大剂量糖皮质激素静脉滴注,待病情好转渐减量,减量期间加用氨基水杨酸制剂渐接替激素治疗,最后用氨基水杨酸制剂持续治疗,疗程至少 3 年。

6. 答:减轻对肠黏膜的刺激,防止肠出血等并发症。

第 9 节　结核性腹膜炎病人的护理

练 习 题

(一) 选择题

1. 结核性腹膜炎最多见的病理分型是

A. 粘连型　　　　　B. 渗出型

C. 干酪型　　　　　D. 混合型

E. 坏死型

2. 腹部揉面感见于

A. 结核性腹膜炎　　B. 溃疡性结肠炎

C. 急性胰腺炎　　　D. 化脓性腹膜炎

E. 胃穿孔

3. 结核性腹膜炎最主要的感染途径是

A. 血行播散　　　　B. 呼吸道播散

C. 淋巴结扩散　　　D. 经口感染

E. 腹腔内结核病灶直接蔓延

4. 病人,女性,25 岁,低热、盗汗、腹胀 3 个月,消瘦,闭经。查体:全腹膨隆,移动性浊音(+),腹水检查

示为渗出液,最可能的疾病是

A. 肝硬化失代偿期

B. 慢性肾小球肾炎

C. 结核性腹膜炎

D. 原发性肝癌腹膜腔转移

E. 输卵管结核

5. 结核性腹膜炎抗结核治疗原则是

A. 早期、适量、规律、全程

B. 早期、适量、规律、短期

C. 早期、适量、规律、间歇

D. 早期、半量、规律、全程

E. 早期、半量、规律、间歇

(二) 简答题

如何对结核性腹膜炎病人进行饮食、排便护理?

参 考 答 案

(一) 选择题

1~5　BAECA

(二) 简答题

答:①给予高热量、高蛋白、高维生素、易于消化的食物,如新鲜蔬菜、水果、鲜奶、肉类及蛋类等,保证营养摄入。②腹泻明显的病人应少吃乳制品、富含脂肪的食物及粗纤维食物,必要时遵医嘱给予止泻剂。③肠梗阻的病人应禁食,并给予完全胃肠外营养治疗。④注意维持水、电解质、酸碱平衡。⑤监测体重、血红蛋白水平,了解营养状况。

第 10 节　肠结核病人的护理

练 习 题

(一) 选择题

1. 肠结核最常见的感染途径是

A. 血行播散　　　　B. 直接蔓延

C. 淋巴结扩散　　　D. 经口感染

E. 经皮肤感染

2. 关于肠结核以下描述哪项错误

A. 主要继发于肺结核或体内其他部位结核病

B. 最常见的感染途径是结核菌经口感染侵犯肠道

C. 肠结核主要病变部位在回盲部

D. 溃疡型结核的主要表现是便秘

E. 溃疡型结核有长期发热

3. 梗阻型肠结核主要的临床症状是

A. 黏液脓血便　　　B. 里急后重

C. 便秘　　　　　　D. 鲜血便

E. 糊样便

4. 病人,女性,35 岁,反复下腹部疼痛、腹泻 3 个月,腹痛为脐周阵发性绞痛,大便 4～5 次/日,为糊状大便,无黏液,无脓血,无里急后重感。查体:右下腹扪及 4cm×4cm 肿块,质中等,较固定,轻压痛,肠鸣音亢进。该病人可能是

A. 溃疡型结肠炎　　B. 肠结核

C. 上消化道出血　　D. 结肠癌

E. 急性胃肠炎

(5～7 题共用题干)

病人,女性,52 岁。低热、腹痛、腹泻 5 个月,大便成糊状、无黏液及脓血,每日约 2-4 次。X 线钡剂检查

发现回盲部有跳跃征。对该病人的情况首先考虑

5. 最有可能是哪种疾病

A. 结肠癌　　　　　B. 肠结核

C. 溃疡性结肠炎　　D. 克罗恩病

E. 慢性细菌性痢疾为

6. 为明确诊断,应作以下哪项检查

A. 血常规　　　　　B. 腹平片

C. 结肠镜检查　　　D. 红细胞沉降率

E. 大便隐血试验

7. 治疗本病最关键的措施是

A. 纠正水、电解质与酸碱平衡紊乱

B. 手术治疗

C. 补充血容量

D. 抗结核治疗

E. 胃肠减压

(二) 简答题

肠结核辅助检查各有什么意义?

参 考 答 案

(一) 选择题

1～5　DDCBB　6～7　CD

(二) 简答题

答:结肠镜检查是首选检查,是本病诊断的重要

依据,具有确诊意义。X 线小肠钡剂造影对肠结核的诊断具有重要价值。红细胞沉降率明显增快,是肠结核活动的重要指标。溃疡型肠结核可有贫血及粪便隐血试验阳性。

第 11 节　慢性便秘病人的护理

练 习 题

(一) 选择题

1. 引起便秘的常见原因是

A. 肠易激综合征　　B. 全身系统性疾病

C. 先天性巨结肠　　D. 结肠肿瘤

E. 炎症性肠病

2. 有长期便秘史的老年人若突然发生肠梗阻症状,首先要考虑

A. 肠套叠　　　　　B. 粘连性肠梗阻

C. 麻痹性肠梗阻　　D. 蛔虫团梗阻

E. 乙状结肠扭转

3. 慢性便秘排便次数

A. 少于 1 次/日　　B. 少于 2 次/日

C. 少于 3 次/周　　D. 少于 4 次/周

E. 少于 5 次/周

4. 通过增加粪便中的水含量和固形物而起到通便作用的是

A. 刺激性泻剂　　　B. 润滑性泻剂

C. 渗透性泻剂　　　D. 盐类泻剂

E. 膨胀性泻剂

5. 预防便秘护理措施,一般不包括

A. 多吃含纤维素食物

B. 多喝水,少喝浓茶、咖啡等饮料

C. 鼓励长期服泻剂

D. 定时排便

E. 每日以顺时针方向按摩腹部

(二) 简答题

请简述便秘的饮食、排便护理。

参 考 答 案

(一) 选择题

1~5 AECEC

(二) 简答题

答：

(1) 鼓励病人多食富含粗纤维食物,是功能性便秘首选的治疗方法。

(2) 指导病人多饮水。少饮含咖啡因的饮料如浓茶、咖啡、可乐等。

(3) 养成定时排便习惯。①请病人即使无便意,也应坚持定时排便。②提供隐蔽环境排便,协助病人采取舒适有效的排便姿势,合理地利用重力和腹内压促进排便。③必要时对慢性便秘病人进行排便训练。

第 12 节 消化系统常用诊疗技术及护理

腹膜腔穿刺术

腹膜腔穿刺术(简称腹腔穿刺)是将穿刺针通过腹壁进入腹膜腔,用于诊断及治疗腹腔疾病。

【适应证】

1. 抽腹水做化验和病理检查,以协助诊断。

2. 大量腹水引起严重胸闷、气短时,适量放腹水缓解症状。

3. 行人工气腹作为诊断和治疗手段。

4. 腹腔内注射药物。

5. 进行诊断性穿刺,以明确腹腔内有无积脓、积血。

【禁忌证】

1. 严重肠胀气。

2. 妊娠。

3. 因既往手术或炎症使腹腔内有广泛粘连者。

4. 躁动、不能合作或有肝性脑病先兆。

【操作流程】

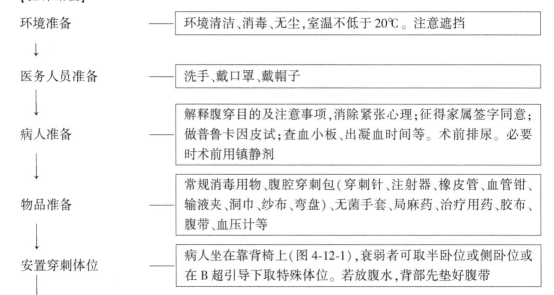

环境准备	——	环境清洁、消毒、无尘,室温不低于20℃。注意遮挡
↓		
医务人员准备	——	洗手、戴口罩、戴帽子
↓		
病人准备	——	解释腹穿目的及注意事项,消除紧张心理;征得家属签字同意;做普鲁卡因皮试;查血小板、出凝血时间等。术前排尿。必要时术前用镇静剂
↓		
物品准备	——	常规消毒用物、腹腔穿刺包(穿刺针、注射器、橡皮管、血管钳、输液夹、洞巾、纱布、弯盘)、无菌手套、局麻药、治疗用药、胶布、腹带、血压计等
↓		
安置穿刺体位	——	病人坐在靠背椅上(图4-12-1),衰弱者可取半卧位或侧卧位或在B超引导下取特殊体位。若放腹水,背部先垫好腹带
↓		

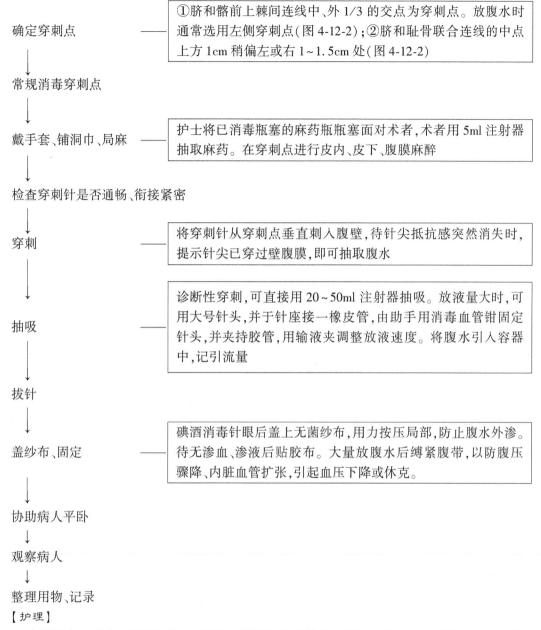

确定穿刺点 —— ①脐和髂前上棘间连线中、外 1/3 的交点为穿刺点。放腹水时通常选用左侧穿刺点(图 4-12-2);②脐和耻骨联合连线的中点上方 1cm 稍偏左或右 1~1.5cm 处(图 4-12-2)

常规消毒穿刺点

戴手套、铺洞巾、局麻 —— 护士将已消毒瓶塞的麻药瓶瓶塞面对术者,术者用 5ml 注射器抽取麻药。在穿刺点进行皮内、皮下、腹膜麻醉

检查穿刺针是否通畅、衔接紧密

穿刺 —— 将穿刺针从穿刺点垂直刺入腹壁,待针尖抵抗感突然消失时,提示针尖已穿过壁腹膜,即可抽取腹水

抽吸 —— 诊断性穿刺,可直接用 20~50ml 注射器抽吸。放液量大时,可用大号针头,并于针座接一橡皮管,由助手用消毒血管钳固定针头,并夹持胶管,用输液夹调整放液速度。将腹水引入容器中,记引流量

拔针

盖纱布、固定 —— 碘酒消毒针眼后盖上无菌纱布,用力按压局部,防止腹水外渗。待无渗血、渗液后贴胶布。大量放腹水后缚紧腹带,以防腹压骤降、内脏血管扩张,引起血压下降或休克。

协助病人平卧

观察病人

整理用物、记录

【护理】

1. 术前准备　向病人解释操作过程及注意事项,测量体重、腹围、生命体征。嘱病人排空膀胱。

2. 术中观察　大量放腹水,可导致病人水盐代谢失衡、血浆蛋白丢失,甚至发生虚脱、休克,诱发肝性脑病等。所以术中要严密观察生命体征、神志、面色、病人反应等,发现异常,及时通知医生,及时处理。注意记录腹水量、色、性质等。腹水培养接种应在床旁进行,每个培养瓶至少接种 10ml 腹水,及时送检腹水标本。

3. 术后护理　①防止心脑等重要脏器供血不足:术后缚紧腹带,防止腹穿后腹内压骤降,腹腔突然大量充血;术后平卧休息至少 8~12 小时。②观察术后并发症:注意有无腹胀、腹痛、肝性脑病的表现;观察穿刺点有无渗液;尿量是否减少;生命体征是否变化等。③了解放腹水效果:测量腹围、脉搏、血压,检查腹部体征等。

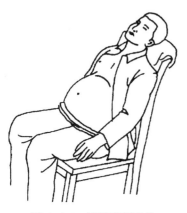

图 4-12-1　腹腔穿刺坐位

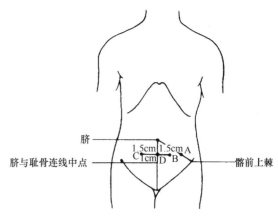

图 4-12-2　腹腔穿刺点

三腔二囊管压迫止血术

三腔二囊管是治疗食管-胃底静脉曲张破裂出血的方法之一。其基本结构是一个胃管带有一个食管气囊及一个胃气囊(图 4-12-3)。气囊充气后分别压迫胃底和食管下段而止血。

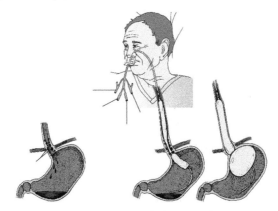

图 4-12-3　三腔二囊管压迫示意图

【适应证】

食管-胃底静脉曲张破裂出血病人。

【插管操作流程】

病人准备	——	向病人解释目的、配合事项
↓		
医务人员准备	——	洗手、戴口罩、戴帽子
↓		
检查管子	——	仔细检查三腔二囊管,确保胃管、食管囊管、胃囊管通畅并分别做好标记,检查气囊无漏气及测压后抽尽囊内气体,备用
↓		
消毒管子	——	用纱布包好三腔二囊管煮沸消毒
↓		

润滑管子

↓

服液状石蜡 10ml

↓

戴手套

↓

插管

↓

注气 ——— 插至 50~60cm 时,经检查确定管端已在胃内,向胃气囊注气 150~200ml,压力 50mmHg,封闭管口,外牵。若血不止,再向食管气囊注气 100ml,压力 40mmHg,牵拉、固定,必要时连接 0.5kg 沙袋牵拉、固定,沙袋距地面 30cm(图 4-12-4)。

↓

观察病人

↓

整理用物、记录

【护理】

①打气顺序:先胃囊,后食管囊。②放气顺序:先食管囊,后胃囊。③放气时间:每日放气 15~30 分钟。观察 24 小时,若仍无出血再拔管。④定时抽吸:抽吸胃内容物,观察出血是否停止;抽吸食管囊上积液,防止误吸。⑤防窒息:若病人突然呼吸困难,可能是食管囊上串,应立即剪断管子,放气、拔管,避免窒息。⑥拔管后:继续禁食 24 小时,若无出血,再给予流质食物。

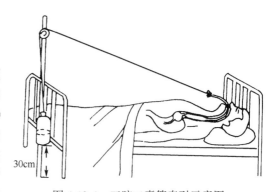

图 4-12-4 三腔二囊管牵引示意图

上消化道内镜检查术

上消化道内镜可分为食管镜、胃镜和十二指肠镜。食管镜主要用于食管以及贲门的检查,长度约 60cm。胃镜的长度一般为 90cm,可以到达十二指肠降部的近侧段,所以能够对十二指肠球部和降部近段进行观察。十二指肠镜的长度为 120cm,能到达十二指肠降部。临床上应用最广的是可以观察食管至十二指肠降部近段所有部位的全视镜,但该镜观察十二指肠球部近幽门处欠满意,不如十二指肠镜。

【适应证】

1. 有上消化道症状如咽下困难、胸骨后疼痛、烧灼、上腹不适等,需做检查以确诊者。

2. 不明原因的上消化道出血。

3. 胃、十二指肠良、恶性肿瘤的鉴别。

4. 溃疡病、萎缩性胃炎、癌前病变等的动态观察。

5. 需要内镜进行治疗者。

【禁忌证】

1. 有严重心、肺疾病如严重心律失常、哮喘发作期等。

2. 上消化道大量出血生命体征不平稳者。

3. 神志不清、精神失常,检查不能合作者。

4. 严重咽喉部疾患、腐蚀性食管炎、胃炎的急性期，以及明显主动脉瘤、严重颈胸段脊柱畸形等。

5. 严重凝血障碍。

6. 活动性肝炎。

7. 上消化道穿孔的急性期。

【操作流程】

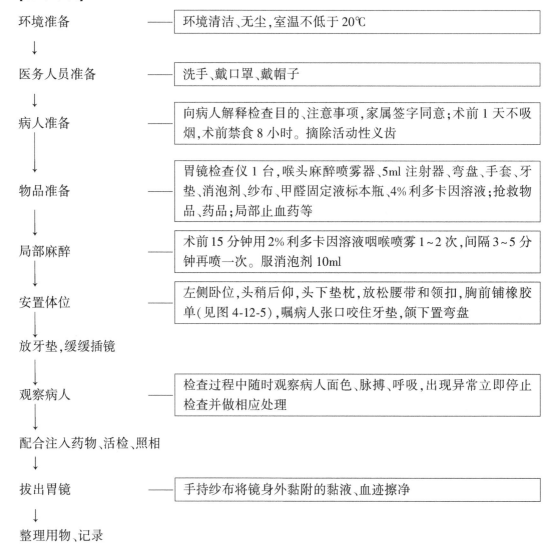

环境准备 —— 环境清洁、无尘，室温不低于20℃

↓

医务人员准备 —— 洗手、戴口罩、戴帽子

↓

病人准备 —— 向病人解释检查目的、注意事项，家属签字同意；术前1天不吸烟，术前禁食8小时。摘除活动性义齿

↓

物品准备 —— 胃镜检查仪1台，喉头麻醉喷雾器、5ml注射器、弯盘、手套、牙垫、消泡剂、纱布、甲醛固定液标本瓶、4%利多卡因溶液；抢救物品、药品；局部止血药等

↓

局部麻醉 —— 术前15分钟用2%利多卡因溶液咽喉喷雾1~2次，间隔3~5分钟再喷一次。服消泡剂10ml

安置体位 —— 左侧卧位，头稍后仰，头下垫枕，放松腰带和领扣，胸前铺橡胶单（见图4-12-5），嘱病人张口咬住牙垫，颌下置弯盘

↓

放牙垫，缓缓插镜

↓

观察病人 —— 检查过程中随时观察病人面色、脉搏、呼吸，出现异常立即停止检查并做相应处理

↓

配合注入药物、活检、照相

↓

拔出胃镜 —— 手持纱布将镜身外黏附的黏液、血迹擦净

↓

整理用物、记录

【护理】

1. 配合医生进行检查　当镜头通过幽门，进入十二指肠降段，反转镜身观察胃角及胃底时可引起病人较明显不适及恶心、呕吐，此时护士应适时做些解释工作，嘱病人深呼吸、肌肉放松；当镜面被黏液血迹、食物遮挡时，应注水冲洗；当观察到某处显著病变时，一般先摄影，再取活组织送病理检查、幽门螺杆菌检测等。

2. 术后饮食　术后咽喉部麻醉作用尚未消退，嘱其不要吞咽唾液，以免呛咳。术后2小时，若麻醉作用消失、无麻木感后可先饮水，若无呛咳可进食。当日饮食以流质、半流质为宜。

3. 术后不适　少数病人检查后出现咽痛、咽喉部异物感，嘱病人不要用力咳嗽，以免损伤咽喉部黏膜。术后病人若有腹痛、腹胀，可进行按摩，促进排气，减轻症状。检查后数日内严密观察、及时发现和处理可能出现的并发症,如麻醉意外、消化道出血、消化道穿孔等。

4. 消毒器械 对内镜及有关器械彻底清洁、消毒,避免交叉感染,并妥善保管。

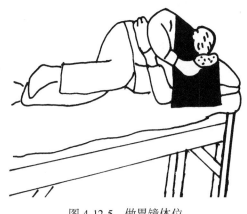

图 4-12-5 做胃镜体位

结肠镜检查术

结肠镜检查可分为乙状结肠镜及全结肠镜检查,前者检查肛门至乙状结肠 60cm 范围内的病变,后者则可检查到回盲部甚至末段回肠,协助下消化道疾病的诊断与治疗。

【适应证】

1. 不明原因的下消化道出血。

2. 不明原因的慢性腹痛、腹泻或便秘。

3. 不明原因的低位肠梗阻。

4. 大肠或回肠末端肿瘤的诊断。

5. 大肠息肉、肿瘤、出血等病变需做肠镜下治疗。

6. 大肠癌普查。

【禁忌证】

1. 妊娠期女性。

2. 急性弥漫性腹膜炎及腹腔脏器穿孔。

3. 大肠炎症急性活动期。

4. 急性憩室炎。

5. 近期发作过心肌梗死或心力衰竭。

6. 肠道大出血,且血压不稳定。

7. 高热、身体极度衰竭者。

8. 女性月经期或肠道准备不完全者。

【操作流程】

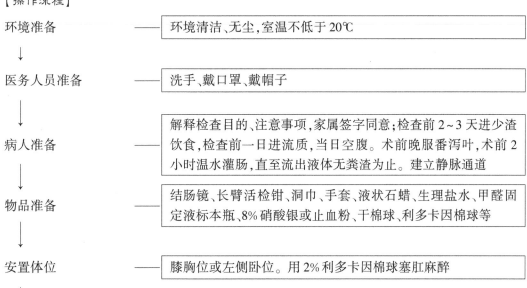

环境准备	——	环境清洁、无尘,室温不低于20℃
↓		
医务人员准备	——	洗手、戴口罩、戴帽子
↓		
病人准备	——	解释检查目的、注意事项,家属签字同意;检查前 2~3 天进少渣饮食,检查前一日进流质,当日空腹。术前晚服番泻叶,术前 2 小时温水灌肠,直至流出液体无粪渣为止。建立静脉通道
物品准备	——	结肠镜、长臂活检钳、洞巾、手套、液状石蜡、生理盐水、甲醛固定液标本瓶、8% 硝酸银或止血粉、干棉球、利多卡因棉球等
↓		
安置体位	——	膝胸位或左侧卧位。用 2% 利多卡因棉球塞肛麻醉
↓		

直肠指诊

↓

铺洞巾、戴手套

↓

润滑结肠镜

↓

插结肠镜

↓

观察病人 ——— 检查过程中随时观察病人面色、脉搏、呼吸,注意有无腹痛等异常情况。发现异常立即停止检查并做相应处理

↓

配合活检

↓

拔出结肠镜

↓

整理用物、记录

【护理】

1. 必要时术前用药　根据医嘱在检查前半小时给病人肌内注射阿托品、地西泮等。有青光眼或明显前列腺肥大者忌用阿托品。

2. 术后护理

(1) 观察:检查后询问病人腹胀、腹痛、排便、黑便、腹膜刺激征情况,若腹胀明显者,可行内镜下排气。腹痛未缓解或排血便者,应留院观察。密切观察生命体征,若发现有剧烈腹痛、腹胀、面色苍白、心率或脉率增快、血压下降、大便次数增多,呈黑色或红色,提示并发肠出血、肠穿孔,应及时报告医生,协助处理。

(2) 卧床休息,做好肛门清洁护理。

(3) 给予少渣饮食3天,注意粪便颜色,必要时连续做3次大便隐血试验,以了解有无活动性出血。

(4) 做好内镜消毒工作,避免交叉感染,妥善保存内镜。

【比较】

上消化道内镜和结肠镜位置比较见图4-12-6。

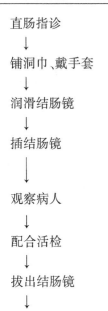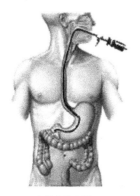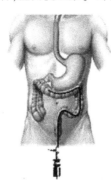

上消化道内镜　　　　　结肠镜

图4-12-6　上消化道内镜和结肠镜位置比较

(庄光群　方　欣)

第5章 泌尿系统疾病病人的护理

第1节 泌尿系统基础知识

练 习 题

（一）选择题

1. 下列指标中较早期反应肾小球滤过功能的是

A. 内生肌酐清除率　　B. 血尿素氮

C. 血肌酐　　　　　　D. 血尿酸

E. 血总蛋白

2. 肾炎性水肿一般先发生的部位是

A. 双下肢　　　　　　B. 胸腔

C. 骶尾部　　　　　　D. 眼睑及面部

E. 腹腔

3. 蛋白尿是指24小时尿蛋白定量超过

A. 150mg　　　　　　B. 1g

C. 3.5g　　　　　　　D. 1mg

E. 3.5mg

（二）简答题

1. 请用箭头图简述尿液生成及排出所经过的解剖结构。

2. 什么是多尿、少尿及无尿?

参 考 答 案

（一）选择题

1~3　ADA

（二）简答题

1. 答:血液→入球小动脉→肾小球→肾小囊→近端小管→细段→远端小管→集合管→肾乳头→肾小盏→肾大盏→肾盂→输尿管→膀胱→尿道

2. 答:多尿指尿量超过2500ml/d;少尿指尿量少于400ml/d;无尿指尿量少于100ml/d。

第2节 肾小球肾炎病人的护理

慢性肾小球肾炎病人的护理

一、实践指导

▲实训5-2-1

【实践目的】　帮助学生掌握慢性肾炎的诱因。

【实践地点】　社区门诊。

【实践内容】　慢性肾炎的诱因。

【实践用物】　无特殊要求。

【实践方法】　模拟情境:慢性肾炎病人到社区门诊咨询如何避免诱因问题。

*参考情境

病人:护士,我今天早晨拉肚子,我爱人说他上次拉肚子口服庆大霉素效果很好,让我也口服庆大霉素。我是慢性肾炎病人,医生说不能乱用药,所以我就来问您,我能不能口服庆大霉素?

护士:庆大霉素是肾毒性药物,您最好不要用。您挂个号看病,告诉医生您是慢性肾炎病人,请他酌情给您治疗。

病人:好。

护士:除了避免用肾毒性药物,您还要注意避免感染、劳累、受凉、妊娠、高蛋白饮食等其他慢性肾炎的诱因。

病人:谢谢!

护士:不客气!

实训5-2-2

【实践目的】 帮助学生掌握慢性肾炎和急性肾炎临床表现及特点。

【实践地点】 教室。

【实践内容】 慢性肾炎和急性肾炎临床表现及特点。

【实践用物】 慢性肾炎、急性肾炎连线图(图5-2-1)。

图5-2-1 慢性肾炎、急性肾炎临床表现连线图

【实践方法】 连线。

*参考答案:见图5-2-2

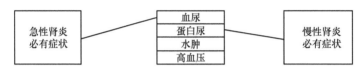

图5-2-2 慢性肾炎、急性肾炎临床表现连线结果图

▲实训5-2-3

【实践目的】 训练学生掌握慢性肾炎的饮食护理。

【实践地点】 模拟病房。

【实践内容】 慢性肾炎的饮食护理。

【实践用物】 无特殊要求。

【实践方法】 讨论:慢性肾炎的饮食护理。

*参考情境

教师:慢性肾炎的饮食护理有哪些特殊要求?

学生甲:低蛋白、低磷饮食。

学生乙:控制脂肪摄入。

学生丙:有水肿、高血压时给予低盐限水饮食。

教师:很好,还要注意补充热量,保持大便通畅,戒烟酒。

二、练习题

(一)选择题

1. 慢性肾小球肾炎发病起始因素是
　　A. 细菌性炎症　　　B. 病毒性炎症
　　C. 免疫介导性炎症　D. 非免疫非炎症因素
　　E. 免疫炎症因素

2. 慢性肾小球肾炎病情进展中起重要作用的是
　　A. 细菌性炎症　　　B. 病毒性炎症
　　C. 免疫介导性炎症　D. 非免疫非炎症因素
　　E. 免疫炎症因素

3. 慢性肾小球肾炎肾小球"三高"指

A. 高水肿、高血压、高滤过

B. 高水肿、高压力、高滤过

C. 高蛋白、高血脂、高血糖

D. 高灌注、高压力、高滤过

E. 高灌注、高血脂、高滤过

4. 慢性肾小球肾炎基本表现是

A. 蛋白尿　　　　　B. 血尿

C. 水肿　　　　　　D. 高血压

E. 以上均是

5. 慢性肾小球肾炎必有表现是

A. 蛋白尿　　　　　B. 血尿

C. 水肿　　　　　　D. 高血压

E. 以上均是

6. 下列不符合慢性肾炎临床表现的描述是

A. 早期可无任何症状

B. 肾功能一定有异常

C. 出现蛋白尿、血尿

D. 肾功能逐渐恶化，最后进入肾衰竭

E. 肾脏的病理类型是决定肾功能进展快慢的重要因素

7. B超显示慢性肾小球肾炎的肾脏一般为

A. 对称性缩小　　　B. 不对称缩小

C. 对称性增大　　　D. 不对称性增大

E. 不会有形状改变

8. 病人，女性，48岁。有乏力、食欲减退、血尿、蛋白尿3年，经治疗症状有所改善，近几天受凉后发生呼吸道感染，伴眼睑、颜面水肿，蛋白尿（＋～＋＋），镜下血尿，血压170/90mmHg，Hb 80g/L，夜尿增多，该病人可能患了

A. 慢性肾小球肾炎　B. 糖尿病肾病

C. 狼疮肾炎　　　　D. 高血压肾病

E. 梗阻性肾病

9. 慢性肾小球肾炎控制高血压首选

A. 利尿剂　　　　　B. ACEI

C. β受体阻滞剂　　D. 钙通道阻滞剂

E. 直接血管扩张剂

10. 以下哪项不是ACEI的作用机制

A. 降血压作用　　　B. 减少蛋白尿

C. 预防低钾血症　　D. 延缓肾功能恶化

E. 减轻肾小球"三高"状态

11. 慢性肾炎病人不宜给予高蛋白高磷饮食的治疗目的是

A. 减轻肾性水肿　　B. 控制高血压

C. 预防低钾血症　　D. 预防高钠血症

E. 减轻肾小球"三高"状态

12. 病人，女性，25岁。有蛋白尿、血尿、颜面水肿3年。3天前因劳累症状加重。体检：T 36.8℃，P 78次/分，R 18次/分，BP 150/100mmHg，面色苍白，颜面浮肿，双下肢凹陷性水肿。尿常规：尿蛋白（＋＋）、红细胞（＋＋）。血常规：红细胞 $3.0×10^{12}$/L，血红蛋白90g/L。对该病人的健康指导正确的是

A. 嘱病人预防呼吸道感染

B. 多喝水

C. 饮食无特殊要求

D. 应高蛋白饮食

E. 每周测血压1次

（13～15题共用题干）

病人，男性，68岁。反复血尿、蛋白尿2年，4天前因劳累后感觉乏力加重、食欲减退更明显，眼睑、颜面水肿更严重，蛋白尿（＋～＋＋），有镜下血尿，Scr100μmol/L，血压160/100mmHg，诊断为慢性肾小球肾炎

13. 导致该病人病情恶化的主要诱因是

A. 感染　　　　　　B. 劳累

C. 受凉　　　　　　D. 用肾毒性药物

E. 高蛋白饮食

14. 下列针对该病人的护理措施错误的是

A. 适当限制蛋白质的摄入

B. 尽量给予优质蛋白饮食

C. 遵医嘱使用卡托普利控制血压

D. 限制食盐的摄入

E. 尽量多给予植物蛋白饮食

15. 针对该病的治疗下列描述正确的是

A. 以消除蛋白尿为目标

B. 以消除血尿为目标

C. 以延缓肾功能进行性恶化为目标

D. 首选糖皮质激素

E. 首选细胞毒药物

（二）简答题

1. 简述如何指导慢性肾炎病人避免加重肾脏损害的因素？

2. 简述慢性肾炎发病机制中"免疫介导性炎症"与"非免疫非炎症"的关系。

3. 慢性肾炎都有明显的临床表现吗？

4. 肾炎性水肿与心源性水肿的水肿部位有什么区别？

5. 为什么控制高血压和减少尿蛋白是延缓病情进展的重要环节？

参 考 答 案

（一）选择题

1～5　CDDEA　6～10　BAABC　11～15　EA-BEC

（二）简答题

1. 答：①预防感染：感染是加重肾脏损害的重要原因，其中呼吸道感染是最常见的原因。②避免应用对肾脏有损害的药物：如氨基糖苷类（链霉素、庆大霉素、卡那霉素等）、磺胺类等药物。③其他：避免劳累、受凉、高血压、妊娠、高植物蛋白饮食、高脂高磷饮食等。

2. 答：免疫介导性炎症为本病起始因素，非免疫非炎症因素在疾病后期参与，并起重要作用。

3. 答：部分病人没有明显的临床表现。

4. 答：肾炎性水肿多从眼睑、颜面部等组织疏松部位开始，心源性水肿多从身体下垂部位如下肢开始。

5. 答：肾小球"三高"在本病病情进展中起着重要作用。控制高血压和减少尿蛋白可以减轻肾小球"三高"。

急性肾小球肾炎病人的护理

练 习 题

（一）选择题

1. 急性肾炎是常发生于_____感染之后免疫反应的结果

A. β-溶血性链球菌（A 组）

B. β-溶血性链球菌（B 组）

C. β-溶血性链球菌（C 组）

D. β-溶血性链球菌（D 组）

E. β-溶血性链球菌（E 组）

2. 急性肾炎发病前常有前驱感染，潜伏期为

A. 1～3 周　　　　B. 2～6 周

C. 3～8 周　　　　D. 2～3 个月

E. 3～4 个月

3. 下列不符合急性肾炎临床表现的是

A. 轻度凹陷性水肿

B. 起病初期血清补体正常

C. 轻中度蛋白尿

D. 一过性高血压

E. 肉眼血尿

4. 急性肾炎病人必有

A. 血尿、蛋白尿　　B. 蛋白尿、高血压

C. 蛋白尿、水肿　　D. 血尿

E. 高血压、血肌酐升高

5. 急性肾炎病人几乎均有

A. 血尿、蛋白尿

B. 蛋白尿、高血压

C. 蛋白尿、水肿

D. 血清补体下降

E. 高血压、血肌酐升高

6. 急性肾炎治疗原则为

A. 以休息、对症治疗为主

B. 以使用激素治疗为主

C. 使用细胞毒药物为主

D. 以防止或延缓肾功能减退及改善症状为主

E. 透析治疗及血浆置换为主

（7～10 题共用题干）

病人，男性，51 岁。近日受凉后，出现乏力、恶心、颜面水肿，测血压 180/100mmHg，可见肉眼血尿，疑为急性肾小球肾炎，需留 12 小时尿作艾迪计数。

7. 为了防止尿液久放变质，应在尿液中加入

A. 甲醛　　　　　　B. 稀盐酸

C. 浓盐酸　　　　　D. 乙烯雌酚

E. 乙醛

8. 正确的留取尿液方法是

A. 晨起 7 时开始留尿，至晚 7 时弃去最后 1 次尿

B. 晨起 7 时排空膀胱，弃去尿液，开始留尿，至晚 7 时弃去最后 1 次尿

C. 晚 7 时排空膀胱，弃去尿液，开始留尿，至次日晨 7 时弃去最后 1 次尿

D. 晚 7 时排空膀胱，弃去尿液，开始留尿，至次日晨 7 时留取最后 1 次尿

E. 任意留取连续的 12 小时尿均可

9. 留尿过程中病人出现头晕、视物模糊，应立即采取的措施是

A. 协助病人饮水

B. 协助病人进食

C. 让病人自由活动

D. 协助病人休息,预防摔伤

E. 报告医生

10. 为进一步明确肾功能情况,采血查尿素氮。正确的做法是

A. 采集量一般为 10ml

B. 用抗凝试管

C. 从输液针头处取血

D. 晨起饮牛奶后再采血

E. 采血前需禁食

（二）简答题

1. 急性肾炎发病与什么细菌感染有关?

2. 急性肾炎是细菌性疾病吗?

3. 为什么本病不主张应用糖皮质激素及细胞毒药物?

4. 本病有特异性治疗吗?

参 考 答 案

（一）选择题

1~5　AABDD　6~10　AADDE

（二）简答题

1. 答:与 β-溶血性链球菌(常见为 A 组)感染有关。

2. 答:急性肾炎不是细菌性疾病。是 β-溶血性链球菌(常见为 A 组)感染后 1~3 周引起的免疫性疾病。

3. 答:本病为自限性疾病,过度用药反而会导致不良反应。

4. 答:没有。本病以卧床休息、对症治疗为主。

第 3 节　肾病综合征病人的护理

一、实 践 指 导

▲**实训 5-3-1**

【实践目的】　帮助学生掌握肾病综合征的临床表现。

【实践地点】　教室。

【实践内容】　肾病综合征的临床表现。

【实践用物】　肾病综合征临床表现连线图(图 5-3-1)。

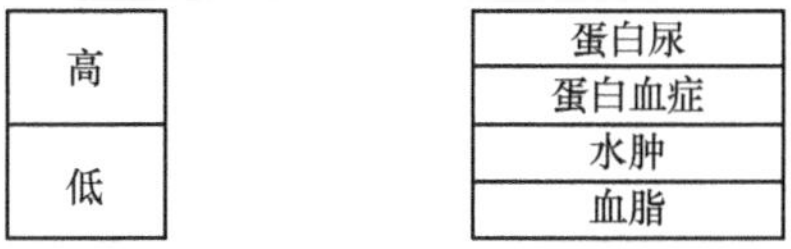

高		蛋白尿
		蛋白血症
低		水肿
		血脂

图 5-3-1　肾病综合征临床表现连线图

【实践方法】　连线。

*参考答案:见图 5-3-2。

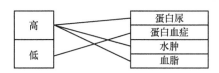

图 5-3-2　肾病综合征临床表现连线结果图

实训 5-3-2

【实践目的】 帮助学生掌握肾病综合征的饮食护理。

【实践地点】 模拟病房。

【实践内容】 肾病综合征的饮食护理。

【实践用物】 无特殊要求。

【实践方法】 讨论：肾病综合征的饮食护理。

❋参考情境

教师：肾病综合征的饮食护理有哪些特殊要求？

学生甲：适量蛋白质饮食。

教师：肾病综合征病人有低蛋白血症，为什么不给高蛋白饮食？

学生甲：因为会增加肾小球高滤过，促使肾脏病变进展。

学生乙：还要给予低脂肪、适量糖类及富含维生素、铁、钙的饮食。

教师：很好，还要注意多食富含纤维素（燕麦、米糠、豆类等）的饮食，促进排便。戒烟酒。

二、练习题

（一）选择题

1. 肾病综合征大量蛋白尿的原因是

A. 肾小球滤过膜通透性增加

B. 血浆胶体渗透压下降

C. 肾功能下降

D. 尿量增加

E. 感染

2. 病人，男性，30 岁。因尿蛋白（＋＋＋），下肢水肿入院，查血胆固醇升高，血白蛋白 23g/L，诊断肾病综合征，引起其水肿最主要的因素为

A. 肾小球滤过率下降

B. 血浆胶体渗透压下降

C. 继发性醛固酮增多

D. 抗利尿激素增多

E. 全身毛细血管扩张

3. 病人，男性，22 岁。患肾病综合征，尿蛋白（＋＋＋＋），全身水肿 1 个月，测血压 155/95mmHg。其蛋白尿的主要原因是

A. 肾小球滤过膜通透性增高

B. 肾小管内皮细胞通透性增高

C. 肾小管受刺激后产生的蛋白尿

D. 肾小管代谢产生的蛋白质渗入尿液

E. 肾小管对蛋白质重吸收能力未变

4. 肾病综合征"三高一低"指

A. 大量蛋白尿、低白蛋白血症、高度水肿、高脂血症

B. 大量管型尿、低白蛋白血症、高度水肿、高脂血症

C. 大量细胞尿、低白蛋白血症、高度水肿、高脂血症

D. 大量蛋白尿、低白蛋白血症、高度水肿、高糖血症

E. 大量蛋白尿、低白蛋白血症、高度水肿、高磷血症

5. 肾病综合征水肿特点是

A. 多从下肢部位开始

B. 眼睑、面部水肿为主

C. 与肾炎性水肿特点一致

D. 无胸腹水发生

E. 水肿一般不严重

6. 下列哪项是肾病综合征最常见的并发症

A. 血栓及栓塞　　B. 动脉粥样硬化

C. 肾功能不全　　D. 感染

E. 心绞痛、心肌梗死

7. 肾病综合征 24 小时尿蛋白定量测定

A. >2.0g/d　　　　B. >2.5g/d

C. >3.0g/d　　　　D. >3.5g/d

E. >4.0g/d

8. 肾病综合征血浆白蛋白低于

A. 10g/L　　　　　B. 20g/L

C. 30g/L　　　　　D. 40g/L

E. 50g/L

9. 病人，男性，14 岁。因全身高度水肿、蛋白尿收入院。查尿蛋白（＋＋＋），胆固醇轻度升高，血清蛋白 20g/L，目前首优护理问题是

A. 营养失调：高于机体需要量

B. 潜在并发症：药物副作用

C. 有感染的危险

D. 体液过多

E. 焦虑

10. 目前治疗肾病综合征的首选药物是

    A. 糖皮质激素   B. 雄激素

    C. 免疫抑制剂   D. 抗生素

    E. 非甾体类抗炎药

11. 病人,男性,26 岁。因双下肢轻度水肿,尿蛋白(+++)入院。查血清蛋白 20g/L,诊断肾病综合征,用泼尼松 60mg/d 治疗。2 个月后尿蛋白仍为(++++)。下一步治疗方案是

    A. 激素+吲哚美辛   B. 加大激素用量

    C. 激素+双嘧达莫   D. 激素+环磷酰胺

    E. 继续延长疗程

12. 病人,男性,19 岁。全身高度水肿,尿少,尿蛋白(++++),血浆白蛋白 14g/L。诊断肾病综合征,下列哪项是首选的治疗药物

    A. 环孢素 A   B. 泼尼松

    C. 长春新碱   D. 安西他滨

    E. 阿霉素

13. 大量蛋白尿,肾功能正常者给予

    A. 高蛋白饮食   B. 低蛋白饮食

    C. 高蛋白低盐饮食   D. 低蛋白低盐饮食

    E. 正常蛋白饮食

14. 水肿、大量蛋白尿、肾功能正常者给予

    A. 高蛋白饮食   B. 低蛋白饮食

    C. 高蛋白低盐饮食   D. 低蛋白低盐饮食

    E. 正常蛋白低盐饮食

(15~17 题共用题干)

病人,男性,40 岁。水肿、尿少 1 个月。查体:全身水肿明显,血压 90/60mmHg,尿蛋白定量 4g/d,血浆白蛋白 20g/L,尿红细胞 1~2 个/HP

15. 以上资料中,诊断肾病综合征必需的指标是

    A. 水肿   B. 少尿

    C. 尿蛋白定量 4g/d   D. 血浆白蛋白 20g/L

    E. C 和 D 都是

16. 要做出病理诊断,需进行

    A. 血常规检查   B. CT 检查

    C. 肾脏活检   D. 中段尿培养

    E. 血脂检查

17. 此病治疗药物暂不考虑的是

    A. 糖皮质激素   B. 氢氯噻嗪

    C. 呋塞米   D. 环孢素

    E. 氨苯蝶啶

(二)简答题

1. 肾病综合征的并发症有哪些?其中最常见的并发症是什么?

2. 为什么肾病综合征病人有低白蛋白血症却不能给予高蛋白饮食?

参 考 答 案

(一)选择题

1~5 BBAAA 6~10 DDCDA

11~15 DBEEE 16~17 CD

(二)简答题

1. 答:①感染。②血栓及栓塞。③心血管病变:动脉粥样硬化、冠心病等。④急性肾衰竭。感染。

2. 答:因为高蛋白饮食增加肾小球滤过,加重蛋白尿并促进肾脏病变进展,故目前一般不主张给予高蛋白饮食。

第 4 节 慢性肾衰竭病人的护理

一、实 践 指 导

▲实训 5-4-1

【实践目的】 帮助学生熟悉慢性肾衰竭临床表现。

【实践地点】 教室。

【实践内容】 慢性肾衰竭临床表现。

【实践用物】 教材、文具用品等。

【实践方法】 将慢性肾衰竭临床表现汇总、列表。

*参考答案:见表 5-4-1。

表 5-4-1　慢性肾衰竭临床表现汇总表

各系统损害表现	胃肠道表现、心血管系统表现、血液系统表现、神经肌肉系统表现、皮肤表现、呼吸系统表现、泌尿系统表现、肾性骨病、内分泌代谢紊乱
代谢紊乱表现	代谢性酸中毒、水钠代谢紊乱、钾代谢紊乱、钙磷代谢紊乱、镁代谢紊乱、蛋白质代谢紊乱、糖代谢紊乱、脂肪代谢紊乱、维生素代谢紊乱

实训 5-4-2

【实践目的】　训练学生掌握防止或延缓肾功能进行性恶化的治疗方法。

【实践地点】　模拟病房。

【实践内容】　防止或延缓肾功能进行性恶化的治疗方法。

【实践用物】　无特殊要求。

【实践方法】　讨论:防止或延缓肾功能进行性恶化的治疗方法。

＊参考情境

教师:防止或延缓肾功能进行性恶化的治疗方法有哪些?

学生甲:控制高血压、减少尿蛋白。

学生乙:控制高血糖、高血脂。

学生丙:慎重用药。

教师:同学们讲得非常好。控制高血压、减少尿蛋白首选什么药?

学生甲:首选 ACEI 或 ARB。

实训 5-4-3

【实践目的】　帮助学生掌握慢性肾衰竭低蛋白饮食。

【实践地点】　模拟病房。

【实践内容】　慢性肾衰竭低蛋白饮食。

【实践用物】　就餐用具。

【实践方法】　模拟情境:慢性肾衰竭病人就餐,护士进行饮食指导。

＊参考情境

(慢性肾衰竭病人小吴在就餐)

护士:小吴,在吃早餐啊?

小吴:是的。这个马鞍山采石矶豆腐干很好吃,您尝一尝。

护士:谢谢,我不尝。小吴,您是慢性肾衰竭病人最好不要吃豆制品,因为豆制品属于植物蛋白,含非必需氨基酸较多,容易增加肾脏负担,使肾脏病病情加重。

小吴:好,我现在就不吃豆腐干了。

(第二天早晨,小吴在就餐)

护士:小吴,在吃早餐啊?

小吴:是的。今天我没吃豆腐干,我吃豆腐卤,行吧?

护士:豆腐卤也是豆制品啊,您也不宜吃啊。

小吴:是啊,我怎么就没想起来豆腐卤也是豆制品啊。

二、练　习　题

（一）选择题

1. 当慢性肾衰病人内生肌酐清除率低于 10ml/min 时处于

A. 肾功能代偿期

B. 肾功能失代偿期

C. 肾功能衰竭期

D. 尿毒症期

E. 氮质血症期

2. 导致慢性肾衰渐进发展的危险因素一般不包括

A. 高血糖　　　　　B. 高血压

C. 蛋白尿　　　　　D. 低蛋白血症

E. 血容量不足

3. 导致慢性肾衰急性加重的危险因素一般不包括

A. 吸烟

B. 血压过高

C. 肾毒性药物

D. 水、电解质、酸碱平衡紊乱

E. 严重感染

4. 尿毒症最早、最突出的表现是

A. 尿量减少　　　　B. 疲乏无力

C. 食欲减退　　　　D. 贫血

E. 血压升高

5. 病人，女性，55 岁。因尿毒症收入院。其必有症状是

A. 高血钾　　　　　B. 代谢性酸中毒

C. 氮质血症　　　　D. 神经症状

E. 贫血

6. 病人，男性，58 岁。近年来反复血尿、蛋白尿，测血压 180/110mmHg，血肌酐 404μmol/L，诊断慢性肾衰竭。该病人发生贫血的主要原因是

A. 肾脏产生 EPO 减少

B. 造血原料缺乏

C. 血液透析过程失血

D. 红细胞寿命缩短

E. 骨髓抑制

7. 病人，女性，慢性肾衰竭 4 年，今日患者主诉胸闷、呼吸苦难、咳嗽，不能平卧。体检发现双肺满布湿啰音，该患者最可能发生了

A. 肺炎　　　　　　B. 胸膜炎

C. 急性左心衰　　　D. 心包积液

E. 动脉粥样硬化

8. 病人，女性，尿毒症患者，今日食欲减退、尿量减少，查血钾 9.8mmol/L，此时最主要的危害是可突然发生

A. 水肿　　　　　　B. 高血压

C. 急性心衰　　　　D. 呼吸衰竭

E. 心脏骤停

9. 慢性肾衰竭时常有的水与电解质紊乱表现为

A. 代谢性酸中毒，低血磷和低钙血症

B. 代谢性碱中毒，低血钾和低氯血症

C. 代谢性酸中毒，高血磷和低钙血症

D. 代谢性酸中毒，高血钾和低镁血症

E. 代谢性碱中毒，高血钾和低镁血症

10. 下列关于慢性肾衰竭的肾功能检查结果不正确的是

A. 血肌酐升高

B. 血尿素氮升高

C. 内生肌酐清除率下降

D. 血肌酐下降

E. 尿比重降低

11. 病人，男性，42 岁。慢性肾衰 3 年，查尿蛋白（++），血肌酐 408μmol/L，呼吸深大，pH 7.30，病人出现的酸碱平衡紊乱为

A. 呼吸性酸中毒　　B. 呼吸性碱中毒

C. 代谢性酸中毒　　D. 代谢性碱中毒

E. 混合性酸中毒

12. 病人，女性，59 岁，肾衰竭 2 年，近日因受凉出现恶心，腹部不适，Scr360μmol/L，血 WBC11×10⁹/L，血钾 3.8mmol/L，尿蛋白（+），尿沉渣有红细胞、白细胞管型，尿比重 1.012，下列指标中最能反映肾功能不全的尿液指标是

A. 血尿　　　　　　B. 蛋白尿

C. 尿比重　　　　　D. 尿红细胞管型

E. 尿白细胞管型

13. 以下属于保钾利尿剂的是

A. 呋塞米　　　　　B. 氢氯噻嗪

C. 螺内酯　　　　　D. 甘露醇

E. 环戊噻嗪

14. 病人，男性，60 岁，慢性肾衰竭尿毒症期，以下哪项指标异常需首先处理

A. Hb 55g/L　　　　B. BUN 40mmol/L

C. 血钾 7.2mmol/L　D. Cr 445μmol/L

E. CO$_2$CP18mmol/L

15. 病人，男性，76 岁。慢性肾小球肾炎 3 年，近 3 天有夜间阵发性呼吸困难，血压 168/90mmHg，两肺底湿啰音，心率 100 次/分，双下肢水肿，血肌酐 750μmol/L。此时最宜采取的治疗措施是

A. 积极补充血容量

B. 5% 碳酸氢钠 250ml 静脉滴注

C. 腹膜透析

D. 血液透析

E. 利尿、扩血管治疗

16. 防止或延缓肾功能进行性恶化措施一般不包括

A. 控制高血压

B. 减少尿蛋白

C. 控制高血糖、高血脂

D. 慎重用药

E. 吸氧

17. 以下高钾饮食不包括

A. 橘子、香蕉   B. 白菜、青萝卜

C. 梨、桃   D. 白萝卜、芹菜

E. 榨菜

18. 纠正高钾血症措施不包括

A. 10%葡萄糖酸钙溶液缓慢静脉注射

B. 给予保钾利尿剂

C. 5%碳酸氢钠溶液静脉滴注

D. 葡萄糖-胰岛素溶液缓慢静脉滴注

E. 血液透析

19. 关于尿毒症病人的护理措施下列哪项欠妥

A. 适当加强营养

B. 可肌内注射促红细胞生成素

C. 必须输血时最好输库存血

D. 避免过度活动,防止诱发出血

E. 加强口腔护理

20. 关于慢性肾衰竭病人的饮食护理,不正确的是

A. 低热量饮食   B. 低优质蛋白质饮食

C. 足够维生素   D. 限制高磷饮食

E. 高钙饮食

21. 关于慢性肾衰竭病人的饮食护理,正确的是

A. 加用必需氨基酸或 α-酮酸

B. 高优质蛋白质饮食

C. 高脂饮食

D. 高磷饮食

E. 低钙饮食

22. 病人,男性,48 岁,诊断慢性肾衰竭,每日给予入量为前一日液体出量+非显性失液量(500ml)。非显性失液量是指

A. 尿量   B. 呕吐物液量

C. 粪便液量   D. 呼吸、皮肤蒸发的水分

E. 人体代谢所需水分

(23~24 题共用题干)

病人,男性,54 岁。患慢性肾小球肾炎 2 年,近日因感冒发热,病情加重,血压 170/100mmHg。肌酐 390μmol/L,诊断为慢性肾衰竭收住院。

23. 下列为病人提供的饮食正确的是

A. 优质高蛋白饮食

B. 优质低蛋白饮食

C. 高脂肪饮食

D. 丰富的含钾食物

E. 植物蛋白饮食

24. 下列护理措施错误的是

A. 注意监测病人血压

B. 介绍饮食治疗的意义

C. 嘱病人加强锻炼

D. 指导患者避免使用肾毒性药物

E. 为避免感染,尽量减少不必要探视

(25~27 题共用题干)

病人,女性,48 岁,慢性肾小球肾炎 8 年,高血压 3 年,近 1 个月来食欲下降,精神委靡,疲乏,且常出现鼻出血,1 天前发现大便颜色黑亮似柏油样,门诊检查,肾功能检查示血肌酐 790μmol/L,血尿素氮 8.8mmol/L。

25. 该病人处于慢性肾衰竭的

A. 肾功能代偿期   B. 肾功能失代偿期

C. 肾衰竭期   D. 尿毒症期

E. 氮质血症期

26. 该病人大便颜色改变的原因是

A. 进食了某些食物如动物血所致

B. 血小板功能降低

C. 红细胞寿命缩短

D. 铁、叶酸缺乏

E. 水、钠潴留导致血管内压力增高,血管破裂

27. 下列哪种疗法可代替肾排泄各种毒物

A. 治疗原发病   B. 饮食治疗

C. 必需氨基酸的应用   D. 对症治疗

E. 透析治疗

(28~29 题共用题干)

病人,女性,39 岁。慢性肾炎 10 年,感冒后出现恶心、呕吐 1 周。血红蛋白 60g/L,血压 170/100mmHg,尿沉渣有红细胞、颗粒管型,尿蛋白(+),尿比重 1.010~1.012。

28. 该病人最可能的诊断是

A. 原发性高血压   B. 慢性肾盂肾炎

C. 慢性肝炎肝硬化   D. 肾病综合征

E. 慢性肾衰竭

29. 该病人应立即做的检查是

A. 血肌酐、尿素氮   B. 尿蛋白定量

C. 尿培养   D. 血常规

E. 血胆固醇

(二)简答题

1. 如何防止或去除加重慢性肾衰竭的因素?

2. 为什么要控制慢性肾衰竭病人的血压、血糖、血脂?

3. 各种纠正高钾血症方法的作用机制一样吗？

4. 尿毒症病人发生代谢性酸中毒还是呼吸酸中毒？CO_2 潴留病人呢？呼吸性酸中毒需用呼吸兴奋剂或呼吸机帮助排出 CO_2 纠正酸中毒,代谢性酸中毒用什么纠正酸中毒？

5. 慢性肾衰竭为什么要低优质蛋白、低磷饮食？

6. 为什么低蛋白饮食时需用必需氨基酸或 α-酮酸？

7. 静脉输入必需氨基酸时应注意什么？

8. 为什么慢性肾衰竭忌输库血。

参 考 答 案

（一）选择题

1~5　DEACE　6~10　ACECD

11~15　CCCCD　16~20　EDBCA

21~25　ADBCD　26~29　BEEA

（二）简答题

1. 答:治疗高血糖、高血压、蛋白尿、低蛋白血症,控制肾脏疾病复发或加重,避免吸烟、血容量不足、肾脏局部血供急剧减少、血压过高、肾毒性药物、泌尿道梗阻、严重感染、水电解质酸碱平衡紊乱、高蛋白饮食、严重肝功能不全、心力衰竭等。

2. 答:延缓慢性肾衰竭进展。

3. 答:不一样。5% 碳酸氢钠、葡萄糖-胰岛素溶液,能促使钾离子向细胞内流动;呋塞米通过利尿排钾;离子交换树脂通过肠道排钾;透析治疗通过人工半透膜或腹膜半透膜排钾。

4. 答:尿毒症病人常发生代谢性酸中毒,CO_2 潴留病人常发生呼吸性酸中毒。代谢性酸中毒常用碳酸氢钠纠正酸中毒。

5. 答:优质蛋白能被机体充分利用,减少尿素氮生成;低蛋白饮食能减少尿蛋白排出,减轻肾小球"三高",延缓肾小球硬化和肾功能减退;慢性肾衰竭时肾脏排磷减少,机体处于低钙高磷状态。

6. 答:改善病人营养状况,有助于尿素氮的再利用,对纠正钙磷代谢紊乱有一定作用。

7. 答:输液速度要慢,以免引起恶心、呕吐。勿在氨基酸内加入其他药物,以免引起药物间反应。

8. 答:因库血含钾较高。

第 5 节　急性肾损伤病人的护理

练 习 题

（一）选择题

1. 下列关于急性肾损伤的病因描述正确的是

A. 血容量减少为肾性急性肾损伤最常见的病因

B. 肾后性急性肾损伤的主要原因是急性间质性肾炎

C. 急性肾小管坏死是肾性急性肾损伤的最常见原因

D. 糖尿病肾病是导致急性肾损伤最常见的病因

E. 原发性肾小球疾病是导致急性肾损伤最常见的病因

2. 急性肾损伤少尿期最严重的并发症是

A. 高血钾　　　B. 低血钾

C. 休克　　　　D. 急性心力衰竭

E. 脑水肿

3. 病人,男性,60 岁,因严重腹泻伴休克入院,入院后病人突然尿量减少至 600ml/d,血压 180/100mmHg,血肌酐 380μmol/L,尿素氮每日上升 36~71mmol/L,诊断为急性肾损伤,可能的病因是

A. 创伤

B. 输尿管梗阻

C. 肾前性急性肾衰竭

D. 肾性急性肾衰竭

E. 肾后性急性肾衰竭

4. 病人,男性,36 岁,因失血过多导致急性肾损伤,24 小时尿量 200ml,下列护理有误的是

A. 严格控制入水量,每日进水量为前 1 日液体出量+500ml

B. 给予低盐饮食钠盐摄入量<3g/d

C. 给予低钾饮食

D. 做好 24 小时出入量统计

E. 限制蛋白质摄入,血透病人为 0.8g/kg·d。

（二）简答题

1. 急性肾衰竭病人为什么要绝对卧床休息？

2. 你认为急性肾衰竭病人的病情观察,最主要的是哪项？

参 考 答 案

（一）选择题

　　1～4　CACE

（二）简答题

1. 答：减轻肾脏负担。
2. 答：水、电解质、酸碱平衡情况。

第 6 节　尿路感染病人的护理

一、实 践 指 导

▲实训 5-6-1

【实践目的】　训练学生掌握采集尿培养标本的方法。

【实践地点】　模拟病房。

【实践内容】　采集尿培养标本的方法。

【实践用物】　清水或肥皂水、尿培养标本容器、化验单等。

【实践方法】　模拟训练：采集尿培养标本的方法。

＊参考情境：略。

▲实训 5-6-2

【实践目的】　帮助学生掌握尿路感染特征。

【实践地点】　教室。

【实践内容】　尿路感染特征。

【实践用物】　尿路感染特点填空表（表 5-6-1）。

表 5-6-1　尿路感染特征填空表

项目	特征
最常见的致病菌	
最常见的感染途径	
当机体防御机制下降时,进入膀胱的病原菌	
尿路梗阻属于	
发热、膀胱刺激征、肾区叩击痛见于	
肾脏大小、形态、结构改变见于	
确诊尿路感染的重要依据	
首选抗生素	

【实践方法】　填空。

＊参考答案：见表 5-6-2。

表 5-6-2　尿路感染特征汇总表

项目	特征
最常见的致病菌	大肠埃希菌
最常见的感染途径	上行感染
当机体防御机制下降时,进入膀胱的病原菌	不易被清除
尿路梗阻属于	易感因素
发热、膀胱刺激征、肾区叩击痛见于	急性肾盂肾炎
肾脏大小、形态、结构改变见于	慢性肾盂肾炎
确诊尿路感染的重要依据	菌落计数 $\geq 10^5/ml$(真性菌尿)
首选抗生素	对革兰阴性杆菌有效的抗生素

实训 5-6-3

【实践目的】　帮助学生掌握尿路感染的饮水护理。

【实践地点】　模拟病房。

【实践内容】　尿路感染的饮水护理。

【实践用物】　无特殊要求。

【实践方法】　模拟情境:护士对病人进行饮水指导。

*参考情境

(护士到病房)

护士:小红您是尿路感染病人,要记着多饮水哦。

小红:天冷了,喝水多要经常排尿,很麻烦。

护士:就是希望您能经常排尿,以便冲洗尿道,把细菌冲出去,这样才有利于康复。

小红:哦,那我多喝点什么水呢?

护士:茶水利尿效果比较好。此外,每天饮水量要在 2500ml 以上。

小红:谢谢!

护士:不客气!

二、练 习 题

(一) 选择题

1. 下列尿路感染的好发人群应除外

A. 育龄期女性　　B. 老年人

C. 免疫力低下者　D. 尿路畸形者

E. 青年男性

2. 肾盂肾炎最常见的致病菌是

A. 大肠埃希菌　　B. 副大肠埃希菌

C. 铜绿假单胞菌　D. 粪链球菌

E. 真菌

3. 尿路感染易感因素包括

A. 尿路梗阻　　　B. 机体抵抗力低下

C. 妊娠　　　　　D. 尿路器械检查

E. 以上均是

4. 病人,女性,27 岁。游泳后出现腰疼、发热、体温 39℃,尿频、尿急、尿痛,查尿沉渣白细胞>5/HP,诊断肾盂肾炎,最可能的感染途径是

A. 上行感染　　　B. 血行感染

C. 淋巴系统播散　D. 直接感染

E. 呼吸系统感染

5. 膀胱刺激征是

A. 尿频、尿急、尿痛　B. 尿频、尿多、尿痛

C. 尿频、尿急、尿少　D. 尿少、尿急、尿痛

E. 尿频、尿急、尿多

6. 急性肾盂肾炎一般不出现

A. 脓尿　　　　　B. 菌尿

C. 白细胞尿　　　D. 血尿

E. 大量蛋白尿

7. 尿中白细胞数大于多少时对肾盂肾炎有诊断

价值

A. 白细胞>2 个/HP B. 白细胞>3 个/HP

C. 白细胞>4 个/HP D. 白细胞>5 个/HP

E. 白细胞>6 个/HP

8. 确诊急性肾盂肾炎最有意义的检查是

A. 尿红细胞计数 B. 中段尿细菌培养

C. 酚红排泄试验 D. 尿酸碱度

E. 血尿素氮

9. 中段尿细菌培养,正确的方法是

A. 取在膀胱内停留6~8 小时的尿液

B. 宜在停用抗菌药物24 小时后收集

C. 留取尿液前用消毒剂清洗外阴部

D. 尿液留置于清洁容器内

E. 尿标本如不能立即送检,应加适量防腐剂

10. 诊断真性菌尿的标准是:菌落数

A. $\geqslant 10^2$/ml B. $\geqslant 10^3$/ml

C. $\geqslant 10^4$/ml D. $\geqslant 10^5$/ml

E. $\geqslant 10^6$/ml

11. 留取尿培养标本不正确的是

A. 用清水或肥皂水清洗外阴

B. 使用抗生素之前或停用抗生素后5 天采

C. 保证尿液在膀胱内停留6~8 小时以上

D. 留取尿培养标本前多饮水

E. 保持标本容器内无菌

12. 病人,女性,20 岁。银行职员,每天工作10 小时,1 天前出现尿频、尿急、尿痛,体温38.5℃,此病人可能的诊断是

A. 慢性肾小球肾炎 B. 急性肾小球肾炎

C. 慢性肾盂肾炎 D. 急性肾盂肾炎

E. 隐匿性肾炎

13. 病人,女性,40 岁。体温39℃,腰酸痛,尿频、尿急、尿痛,查尿沉渣白细胞>5 个/HP,有真性菌尿,此病人可能的诊断是

A. 慢性肾小球肾炎 B. 急性肾小球肾炎

C. 慢性肾盂肾炎 D. 急性肾盂肾炎

E. 隐匿性肾炎

14. 急性肾盂肾炎与下尿路感染的区别是

A. 膀胱刺激征 B. 白细胞管型

C. 血象升高 D. 尿量减少

E. 白细胞尿

15. 上尿路感染可以有

A. 腰痛 B. 肾区叩击痛

C. 脊肋角压痛 D. 管型尿

E. 以上均是

16. 治疗肾盂肾炎最主要的措施是

A. 卧床休息 B. 多喝水

C. 解痉止痛 D. 使用抗生素

E. 使用激素

17. 尿路感染若治疗3 天后症状无改善,应按下列哪项调整用药或换药

A. 症状 B. 体征

C. 药敏 D. 血象

E. 肾功能

18. 病人,女性,18 岁。因感冒导致尿频、尿急、尿痛,体温39℃,给予抗生素等治疗,请问急性肾盂肾炎临床治愈的标准为

A. 症状消失

B. 症状消失+尿常规转阴

C. 症状消失+尿培养1 次转阴

D. 症状消失+尿菌阴性+此后2 周、6 周尿菌阴性

E. 6 周后尿培养阴性

19. 急性肾盂肾炎治疗一般首选对下列哪项有效的抗生素

A. 革兰阳性杆菌 B. 革兰阴性杆菌

C. 革兰阳性球菌 D. 革兰阴性球菌

E. 厌氧菌

20. 急性尿路感染的病人多饮水、勤排尿最主要的目的是

A. 加速降温

B. 减轻尿路刺激征

C. 减少药物的毒副作用

D. 促进病原菌和炎性物质的排泄

E. 避免机体脱水

21. 有关肾盂肾炎的健康教育,不妥的是

A. 休息

B. 会阴卫生

C. 经常预防性用抗生素

D. 多饮水

E. 勤排尿

(二) 简答题

1. 如何区别上尿路感染与下尿路感染?

2. 急性肾盂肾炎病人症状消失即表示治愈吗?

3. 慢性肾盂肾炎治疗的关键是什么?

4. 为什么尿路感染病人要多饮水、勤排尿?

5. 为什么留取尿培养标本时必须保证尿液在膀胱内停留6~8 小时,留取尿培养标本前不宜多饮水?

6. 采集尿培养标本前要用消毒液严格消毒外阴,对吗?

参 考 答 案

（一）选择题

1~5　EAEAA　6~10　EDBAD

11~15　DDDBE　16~20　DCDBD

21　C

（二）简答题

1. 答:下尿路感染多见于膀胱炎,表现主要为膀胱刺激征。上尿路感染多见于肾盂肾炎,不仅有膀胱刺激征,还有腰痛、肾区叩击痛、肋脊角压痛等。慢性肾盂肾炎晚期还可有肾功能减退、肾脏缩小、变性。

2. 答:症状消失不一定表示治愈,还要尿菌阴性,治疗结束后 2 周、6 周复查尿菌仍为阴性。

3. 答:寻找、去除易感因素、同时辅以抗生素治疗。

4. 答:冲走细菌和炎性物质,减少炎症刺激。

5. 答:避免稀释细菌,提高阳性检出率。

6. 答:不对。以免影响细菌的阳性检出率。

第 7 节　泌尿系统常用诊疗技术及护理

血液净化疗法

血液净化疗法(blood purification)是指能够从身体内清除内源性或外源性毒物、纠正内环境紊乱的方法的总称。血液净化包括:血液透析、血液滤过、血液灌流、血浆置换、免疫吸附等。胃肠透析、腹膜透析虽然没有将血液引出体外,但其作用原理是一样的,从广义上讲也属于血液净化。目前最常用的是透析治疗,据悉全世界目前接受透析治疗的尿毒症病人已达 50 多万。透析也是病人接受肾移植准备的必不可少的重要步骤。

一、血 液 透 析

血液透析(hemodialysis,HD,简称血透、人工肾),血透使急性肾衰的死亡率从早年的 90% 降至现今的 50% 以下,使慢性肾衰竭尿毒症病人得到肾替代能够长期存活,目前,血透已成为治疗肾衰竭的重要手段。有相当多的病人经过血透后能够恢复半日或全日工作。血透主要用于肾衰竭病人的治疗,也适用于抢救可透析性毒物的中毒。血透比腹膜透析更常用、更重要。

【相关知识】

其原理主要是利用弥散对流作用来清除血液中的毒性物质。即溶质在半透膜两侧溶液中浓度不同而从浓度高的一侧通过半透膜向浓度低的一侧运动,最后达到两侧溶质的平衡。同时,还可通过半透膜两侧压力差产生的超滤作用来去除肾衰竭时体内过多的水分。见图 5-7-1。

1. 血液透析机　能按一定比例稀释透析液达到生理要求,控制透析液流量及温度,通过负压调解控制脱水量,用血泵控制血流量,具有体外循环的各种监护系统。见图 5-7-2。

2. 透析器　是物质交换的场所,最常用的是中空纤维型透析器,纤维丝为空芯合成丝,内供血液流过,外为透析液,透析液和血液由纤维丝的壁隔开,此壁为人工合成半透膜,其面积、孔径大小及血流量和透析液流量等均会影响透析的疗效。

3. 透析供水系统　目前最好的是反渗水,无离子、无有机物、无菌,用来稀释浓缩透析液。

4. 透析用管道、穿刺针。

5. 透析液　根据其所含碱基不同可分为醋酸盐和碳酸氢盐透析液,首先配成浓缩 35 倍的透析液,经过机器稀释后,自动流入透析器。

6. 血管通路　是指将病人的血液从体内引出进入管道及透析器,再回到体内的通路。一般有三种:①临时性血管通路,用内瘘针直接穿刺动、静脉或各种血管留置导管。主要用于抢救急重危病人。②动静脉外瘘(图 5-7-3),主要用于急性肾衰竭病人。③动静脉内瘘(图 5-7-4),主要用于慢性肾衰竭病人。

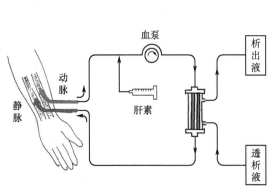

图 5-7-1　血液透析过程示意图

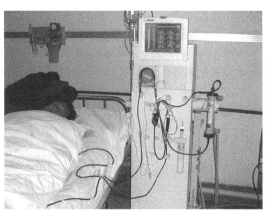

图 5-7-2　血液透析机

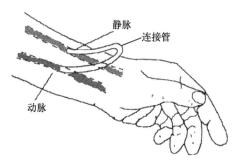

图 5-7-3　血液透析外瘘示意图

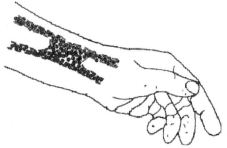

图 5-7-4　血液透析内瘘示意图

7. 肝素化　血液透析时,血液在体外管道内循环,需用抗凝剂,避免血液凝固。常用肝素,其剂量因人而异,无出血倾向者,首剂肝素可按 0.5~0.8mg/kg 使用,以后每小时持续追加肝素 5~8mg,有出血倾向者,剂量要减少,甚至不用抗凝剂。

【适应证】

1. 急性肾衰　主张早期频繁透析,其指征为①血 BUN>28.6mmol/L、血 Scr>442μmol/L。②高血钾:血钾>6.0mmol/L。③高血容量:血压增高超过基础血压的 30mmHg、体重进行性增长超过平时 2~3kg、有急性左心衰竭、肺水肿的先兆。④严重酸中毒:二氧化碳结合力<15mmol/L。⑤少尿超过 4 天或是无尿超过 2 天。

2. 慢性肾衰竭　慢性肾衰竭需要长期接受透析治疗。一般认为开始透析的时间为内生肌酐清除率下降到 5~10ml/min,血 Scr>709μmol/L,且有尿毒症症状。当病人有重度高血钾、严重代谢性酸中毒、左心衰竭等,应立即进行透析治疗。

3. 急性药物或毒物中毒　一些药物、毒物进入血液后,若不与蛋白质结合或亲和力很小时,在血中呈小分子状态,可用透析快速清除,透析距服毒时间愈近,疗效愈好,超过 36 小时后再透析意义较小。服毒量愈大愈需要透析。昏迷伴呼吸、循环抑制者,需紧急透析。现已知可透析的药物或毒物有巴比妥、苯巴比妥、司可巴比妥、异戊巴比妥、氯氮、安眠宁、苯海拉明、水合氯醛、异烟肼、阿司匹林、对乙酰氨基酚、帕吉林、环磷酰胺、胆红素、氨、砷、汞、锂、铅、铁、铜等。

【禁忌证】

血液透析无绝对禁忌证,相对禁忌证有低血压、休克、严重出血、心力衰竭、心律失常等。

【操作流程】

病人准备 —— 解释血透的过程、注意事项,消除病人紧张、恐惧心理;征得家属签字同意;透析前嘱病人排尿,测体重、脉搏、血压等

↓

环境准备 —— 环境清洁、消毒、无尘,室温不低于20℃

↓

医务人员准备 —— 洗手、戴口罩、戴帽子。操作时戴消毒手套

↓

物品准备 —— 血液透析装置、透析液、常规消毒物品、血透穿刺针、50ml注射器、无菌巾及纱布等,透析用药(生理盐水、肝素、5%碳酸氢钠溶液)、急救用药(除一般急救药品外,还有降压药)、高渗葡萄糖注射液、10%葡萄糖酸钙溶液、地塞米松等

↓

安置平卧体位 —— 连接管道,用肝素生理盐水冲洗,待血液透析机器开机后各项指标(透析液温度、电导度、流量及监护指示)稳定后开始透析

↓

血液透析机器预充

↓

选择动静脉内瘘穿刺点

↓

常规消毒穿刺点

↓

戴手套、铺洞巾

↓

检查穿刺物品是否通畅、衔接紧密

↓

穿刺 —— 先穿刺静脉,再穿刺动脉,以动脉端穿刺点距动静脉内瘘口3cm以上,动静脉穿刺点之间的距离在10cm以上为宜,固定穿刺针

↓

推肝素 —— 推入首剂肝素18~20mg

↓

建立血液回路 —— 接动脉后,启动血泵以80~100ml/min流量引血,与静脉穿刺针连接

↓

透析结束 —— 关血泵,分离动脉穿刺针,接生理盐水后开血泵回净体外余血,分离静脉管路

↓

拔针 —— ①拔出动脉内瘘针后再拔静脉内瘘针,压迫穿刺部位2~3分钟。②外瘘与透析器管道分离后迅速用无菌接头连接包扎固定

↓

整理用物、记录

【护理】

1. 透析过程中的护理

（1）各种管道连接要紧密，不能有空气进入。

（2）透析开始时血流速度要从慢逐渐增快，15分钟左右才能使血流量达到200ml/min以上。血流量稳定后，设置好各种报警阈值。

（3）密切观察：处理各种透析监护系统的报警、机器故障。透析前后及过程中要每隔30~60分钟观察1次病人生命体征，危重病人酌情增加观察次数。密切观察并发症的发生，常见的并发症有：低血压、失衡综合征（开始透析时发生头痛、恶心、呕吐、血压升高、抽搐、昏迷等）、热原反应（畏寒、高热）、出血等。

2. 透析后护理

（1）观察：透析结束时要检查透析时间是否符合规定。称体重，了解是否达到脱水要求。留取血标本进行生化检查，了解透析疗效。测血压、脉搏等，注意有无并发症。

（2）并教会病人掌握常见并发症的应急措施。

（3）安排好下次透析时间。

3. 血管通路的护理

（1）熟悉各种血管通路的用途及使用方法。

（2）保持各种导管、瘘管的清洁、无菌。

（3）密切观察导管有无滑脱、出血。

（4）观察瘘管有无栓塞、感染。避免在瘘管侧肢体测血压及静脉穿刺。

（5）每1~2小时听瘘管杂音1次。

4. 饮食护理　血液透析病人的营养问题极为重要，营养状况直接影响病人的长期存活及生活质量的改善。蛋白质的摄入量为1.1~1.2g/(kg·d)，其中50%以上为优质蛋白，能量的供给为≥125.6kJ(kg·d)，脂肪供能占30%~40%，其余由碳水化合物供给，钠摄入为1~2g/d。注意补充锌及多种维生素等。指导病人透析期间的生活及饮食，特别要限制入水量，透析间期病人体重每周增长不宜超过2.5kg。

二、腹 膜 透 析

腹膜透析（peritoneal dialysis，PD，简称腹透），是透析疗法中最早使用的方法，是利用人体内腹膜作为自然半透膜，输入透析液，使体内潴留的水、电解质、代谢废物或毒物扩散到腹腔透析液中，而透析液中的某些物质经毛细血管进入血液循环，以补充机体的需要，如此反复，达到清除体内代谢产物或多余水分的目的。腹膜透析方法有间歇性腹透（IPD）、持续性非卧床腹透（CAPD）等。

【相关知识】

（一）设备及材料

1. 腹膜透析管　近来均采用小孔硅胶管，该管分两类：①临时性腹膜透析管。此类腹膜透析管用于急性短时间的腹膜透析。②永久性腹膜透析管，一般用双涤纶套的Tenckhoff管。

2. 腹膜透析液　可用袋装的商品透析液，也可用输液制剂临时配制。

（二）腹膜透析管安置术

1. 手术置管法　多用于永久性腹膜透析管的安置。一般在手术室进行。从腹正中线脐下3cm处或耻骨联合上3cm处，将腹膜透析管插到腹腔最低处，一个涤纶套位于腹膜外，另一个涤纶套位于皮下（起固定作用），用腹膜透析液2000~4000ml试验腹膜透析液进出是否通畅。

2. 穿刺置管术　常规消毒皮肤，用9~12号针头穿刺，并注入1000ml腹膜透析液后，再将腹膜透析穿刺针在麦氏点、脐耻连线中间或反麦氏点三点中任取一点穿刺，并放入临时性腹膜透析管，到达腹腔最低位。此法简单，多用于床边急诊或重危病人抢救。其副作用为可能会引起其他脏器损伤和出血。

【适应证】

同血液透析,但腹膜透析更适用于低血压、有出血倾向、老年人、糖尿病、感染、大手术后等情况。

【禁忌证】

主要是腹膜炎、腹膜广泛粘连、腹部大手术后。

【操作流程】

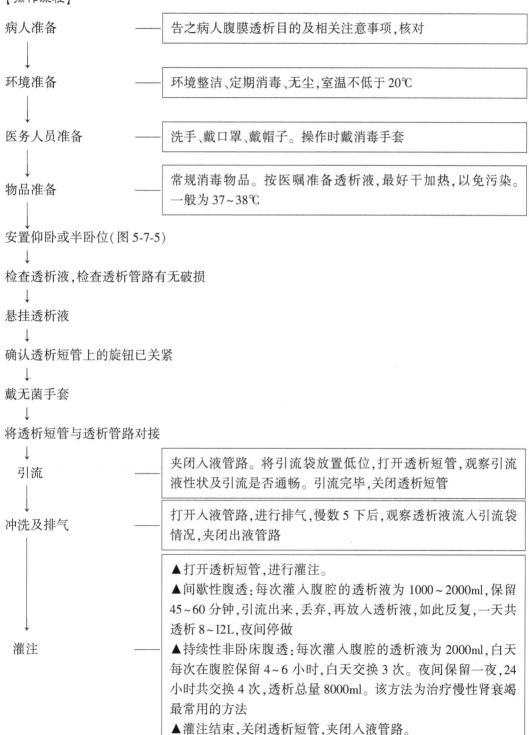

病人准备 —— 告之病人腹膜透析目的及相关注意事项,核对

↓

环境准备 —— 环境整洁、定期消毒、无尘,室温不低于 20℃

↓

医务人员准备 —— 洗手、戴口罩、戴帽子。操作时戴消毒手套

↓

物品准备 —— 常规消毒物品。按医嘱准备透析液,最好干加热,以免污染。一般为 37~38℃

安置仰卧或半卧位(图 5-7-5)

↓

检查透析液,检查透析管路有无破损

↓

悬挂透析液

↓

确认透析短管上的旋钮已关紧

↓

戴无菌手套

↓

将透析短管与透析管路对接

↓

引流 —— 夹闭入液管路。将引流袋放置低位,打开透析短管,观察引流液性状及引流是否通畅。引流完毕,关闭透析短管

冲洗及排气 —— 打开入液管路,进行排气,慢数 5 下后,观察透析液流入引流袋情况,夹闭出液管路

灌注 —— ▲打开透析短管,进行灌注。
▲间歇性腹透:每次灌入腹腔的透析液为 1000~2000ml,保留 45~60 分钟,引流出来,丢弃,再放入透析液,如此反复,一天共透析 8~I2L,夜间停做
▲持续性非卧床腹透:每次灌入腹腔的透析液为 2000ml,白天每次在腹腔保留 4~6 小时,白天交换 3 次。夜间保留一夜,24 小时共交换 4 次,透析总量 8000ml。该方法为治疗慢性肾衰竭最常用的方法
▲灌注结束,关闭透析短管,夹闭入液管路。

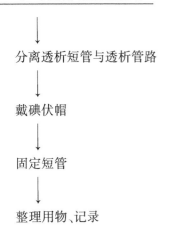

分离透析短管与透析管路

↓

戴碘伏帽

↓

固定短管

↓

整理用物、记录

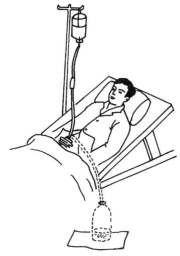

图 5-7-5　腹膜透析示意图

【护理】

1. 腹膜透析管护理

（1）手术后腹部宜每天换药一次。观察伤口有无渗液。

（2）告诉病人不能牵拉腹膜透析管，以免滑脱。一旦向外滑脱不能再送入腹腔。

2. 腹膜透析护理

（1）准确填写透析记录：记录透析液进出量及时间，24 小时小结 1 次出入量，计算超滤量并做记录。

（2）测血压、脉搏、呼吸：1~3 次/日，记录全身一般情况。

（3）透出液混浊时：送透析液作细胞计数和细菌培养。

3. 饮食护理　由于腹膜透析时丢失大量蛋白质及营养成分，通过饮食补充极为重要。要求蛋白质摄入量为 1.0~1.2g/（kg·d），主要为优质蛋白，能量为 126~147kJ（30~35kcal）/（kg·d），脂肪占供能的 30%~40%，其余由碳水化合物供给。钠盐摄入量 1~3g/d，补充锌、铁、多种维生素等，水的摄入应根据每天的出量而定，如果出量在 1500ml/d 以上，无明显高血压、水肿等，可以正常饮水。如果出量减少，要限制入水量。

4. 腹膜透析中药物　由于商品腹膜透析液配方固定，不一定适合每个病人，在某些情况下要加入一定的药物，如加用肝素防止纤维凝块堵塞腹膜透析管；加用高渗葡萄糖增加腹膜透析液渗透压，达到脱水的目的；加用胰岛素预防发生高血糖。糖尿病肾衰透析时，腹腔内给胰岛素可以取代皮下或静脉给药，但胰岛素用量个体差异性大，要根据血糖浓度调整；加用普鲁卡因或利多卡因可减轻腹痛；若有低血钾情况，可在腹膜透析液中加钾；当确诊有腹膜感染时，可加入抗生素，常用有青霉素类、头孢菌素类、氨基糖苷类等抗生素。

5. 常见并发症观察及护理

（1）引流不畅或腹膜透析管堵塞：为常见并发症，一旦发生将影响腹膜透析的进行，甚至导致腹膜透析的中断。护理措施：①改变体位；②排空膀胱；③应用加强肠蠕动的方法，如服导泻剂或灌肠；④尿激酶 1000U 加透析液或生理盐水 30~60ml 腹膜透析管内快速注射后保留，促使纤维块溶解；⑤若经上述处理仍不能改善者，可在 X 光透视下，注入造影剂观察透析管位置，若移位，可在无菌操作下将金属丝插入导管调整位置；⑥经上述处理仍不能改善者可再次手术置管。

（2）腹膜炎：腹膜炎是腹膜透析的主要并发症，大部分由细菌感染所致。细菌来自透析管道的皮肤出口处、透析管接头处。细菌以革兰阳性球菌为主，其次为革兰阴性杆菌，少数为厌氧菌、真菌等。临床表现为腹痛、寒战、发热、腹部不适。压痛、反跳痛、透析液浑浊、白细胞增多、细菌培养阳性等。护理:①用透析液1000ml连续冲洗3~5次;②暂时改作IPD;③腹膜透析液内加抗生素;④全身应用抗生素;⑤若抗感染2~4周后仍不能控制,拔出腹膜透析管。

(3) 腹痛:与透析液酸碱度、温度不当,透析管位置不当,高渗透析液,灌入或排出透析液过快、压力过大,腹膜炎等原因有关。护理:腹膜透析液加温要适当,变换病人体位,降低腹膜透析液渗透压,减慢透析液进出速度,治疗腹膜炎等。

(4) 水、电解质紊乱:腹膜透析超滤过多可致脱水、血压下降。引流不畅可致体内储水过多。此外,还可见高钠血症、低血钾、高血糖等。

(5) 其他:如营养缺失、腹腔出血、透析液渗漏、腹膜透析管滑脱、肠粘连、腹膜后硬化等并发症。

6. 出院指导　出院前对病人及其家属进行无菌操作培训,房间定期消毒,教会其熟练掌握腹膜透析操作方法、常见并发症的处理等。指导病人适当自理日常生活或从事轻体力劳动等。告之营养和饮食知识,以及用药指导,介绍门诊随访的流程、透析液的运输和保存方法等。

经皮穿刺肾活组织检查

经皮肾穿刺活体组织检查(Percutaneous renal biopsy)是应用肾活检针经过皮肤刺入肾下极取出少量肾脏活组织进行病理学检查的一种方法。该检查是目前肾脏疾病诊治中一种重要的辅助诊断方法,对确定肾脏病的病理类型、疾病的诊断、治疗、判断疗效及估计预后有重要价值。

【适应证】

凡肾脏有弥漫性损害而其病因、诊断、治疗或预后等问题尚未解决,且无禁忌证者皆为肾组织活检的指征。其中对诊断最有帮助的适应证包括:肾病综合征、无症状性蛋白尿、肾小球性血尿、弥漫性结缔组织病、急性肾小管间质疾病、移植肾等。

【禁忌证】

1. 绝对禁忌证　包括明显出血倾向未能纠正或中重度高血压未能控制者、精神病或不配合操作者、孤立肾、马蹄肾、固缩肾、小肾(肾脏长径<7cm)。

2. 相对禁忌证　包括活动性肾脏感染、肾肿瘤、肾动脉瘤、多囊肾或肾脏大囊肿、肾脏位置过高(深吸气时肾下极也不达12肋下)、游走肾、肾内血管畸形、慢性肾衰竭尿毒症、肾钙化、高度腹水、过度肥胖合并心力衰竭、严重贫血、低血容量、妊娠、剧烈咳嗽、全身衰竭或高龄等。

【操作流程】

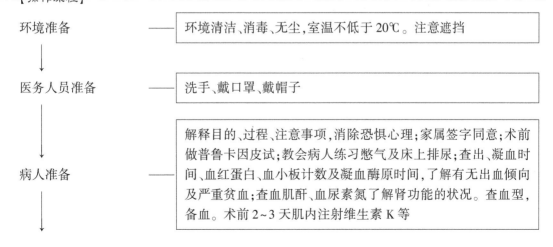

物品准备 —— 常规消毒物品、肾穿刺包、棉签、胶布、手套、消毒盒、钢尺、腹带、沙袋、垫枕、注射器、小剪刀、装有1%甲醛溶液的小瓶、戊二醛小瓶、荧光组织小瓶等

安置穿刺体位 —— 病人取俯卧位,腹下垫一约10cm厚的硬枕将肾脏顶向背侧

确定穿刺点 —— 在B超定位下选取穿刺点,一般为右肾下极。见图5-7-6

常规消毒穿刺点 —— 护士将已消毒瓶塞的麻药瓶瓶塞面对术者,术者用5ml注射器抽取麻药。在穿刺点进行逐层局部麻醉

戴手套、铺洞巾、局麻

检查穿刺物品是否通畅、衔接紧密

穿刺、取材 —— 将皮肤切一小口,刺入穿刺针在探头引导下至肾被膜,令病人于吸气末屏气暂停呼吸,术者与助手密切配合在负压下将穿刺针迅速刺入肾组织并退出完成取材操作

盖纱布、固定 —— 穿刺点压沙袋并用腹带包扎

协助病人平卧

整理用物、记录

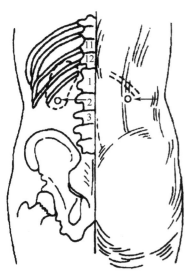

图5-7-6 肾脏穿刺部位示意图

【术后护理】

1. 压迫穿刺部位 沙袋压迫8小时后解除。继续平卧硬板床24小时,用身体重量压迫肾脏。注意协助病人床上排便等生活护理。

2. 观察病情 注意有无腹痛、腰痛,定期观察血压、脉搏、体温以及尿色。

3. 多饮水 嘱病人多饮水,以免血块阻塞尿路。

4. 使用止血药及抗生素3日。

5. 术后7~10日避免过度活动。

(汪凤霞 朋彩虹)

第6章 血液系统疾病病人的护理

第1节 血液系统基础知识

一、实 践 指 导

▲**实训6-1-1**

【实践目的】 训练学生配合抢救颅内出血病人。

【实践地点】 模拟病房。

【实践内容】 配合抢救颅内出血病人。

【实践用物】 可摇病床、模型人、静脉输液用品、吸氧装置、抢救药物(20%甘露醇、地塞米松、浓缩血小板等)、冰袋或冰帽、抢救病人记录单等。

【实践方法】 模拟训练:配合抢救颅内出血病人。

＊参考情境

(1) 嘱绝对卧床,头抬高15°~30°,减少不必要的搬动。安慰病人。意识障碍者给予侧卧位或头偏一侧,以免误吸。

(2) 保持呼吸道通畅,吸氧。

(3) 遵医嘱给予抢救药:快速静脉滴注20%甘露醇,应用地塞米松,必要时输注浓缩血小板液。

(4) 头部可置冰袋或冰帽。

(5) 观察并记录生命体征、意识状态及瞳孔变化情况。

二、练 习 题

(一) 选择题

1. 下列哪项是各种血细胞和免疫细胞的起始细胞

A. 造血干细胞　　　B. 原始红细胞

C. 粒-单核系祖细胞　D. 原始巨核细胞

E. 淋巴细胞

2. 正常成人主要造血器官为

A. 肝脏　　　　　　B. 脾脏

C. 淋巴结　　　　　D. 骨髓

E. 心脏

3. 当血小板低于下列哪项时,要限制病人活动

A. $50×10^9$/L　　　B. $100×10^9$/L

C. $300×10^9$/L　　　D. $80×10^9$/L

E. $20×10^9$/L

4. 当血小板低于下列哪项时,病人要绝对卧床休息

A. $50×10^9$/L　　　B. $100×10^9$/L

C. $300×10^9$/L　　　D. $80×10^9$/L

E. $20×10^9$/L

5. 病人,男性,29岁。诊断为再生障碍性贫血,突然出现头痛、头晕、视力模糊、呕吐,疑为颅内出血,护士首先应给予病人

A. 端坐位　　　　　B. 低流量吸氧

C. 头低脚高位　　　D. 头抬高15°~30°

E. 服用止血药

6. 病人,女性,32岁,患急性再生障碍性贫血入院,错误的护理是

A. 适当限制活动

B. 预防各种创伤

C. 尽量减少肌内注射

D. 鼻腔内血痂应及时剥去

E. 高蛋白、高维生素低渣饮食

7. 病人,女性,32岁,患急性再生障碍性贫血伴高热入院,正确的护理是

A. 给予冰袋冷敷　　B. 给予酒精拭浴

C. 给予温水拭浴　　D. 给予口服阿司匹林

E. 给予肛塞吲哚美辛栓

（二）简答题

1. 请用箭头图表示正常白细胞生成过程。

2. 反应骨髓造血能力的重要指标是什么？

3. 请分别叙述外周血细胞（红细胞、白细胞、血小板）的正常值范围。

参 考 答 案

（一）选择题

1~5　ADAED　6~7　DA

（二）简答题

1. 答：造血干细胞→骨髓干细胞→白细胞祖细胞→原始白细胞→早幼白细胞→中幼白细胞→晚幼白细胞（在骨髓）→成熟白细胞（在外周血液）。

2. 答：网织红细胞是一种存在于外周血液中的尚未完全成熟的红细胞，是反映骨髓造血能力的重要指标。

3. 答：

红细胞（RBC）：男（4~5.5）×10^{12}/L，女（3.5~5.0）×10^{12}/L

白细胞（WBC）：（4.0~10.0）×10^{9}/L

血小板（PLT）：（100~300）×10^{9}/L

第 2 节　贫血病人护理

缺 铁 性 贫 血

一、实 践 指 导

▲实训 6-2-1

【实践目的】　帮助学生熟悉影响铁吸收的因素。

【实践地点】　教室。

【实践内容】　影响铁吸收的因素。

【实践用物】　影响铁吸收的因素连线图（图 6-2-1）。

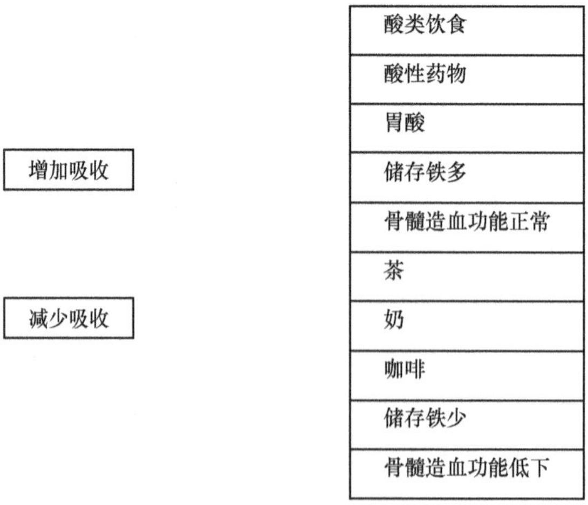

增加吸收	酸类饮食
	酸性药物
	胃酸
	储存铁多
	骨髓造血功能正常
减少吸收	茶
	奶
	咖啡
	储存铁少
	骨髓造血功能低下

图 6-2-1　影响铁吸收的因素连线图

【实践方法】　连线。

＊参考答案：见图 6-2-2。

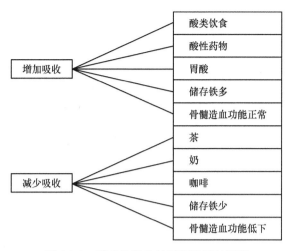

图 6-2-2 影响铁吸收的因素连线结果图

▲实训 6-2-2

【实践目的】 帮助学生掌握富含铁的食物。

【实践地点】 教室。

【实践内容】 富含铁的食物。

【实践用物】 教材、文具用品。

【实践方法】 请将以下不是富含铁的食物涂黑或划线。

瘦肉、动物血、肝、谷类、脂肪、蛋黄、豆类、大多数蔬菜、大多数水果、海带、香菇、木耳、乳类

*参考答案

瘦肉、动物血、肝、谷类、脂肪、蛋黄、豆类、大多数蔬菜、大多数水果、海带、香菇、木耳、乳类

▲实训 6-2-3

【实践目的】 帮助学生掌握口服铁剂护理。

【实践地点】 模拟病房。

【实践内容】 口服铁剂护理。

【实践用物】 无特殊要求。

【实践方法】 模拟情境:对缺铁性贫血病人进行口服铁剂指导。

*参考情境

告知病人:①服药剂量。②服药时间。③服药配伍禁忌。④服药方法。⑤不良反应。⑥有效指标。

▲实训 6-2-4

【实践目的】 训练学生掌握铁剂肌内注射方法。

【实践地点】 模拟病房。

【实践内容】 铁剂肌内注射方法。

【实践用物】 肌内注射常规用物、右旋糖酐铁、肌内注射模型、病床等。

【实践方法】 模拟训练:肌内注射铁剂。

*参考情境

(1)核对、评估病人,解释注射铁剂的目的。

按要求备齐用物(注意:抽吸铁剂后更换 8~9 号针头,首次注射时备肾上腺素)至病人床旁。

(2)再次核对并协助病人取合适体位,选择柔软丰厚的臀大肌为注射部位(避免皮肤暴露部位

注射）。

（3）可采用Z形肌内注射法(图6-2-3)，防止肌内注射时的药物回渗。①局部定位后，常规皮肤消毒。②以左手无名指、中指将待注射部位皮肤及皮下组织侧移1~2cm，然后左手食指和拇指朝同一方向绷紧固定注射处皮肤，并维持至拔针。③右手持注射器，使针头与皮肤呈90°角进针，深度为针柄的3/4(深部肌内注射)。④缓慢注射药液后，稍停5~10秒拔针。拔出针头后，迅速松开左手，此时皮肤和皮下组织的位置还原，使针道关闭，针刺通道随即变成Z型。

（4）注射毕，拔针后：①按压针眼片刻，不可按摩。再次核对。②根据情况指导病人对注射局部进行理疗或干热敷，以促进铁剂吸收。

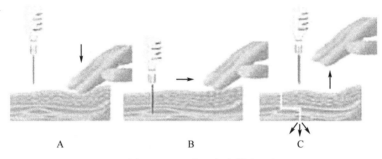

A   B   C

图6-2-3 Z形肌内注射法

▲**实训6-2-5**

【**实践目的**】 帮助学生掌握缺铁性贫血病人饮食护理。

【**实践地点**】 模拟病房。

【**实践内容**】 缺铁性贫血病人饮食护理。

【**实践用物**】 无特殊要求。

【**实践方法**】 模拟情境：对缺铁性贫血病人进行饮食指导。

* 参考情境

告知病人：①纠正的不良饮食习惯。②给予丰富含铁食物。③注意饮食搭配。

二、练 习 题

（一）**选择题**

1. 病人，女性，36岁。月经量多5年，血常规示血红蛋白88g/L，其贫血程度是

A. 无贫血   B. 轻度贫血

C. 中度贫血   D. 重度贫血

E. 极重度贫血

2. 贫血最常见的类型是

A. 巨幼细胞贫血   B. 再生障碍性贫血

C. 急性失血性贫血   D. 溶血性贫血

E. 缺铁性贫血

3. 成人缺铁性贫血最主要病因是

A. 摄入不足   B. 吸收障碍

C. 药物影响   D. 饮料影响

E. 慢性失血

4. 铁的吸收主要在

A. 胃

B. 十二指肠球部

C. 十二指肠及空肠上段

D. 空肠下段

E. 回盲部

5. 病人，女性，28岁。妊娠8个月，长期不食肉、蛋，仅饮牛奶，体检：营养差，皮肤、黏膜苍白，化验：血红蛋白60g/L，红细胞$2.0×10^{12}$/L，确诊为缺铁性贫血，导致该病人缺铁的主要原因是

A. 铁的丢失过多   B. 铁的吸收、利用障碍

C. 铁的摄入不足   D. 胎儿生长发育快

E. 铁的储存不足

6. 贫血时病人表现皮肤、黏膜苍白，较为可靠的检查部位是

A. 面颊皮肤及上颚黏膜

B. 手背皮肤及口腔黏膜

C. 耳郭皮肤

D. 颈部皮肤

E. 睑结膜、甲床、口唇

7. 下列哪一项是缺铁性贫血的特殊表现

A. 皮肤、黏膜苍白

B. 食欲不振、恶心、腹胀

C. 头晕、耳鸣、眼花、记忆力减退、注意力不集中、嗜睡

D. 体力活动后心跳加速、气短

E. 皮肤干燥、皱缩，毛发干枯、易脱落、反甲，指甲薄脆易裂

8. 缺铁性贫血血象呈

A. 正常细胞性贫血

B. 小细胞性贫血

C. 小细胞低色素性贫血

D. 大细胞性贫血

E. 以上均有

9. 骨髓检查结果中诊断缺铁性贫血的可靠指标是

A. 骨髓增生活跃　　B. 骨髓增生低下

C. 骨髓铁染色阴性　D. 细胞体积偏小

E. 细胞体积偏大

10. 反映储存铁的敏感指标是

A. 血清铁降低

B. 转铁蛋白饱和度降低

C. 血清铁蛋白降低

D. 血清总铁结合力降低

E. 血清总铁结合力升高

11. 诊断贫血最重要的依据是

A. 皮肤黏膜苍白　　B. 红细胞计数减少

C. 血红蛋白浓度下降D. 疲乏无力

E. 头晕

12. 贫血治疗的首要原则是

A. 及时补充造血物质

B. 反复多次输血

C. 积极寻找和去除病因

D. 休息和吸氧

E. 卧床休息

13. 口服铁剂治疗缺铁性贫血有效的最早期指标是

A. 红细胞计数升高　B. 血红蛋白增多

C. 网织红细胞数增加D. 血清铁增加

E. 面色红润

14. 下列哪种食物或饮料有利于铁剂的吸收

A. 咖啡　　　　　　B. 茶

C. 皮蛋　　　　　　D. 橘子

E. 奶类

15. 口服铁剂的注意事项下列哪项不妥

A. 铁剂易引起恶心、呕吐，故应饭后服用

B. 服铁剂同时服用维生素

C. 服铁剂期间大便呈黑色是出血表现，应向医护人员报告

D. 口服液体铁剂时，病人要用吸管

E. 口服铁剂同时忌饮茶

16. 应用铁剂治疗缺铁性贫血时，下列哪些说法不妥

A. 注射铁剂要做深部肌内注射

B. 注射铁剂可能引起过敏反应

C. 口服铁剂指导病人餐后服用

D. 把铁剂放入牛奶中同服

E. 注射铁剂时应避免用药过量致铁中毒

17. 病人，男性，66岁。大便带血2年，确诊为直肠癌，缺铁性贫血，需服用铁剂。护士指导病人口服铁剂正确的是

A. 空腹服药减少胃肠道反应

B. 餐前服药

C. 与咖啡同服

D. 服二价铁制剂

E. 服三价铁制剂

18. 当血红蛋白恢复正常后再口服用药_____个月，以补足储存铁，待血清铁蛋白正常后停药。

A. 1~2个月　　　　　B. 2~3个月

C. 4~6个月　　　　　D. 6~8个月

E. 10~12个月

19. 注射铁剂前计算总量最主要的目的是

A. 防止铁中毒　　　　B. 防止浪费

C. 便于提前准备药物　D. 便于筹集药费

E. 便于准备适当的注射器

（20~23题共用题干）

病人，男性，30岁，2年前因胃溃疡做过"胃切除术"，近半年来经常头晕，心悸，体力逐渐下降，诊断为缺铁性贫血。

20. 其贫血的原因最可能是

A. 铁摄入不足　　　　B. 铁需要量增加

C. 铁吸收不良　　　　D. 铁消耗过多

E. 铁不能利用

21. 其外周血红细胞形态主要为

A. 巨红细胞

B. 正常红细胞正常色素

C. 小红细胞低色素

D. 低色素红细胞

E. 球形红细胞

22. 下列哪项检查结果是缺铁性贫血早期诊断的敏感指标

A. 血涂片见红细胞大小不等

B. 骨髓铁染色检查见细胞外铁减少

C. 血清铁蛋白减低

D. 血清铁减低

E. 血清总铁结合力增加

23. 给该病人口服铁剂治疗,下列有关护理中哪项不妥

A. 宜于进餐时或进餐后服用

B. 可与稀盐酸同服

C. 禁与茶同服

D. 若有消化道反应,可与牛奶同服

E. 血红蛋白恢复正常后,仍应继续治疗数月

(二)简答题

1. 对于皮肤白皙的病人你如何评估其是否贫血?

2. 不同医院的实习生普遍反映在消化科和血液科曾多次遇到病人跌倒,但在其他科室却没见到,为

什么会有这种现象?应如何护理?

3. 为什么急性失血病人即使没有达到严重贫血,仍容易跌倒;而慢性失血病人,即使是严重贫血也很少跌倒?

4. 缺铁性贫血是指血清铁缺乏还是储存铁缺乏?根据铁代谢过程判断什么原因可致体内储存铁减少?

5. 缺铁性贫血病人有没有出血、肝、脾肿大的表现?

6. 缺铁性贫血病人组织缺铁表现与什么有关?神经、精神系统异常与什么有关?

7. 补充铁剂是不是治疗缺铁性贫血的关键?为什么?

8. 应用铁剂治疗缺铁性贫血有效时,最早观察到的有效指标是什么?

9. 为什么血红蛋白恢复正常后还要再口服铁剂4~6个月?

10. 有人认为,为防止缺铁应该终身服用铁剂,妥当吗?

参 考 答 案

(一)选择题

1~5 CEECC 6~10 EECCC 11~15 CCCDC

16~20 DDCAC 21~23 CCD

(二)简答题

1. 答:根据指(趾)甲、口唇黏膜和睑结膜等处苍白情况及血常规结果综合判断。

2. 答:因为消化科和血液科严重贫血病人比较多。贫血会引起病人眩晕、四肢乏力,尤其长期卧床后突然起床时脑供血、供氧突然减少,更容易跌倒。所以,要嘱严重贫血病人缓慢起床,慢慢扶着东西行走。

3. 答:急性失血时,机体还没有完全适应贫血状态,脑组织对缺氧十分敏感,易发生晕厥。慢性失血时,机体对贫血状态有一定的适应性,脑组织对缺氧敏感度降低,不易发生晕厥。

4. 答:是体内储存铁缺乏。食物供铁减少、肠道吸收铁障碍、血液丢失铁过多可致体内储存铁减少。

5. 答:不常见。

6. 答:组织缺铁表现与缺铁引起黏膜组织病变和外胚叶组织营养障碍有关。神经、精神系统异常与缺铁导致组织细胞内含铁酶及铁依赖酶的活性降低有关。

7. 答:补充铁剂不是治疗缺铁性贫血的关键,因为在不明确病因的前提下,补充铁剂是盲目的,只有去除病因,再给予补充铁剂效果会更好。

8. 答:应用铁剂有效时,最早观察到的指标是网织红细胞升高。

9. 答:补足储存铁。

10. 答:不妥当,可导致铁蓄积中毒。

再生障碍性贫血

一、实 践 指 导

▲**实训6-2-6**

【实践目的】 帮助学生熟悉急性再障与慢性再障特征。

【实践地点】 教室。

【实践内容】 急性再障与慢性再障特征。

【实践用物】 急性再障与慢性再障特征填空表(表6-2-1)。

表 6-2-1 急性再障与慢性再障特征填空表

项目	急性再障	慢性再障
起病		
骨髓象		
血小板		
出血、感染		
贫血		
病程、预后		

【实践方法】 填空。

* 参考答案:见表6-2-2。

表 6-2-2 急性再障与慢性再障特征比较表

项目	急性再障	慢性再障
起病	急	缓
骨髓象	增生极度减低,无巨核细胞	增生减低或局部增生,可见巨核细胞
血小板	$<20\times10^9/L$	$>20\times10^9/L$
出血、感染	重	轻
贫血	轻	重
病程、预后	病程短、预后差	病程长、预后较好

▲实训 6-2-7

【实践目的】 训练学生掌握骨穿后护理。

【实践地点】 模拟病房。

【实践内容】 骨穿后护理。

【实践用物】 病床、骨穿针、无菌纱布、胶布等。

【实践方法】 模拟训练:骨穿后护理。

* 参考情境:略

二、练 习 题

(一) 选择题

1. 引起再障最常见的药物是

A. 氯霉素　　　B. 阿司匹林

C. 利福平　　　D. 保泰松

E. 庆大霉素

2. 急性再生障碍性贫血的首发症状和主要表现是

A. 呕吐　　　B. 进行性贫血

C. 黄疸　　　D. 肝、脾、淋巴结肿大

E. 出血和感染

3. 再生障碍性贫血病人临床表现一般没有

A. 面色苍白　　　B. 皮肤紫癜

C. 肛周感染　　　D. 肝、脾、淋巴结肿大

E. 全血细胞减少

4. 慢性再生障碍性贫血的首发和主要表现为

A. 贫血　　　　　B. 颅内出血

C. 败血症　　　　D. 淋巴结肿大

E. 脾大

5. 下列对慢性再障的描述不正确的是

A. 骨髓增生活跃

B. 出血轻,皮肤黏膜多见

C. 网织红细胞减少

D. 肝脾一般不肿大

E. 有贫血症状

6. 再生障碍性贫血血象主要表现为

A. 红细胞减少　　B. 血小板减少

C. 白细胞减少　　D. 白细胞增多

E. 全血细胞减少

7. 再生障碍性贫骨髓象主要表现为

A. 骨髓增生极度活跃

B. 淋巴细胞、网状细胞减少

C. 粒系增多

D. 巨核细胞增多

E. 巨核细胞减少或为零

8. 重型再障最理想的治疗方法是

A. 雄激素　　　　B. 免疫抑制剂

C. 造血干细胞移植D. 糖皮质激素

E. 输血

9. 慢性再障首选雄激素治疗的主要机制是

A. 修复造血微环境

B. 调节机体免疫机制

C. 诱导造血干细胞分化

D. 促进血液循环

E. 刺激肾脏产生促红细胞生成素

10. 病人,女性,32 岁,患急性再生障碍性贫血入院,首选治疗药物是

A. 雄激素　　　　B. 雌激素

C. 孕激素　　　　D. 糖皮质激素

E. ATG/ALG

11. 病人,女性,32 岁,患慢性再生障碍性贫血入院,首选治疗药物

A. 雄激素　　　　B. 雌激素

C. 孕激素　　　　D. 糖皮质激素

E. ATG/ALG

12. 病人,女性,32 岁,患慢性再生障碍性贫血入院,给予丙酸睾酮治疗,服药期间应注意定期检查

A. 生命体征　　　B. 神志

C. 尿量　　　　　D. 肝功能

E. 肾功能

13. 病人血小板降到多少要限制活动

A. $<100\times10^9$/L　　B. $<80\times10^9$/L

C. $<50\times10^9$/L　　D. $<30\times10^9$/L

E. $<20\times10^9$/L

14. 病人,男性,29 岁。诊断再生障碍性贫血,现高热伴抽搐,下列不适宜的措施是

A. 温水擦浴　　　B. 冰水灌肠

C. 酒精擦浴　　　D. 应用镇静药

E. 头部放冰袋

(15~16 共用题干)

病人,男性,45 岁。因再生障碍性贫血入院。血常规:红细胞 3.0×10^{12}/L,血红蛋白 70g/L,白细胞 2.8 $\times10^9$/L,血小板 80×10^9/L。

15. 病人要求请假外出看电影,作为当班护士,你应该

A. 坚决阻止

B. 耐心劝阻,给出合适建议

C. 嘱多带衣服

D. 嘱早点回病房休息

E. 嘱玩得开心

16. 你建议病人避免去电影院,理由主要是

A. 避免加重头晕、乏力

B. 避免诱发颅内出血

C. 避免发生感染

D. 避免影响休息

E. 避免发生意外

(17~18 共用题干)

病人,女性,34 岁。血红蛋白 40g/L,白细胞计数 2.5×10^9/L,血小板计数 20×10^9/L,无肝、脾大及淋巴结大。

17. 最可能的诊断是

A. 缺铁性贫血

B. 溶血性贫血

C. 再生障碍性贫血

D. 慢性贫血

E. 急性白血病

18. 该病人贫血程度

A. 轻度　　　　　B. 中度

C. 重度　　　　　D. 极重度

E. 没有贫血

(二) 简答题

1. 再障是由于无效性红细胞生成过多所致,还是骨髓造血功能低下所致?

2. 急、慢性再障的首发症状和主要表现是什么?

3. 诊断再障的主要依据是血象还是骨髓象?

4. 对于同时有发热和出血的病人,一般首选什么检查方法?

5. 预防再障病人感染的有效措施是预防性使用抗生素,还是加强防护?

6. 为什么避免对血小板明显降低的病人进行酒精擦浴?

参 考 答 案

（一）选择题

1~5　AEDAA　6~10　EECEE

11~15　ADCCB　16~18　CCC

（二）简答题

1. 答:是骨髓造血功能低下所致。

2. 答:急性再障以严重感染和出血为首发症状和主要表现,贫血程度较轻。慢性再障以贫血为首发症状和主要表现,感染和出血程度较轻。

3. 答:骨髓象。

4. 答:一般首先检查血象,为进一步明确诊断,再进行骨髓象检查。

5. 答:加强防护。

6. 答:以免血管扩张导致出血。

第 3 节　白血病病人护理

急性白血病

一、实 践 指 导

▲实训6-3-1

【实践目的】　帮助学生识别急性白血病、慢性白血病细胞特点。

【实践地点】　教室。

【实践内容】　急性白血病、慢性白血病细胞特点。

【实践用物】　急性、慢性白血病细胞特点连线图(图6-3-1)。

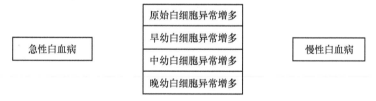

图 6-3-1　急性、慢性白血病细胞特点连线图

【实践方法】　连线。

＊参考答案:见图6-3-2。

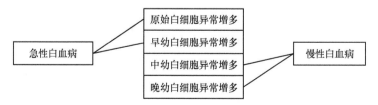

图 6-3-2　急性、慢性白血病细胞特点连线结果图

▲实训6-3-2

【实践目的】　帮助学生掌握白血病、再障临床表现。

【实践地点】 教室。

【实践内容】 白血病、再障临床表现。

【实践用物】 白血病、再障临床表现连线图(图6-3-3)。

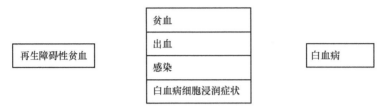

图 6-3-3 白血病、再障临床表现连线图

【实践方法】 连线。

*参考答案:见图6-3-4。

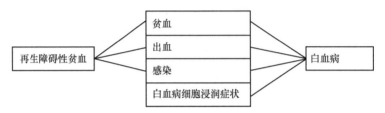

图 6-3-4 白血病、再障临床表现连线结果图

▲实训 6-3-3

【实践目的】 训练学生掌握注射化疗药的程序。

【实践地点】 模拟病房。

【实践内容】 注射化疗药的程序。

【实践用物】 外周静脉注射常规用物、静脉输注模型、已抽吸生理盐水注射器1副、已抽吸化疗药注射器1副等。

【实践方法】 模拟训练:注射化疗药的程序。

*参考情境

注意不能用有化疗药液的针头直接穿刺血管或拔针,静脉推注时边推药边抽回血,确保药物在血管内,浓度不宜过高,速度不宜过快。拔针后按压针眼2~5分钟(有出血倾向延长按压时间)。正确注射化疗药程序如下(图6-3-5):

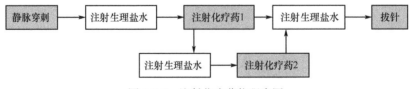

图 6-3-5 注射化疗药物程序图

▲实训 6-3-4

【实践目的】 训练学生掌握化疗药外渗的处理。

【实践地点】 模拟病房。

【实践内容】 化疗药外渗的处理。

【实践用物】 注射器、硫酸镁、利多卡因、相应解毒剂、静脉注射用物等。

【实践方法】　模拟训练:化疗药外渗的处理。

*参考情境

1. 立即停止输注化疗药物。

2. 根据化疗药物的种类进行处理

（1）发疱类和强刺激性药物:①停止输注。②尽量回抽渗出药液。③酌情解毒。④若是外周静脉,可用利多卡因环形封闭。⑤若是外周静脉,可酌情涂抹硫酸镁、利多卡因、中药等,或红外线理疗等。⑥冷敷或热敷:蒽环类药物(柔红霉素、阿霉素等)外渗禁止热敷,需 24 小时冰袋间断冷敷;植物碱类化疗药物外渗局部不能冷敷,需热敷,促进吸收。⑦抬高肢体:药液外渗 48 小时内抬高患肢。⑧若发现局部组织坏死,及时报告医生。

（2）非发疱类和无明显刺激性的药物:①停止输注。②更换输液部位。③遵医嘱酌情进行局部处理。

▲**实训 6-3-5**

【实践目的】　帮助学生掌握骨髓抑制的护理。

【实践地点】　模拟病房。

【实践内容】　骨髓抑制的护理。

【实践用物】　无特殊要求。

【实践方法】　模拟训练:指导病人进行骨髓抑制的护理。

*参考情境

(1 位急性白血病病人准备出院)

护士:王大叔,您今天刚刚化疗结束怎么现在就要出院了?

病人:我家经济很紧张,没有条件继续住院,还是回家休息吧。

护士:您回家后要注意防止感染,防止出血。

病人:没关系,刚才血常规检查结果提示我白细胞、血小板、红细胞都不少,好像没有明显的骨髓抑制。

护士:王大叔,化疗后骨髓抑制最严重的时间不是现在,是化疗后第 7~14 天,所以,您不能大意。要每周复查血象 1~2 次,不要劳累,不要串门,也尽量不要让别人到您家。每天用醋熏蒸房间 1~2 次,注意开窗通风,保持空气新鲜。避免磕碰皮肤、黏膜,保持口腔、皮肤清洁,加强营养。

病人:谢谢您提醒我!

护士:不客气!

二、练 习 题

（一）**选择题**

1. 白血病是一类什么细胞的恶性克隆性疾病

A. 造血干细胞　　　B. 红细胞

C. 白细胞　　　　　D. 巨核细胞

E. 淋巴细胞

2. 急性白血病病人外周血中主要白细胞是

A. 原始、早幼　　　B. 中幼、晚幼

C. 早幼、中幼　　　D. 原始、晚幼

E. 原始、中幼

3. 以下哪项不是白血病的主要表现

A. 贫血

B. 出血

C. 感染

D. 白血病细胞浸润现象

E. 肝肾功能障碍

4. 白血病髓外复发的主要根源是

A. 睾丸白血病

B. CNSL

C. 白血病细胞浸润淋巴

D. 白血病细胞浸润脾脏

E. 白血病细胞浸润骨骼

5. 下列哪一型白血病最常引起中枢神经系统白血病

A. 急性淋巴细胞白血病

B. 慢性淋巴细胞白血病

C. 急性单核细胞白血病

D. 慢性单核细胞白血病

E. 急性粒细胞白血病

6. 什么是诊断急性白血病的重要依据

A. 血象　　　　　　B. 骨髓穿刺检查

C. 细胞化学检查　　D. 免疫学检查

E. 染色体和基因检查

7. 诊断急性白血病的重要依据是

A. 血象　　　　　　B. 骨髓象

C. Auer 小体　　　D. 尿酸增加

E. 临床表现

8. 完全缓解后体内仍有多少白血病细胞

A. $10^2 \sim 10^3$　　　　B. $10^4 \sim 10^5$

C. $10^6 \sim 10^7$　　　　D. $10^8 \sim 10^9$

E. $10^{10} \sim 10^{11}$

9. 化疗后骨髓抑制一般在什么时候最严重

A. 化疗即可　　　　B. 化疗 1~2 天

C. 化疗 3~4 天　　　D. 化疗 7~14 天

E. 化疗 1~2 个月

10. 下列哪种化疗药易引起出血性膀胱炎

A. 柔红霉素　　　　B. 长春新碱

C. 环胞苷　　　　　D. 环磷酰胺

E. 阿糖胞苷

11. 白血病化疗病人的护理措施正确的是

A. 尽早配制化疗药液

B. 呕吐后鼓励多食猪肉等高营养食物

C. 严密监测血常规变化

D. 有明显脱发者应暂停化疗

E. 病人常有呕吐,故应少饮水

12. 静脉注射长春新碱。护理措施错误的是

A. 静脉注射时边抽回血边注药

B. 首选中心静脉

C. 推注药物前,先用生理盐水冲管,确定针头在静脉内方能注入

D. 注射过程中观察患者有无不适

E. 输注时若发现外渗,立即拔针

13. 急性白血病病人化疗后达到完全缓解时出现头痛、恶心、呕吐、颈项强直等症状提示

A. 颅内出血

B. 败血症

C. 中枢神经系统白血病

D. 上消化道出血

E. 脑栓塞

14. 急性白血病病人需要实行保护性隔离的是

A. 化疗期间　　　　B. 发热的时候

C. 骨髓象增生活跃　D. 白细胞$<1 \times 10^9$/L

E. 肝脾淋巴结肿大

15. 为防止急性白血病病人继发感染,不妥的护理措施是

A. 做好口腔护理,经常漱口

B. 保持皮肤清洁,防止破损

C. 保持大便通畅,以防肛裂

D. 限制探视

E. 尽量多肌内注射抗生素

16. 病人,男性,46 岁。急性白血病人。乏力、消瘦 1 月,伴发热 1 周,食欲减退。化疗后有恶心反应,但无呕吐。测血白细胞计数 2×10^9/L,血小板计数 150×10^9/L。该病人的护理问题可排除下列哪一项

A. 潜在并发症:感染

B. 营养失调:低于机体需要量

C. 活动无耐力

D. 舒适的改变:发热、恶心

E. 潜在并发症:颅内出血

17. 某白血病病人,贫血,出血,发热持续不退,热度呈高热稽留于 39℃ 左右,该病人的护理问题“体温过高”主要与下列哪项因素有关

A. 贫血致抵抗力低下

B. 选用抗生素不当

C. 白血病细胞浸润

D. 继发细菌感染及白细胞核蛋白代谢亢进

E. 巨核细胞减少

18. 病人,男性,35 岁。确诊白血病,高热 39℃,咳嗽、咳痰,抽搐 1 次,最适合的降温措施是

A. 遵医嘱给抗生素　B. 遵医嘱给退热药

C. 遵医嘱用镇静药　D. 大血管处放冰袋

E. 乙醇擦浴

19. 白血病最重要的护理措施是

A. 贫血护理　　　　B. 出血护理

C. 感染护理　　　　D. 消化道护理

E. 静脉护理

20. 以下哪项是脑膜白血病的表现

A. 发生在疾病缓解后

B. 常发生在病情加重

C. 发生在骨髓明显抑制时

D. 颅脑 CT 可见高密度影改变

E. 脑脊液可见大量红细胞

(21~22 题共用题干)

病人,男性,37 岁。于 10 天前,无明显诱因发热,全身酸痛,轻度咳嗽,咳少许白色黏痰,刷牙时牙龈出血,自服抗感冒药治疗无效就诊。检查:体温 38℃,前胸和下肢皮肤散在出血点,全身浅表淋巴结未触及,

胸骨下端明显压痛,脾肋下 2cm,血 WBC $3.8×10^9$/L,原始细胞占全部骨髓有核细胞的48%,Hb 65g/L,血小板计数 $20×10^9$/L。

21. 护理该病人时,应避免
A. 卧床休息　　　　B. 高蛋白饮食
C. 加强锻炼　　　　D. 鼻腔涂液状石蜡
E. 局部冷敷

22. 对该病人的口腔护理以下哪项错误
A. 凡士林涂口唇
B. 湿棉球擦拭口腔
C. 帮助病人用牙签剔牙,保持口腔卫生
D. 无刺激性漱口液漱口
E. 牙龈出血局部用止血粉

(二) 简答题
1. 简述急性白血病的主要临床表现及其原因。
2. 为什么急性白血病病人白细胞增多了,还特别容易感染?

3. 确诊急性白血病主要根据临床表现,还是实验检查结果?
4. 一位在诱导缓解阶段的急性白血病病人活动后突然头痛、呕吐、视物不清,你首先考虑他是颅内出血,还是 CNSL? 若在缓解后治疗阶段逐渐出现上述症状又提示发生了什么情况?
5. 为什么临床常将细胞集落刺激因子放在化疗之后应用?
6. 白血病病人发热不主张用什么方法降温?
7. 定时清洁白血病病人鼻腔,及时清除血痂的做法妥当吗?
8. 若你值夜班时发现一位急性白血病病人彻夜不眠,又无入睡要求,提示病人有什么心理问题? 你将怎样护理?

参 考 答 案

(一) 选择题
1~5　AAEBA　6~10　BBDDD
11~15　CECDE　16~20　EDDCA
21~22　CC

(二) 简答题
1. 答:本病主要有四大临床表现:发热、出血、贫血、白血病细胞浸润表现。其中前三个表现主要是正常骨髓造血功能受损导致血液中三系减少所致。白血病细胞浸润是因为白血病细胞在血液系统大量积聚,淤滞,导致机体不同部位出现肿大、结节及功能失调等,具体可表现为:肝、脾、淋巴结肿大,骨骼和关节疼痛,中枢神经系统白血病等。
2. 答:白血病病人外周血增多的白细胞是不成熟的原始和(或)早幼白细胞,趋化、吞噬等功能特别低,所以机体特别容易感染。

3. 答:临床表现仅是诊断白血病的依据之一,实验检查是确诊白血病的主要依据,如骨髓穿刺检查、免疫分型等。
4. 答:是颅内出血。若在缓解后阶段逐渐出现上述症状,提示是 CNSL,因为化疗药物不易透过血脑屏障,使隐藏在中枢神经系统的白血病细胞不能被有效杀灭,从而导致 CNSL。
5. 答:细胞集落刺激因子作用于骨髓造血干细胞,促进其分化和增殖。若在化疗前用该药,上述功能容易受化疗药物影响,达不到治疗效果。
6. 答:避免酒精擦浴,以免血管扩张导致出血。慎用解热镇痛药退热,以免影响凝血功能。
7. 答:这种方法不妥,易导致鼻黏膜出血。
8. 答:提示病人心理压力比较大,要及时进行心理安慰,必要时安排专人守护,防止发生意外。

慢性髓系白血病病人的护理

练 习 题

选择题
1. 慢性髓细胞白血病最突出的体征是
A. 发热　　　　B. 胸骨压痛
C. 肝大　　　　D. 脾大

E. 淋巴结大
2. 95%以上慢粒病人可发现
A. Ph 染色体　　B. 缺失染色体
C. 重复染色体　　D. 倒位染色体

E. 易位染色体

3. 唯一可治愈慢粒的方法是

A. 手术　　　　B. 放疗

C. 化疗　　　　D. 脾切除

E. 造血干细胞移植

参 考 答 案

选择题

1~3　DAE

第4节　淋巴瘤病人护理

练 习 题

（一）选择题

1. 淋巴瘤的首发症状常为

A. 出血

B. 贫血

C. 感染

D. 无痛性、进行性颈部或锁骨上淋巴结肿大

E. 脾大

2. 淋巴瘤确诊和分型的主要依据为

A. 血象　　　　B. 骨髓象

C. 染色体检查　　D. 临床表现

E. 淋巴结活检

（二）简答题

简述目前淋巴瘤的基本治疗策略？

参 考 答 案

（一）选择题

1~2　DE

（二）简答题

答：以化疗为主，结合放疗的综合治疗。

第5节　出血性疾病病人的护理

练 习 题

（一）选择题

1. 引起出血性疾病出血的原因不正确的是

A. 毛细血管脆性增强

B. 毛细血管通透性增强

C. 血小板数量减少

D. 凝血因子的缺乏

E. 血管破裂

2. 血友病主要缺乏

A. 红细胞　　　　B. 白细胞

C. 血小板　　　　D. 凝血因子

E. 纤维蛋白

3. 血友病A主要缺乏

A. FⅧ　　　　B. Ⅸ

C. Ⅹ　　　　D. Ⅺ

E. Ⅻ

4. 血友病病人最主要临床表现是

A. 贫血　　　　B. 出血

C. 感染　　　　D. 肝大

E. 脾大

5. 以下说法正确的是

A. 血友病A较常见

B. 血友病B较常见

C. 血友病C较常见

D. 血友病D较常见

E. 血友病E较常见

6. 血友病是性染色体（X染色体）连锁隐性遗传性疾病，意思是

A. 男性发病、女性发病

B. 男性遗传、女性遗传

C. 男性发病、女性遗传

D. 男性遗传、女性发病

E. 以上均不对

7. 血友病替代治疗是

A. 补充凝血因子　　B. 补充全血

C. 补充血小板　　　D. 补充红细胞

E. 给予止血药

8. 血友病确诊试验是

A. 血小板计数

B. 凝血时间

C. 活化部分凝血活酶时间

D. 凝血活酶生成试验

E. 凝血活酶生成及纠正试验

9. 特发性血小板减少性紫癜是一种血小板

A. 感染性破坏

B. 机械性破坏

C. 自身免疫性破坏

D. 结构异常

E. 功能下降

10. 特发性血小板减少性紫癜表现为

A. 贫血重而出血轻

B. 有贫血而无出血

C. 贫血与出血轻重相同

D. 无贫血而有皮下出血

E. 贫血轻而出血重

11. 血小板减少性紫癜慢性型病人临床表现,下列哪项说法不确切

A. 起病缓慢

B. 中青年女性多见

C. 月经过多为主要表现

D. 病情迁延数年

E. 多数病人可自行缓解

12. 对ITP病人进行健康教育不妥的是

A. 了解本病的有关知识

B. 遵医嘱用药

C. 定期复查血小板

D. 卧床休息,减少外伤

E. 避免食用坚硬食物

13. 当ITP病人主诉头痛时,除了观察病人神志的变化外,下列哪项检查更有助于你的临床判断

A. 体温　　　　B. 脉搏

C. 呼吸　　　　D. 血压

E. 瞳孔

14. 过敏性紫癜是什么原因引起的

A. 血管壁变态反应

B. 血小板自身免疫反应

C. 血小板数量减少

D. 血小板功能异常

E. 凝血因子减少

15. 对有出血倾向病人实施的护理措施中,错误的是

A. 少吃坚硬食物

B. 避免肌内注射

C. 保持鼻黏膜湿润

D. 及时剥去鼻腔内血痂

E. 避免皮肤损伤

16. 病人,男性,50岁。以特发性血小板减少性紫癜收入院,应首选

A. 肾上腺糖皮质激素

B. 输血及血小板悬液

C. 环磷酰胺

D. 静脉滴注大剂量丙种球蛋白

E. 硫唑嘌呤

17. 病人,女性,36岁。诊断为特发性血小板减少性紫癜,入院后告知病人禁用的药物是

A. 泼尼松　　　B. 阿司匹林

C. 红霉素　　　D. 阿莫西林

E. 地西泮

18. 病人,女性,28岁。下肢有紫癜,无其他部位出血。血常规检查:血小板减少。确诊应首选的检查项目是

A. 抗核抗体　　B. 出血时间

C. 骨髓穿刺　　D. 凝血时间

E. 血清肌酐

19. 病人,男性,50岁,以特发性血小板减少性紫癜收入院,最常见的出血部位是

A. 皮肤黏膜　　B. 消化道

C. 泌尿道　　　D. 生殖道

E. 颅内

(20~22共用题干)

病人,女性,38岁。因反复皮下紫癜伴月经量明显增多3月余,拟为ITP而收住入院治疗。血常规:红细胞 $3.2×10^{12}/L$,血红蛋白80g/L,白细胞 $4.5×10^9/L$,血小板 $18×10^9/L$。

20. 目前病人最大的危险是易于发生

A. 贫血性心脏病　B. 全心衰竭

C. 颅内出血　　　D. 失血性休克

E. 继发感染

21. 下列除了哪一项,均为护理上必须注意的事项

A. 避免病人的情绪波动

B. 保持病人的二便通畅

C. 严格控制补液速度

D. 保证病人充足的睡眠

E. 嘱病人加强锻炼,增强体质

22. 若病人突发头痛,下列措施哪项是错误的

A. 立即通知主管或值班医生

B. 去枕平卧

C. 耐心安慰病人

D. 迅速建立静脉通道

E. 必要时头部冷敷

(二) 简答题

1. ITP 病人外周血血小板检查、骨髓检查有何异常表现?

2. 过敏性紫癜与 ITP 在辅助检查方面,最主要的鉴别点是什么?

参考答案

(一) 选择题

1~5　EDABA　6~10　CAECE

11~15　EDEAD　16~20　ABCAC

21~22　EB

(二) 简答题

1. 答:外周血中血小板数目明显减少。骨髓检查主要表现为骨髓巨核细胞数目增多或正常,但成熟障碍。

2. 答:过敏性紫癜血小板计数正常,ITP 血小板计数减少。

第6节　造血干细胞移植的护理

造血干细胞移植(hematopoietic stem cell transplantation,HSCT)是指从供体或自体取出一定量的造血干细胞作为移植物,用预处理方案清除受者有病的造血与免疫系统,然后将供者的造血干细胞经血管回输移植到受者体内,重建受者的造血和免疫系统的一种治疗方法。造血干细胞移植是目前治疗白血病最为有效的方法。

【适应证】

1. 恶性血液病　如各种白血病、淋巴瘤等。

2. 急性放射病

3. 造血干细胞疾病　如重型再生障碍性贫血、阵发性睡眠性血红蛋白尿等。

4. 免疫缺陷疾病

5. 对化放疗敏感的实体瘤

一、造血干细胞移植分类

造血干细胞移植分类见图 6-6-1。

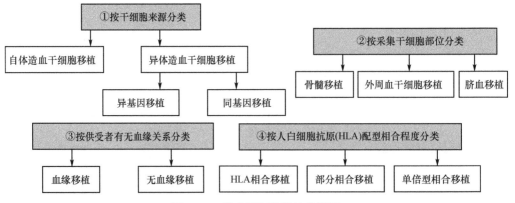

图 6-6-1　造血干细胞移植分类图

HLA 相合的重要性已获公认。若 HLA 不合,移植物抗宿主病和宿主抗移植物反应均增加。

二、供 体 选 择

其原则是以健康供者与受者的人白细胞抗原(HLA)配型相合为前提,首选 HLA 配型相同的同胞,次选 HLA 配型相合无血缘关系的供体。以年轻、健康、男性、ABO 血型相合和巨细胞病毒阴性者为佳。

三、造血干细胞采集

【操作流程】

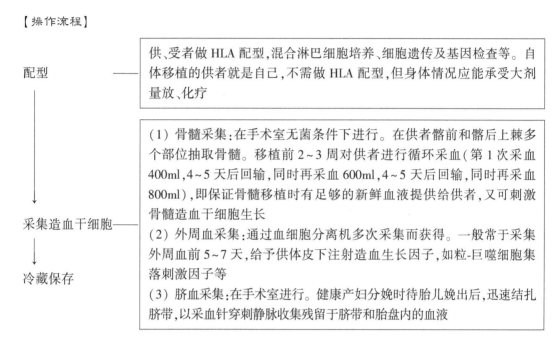

配型 —— 供、受者做 HLA 配型,混合淋巴细胞培养、细胞遗传及基因检查等。自体移植的供者就是自己,不需做 HLA 配型,但身体情况应能承受大剂量放、化疗

采集造血干细胞 ——
(1) 骨髓采集:在手术室无菌条件下进行。在供者髂前和髂后上棘多个部位抽取骨髓。移植前 2~3 周对供者进行循环采血(第 1 次采血 400ml,4~5 天后回输,同时再采血 600ml,4~5 天后回输,同时再采血 800ml),即保证骨髓移植时有足够的新鲜血液提供给供者,又可刺激骨髓造血干细胞生长
(2) 外周血采集:通过血细胞分离机多次采集而获得。一般常于采集外周血前 5~7 天,给予供体皮下注射造血生长因子,如粒-巨噬细胞集落刺激因子等
(3) 脐血采集:在手术室进行。健康产妇分娩时待胎儿娩出后,迅速结扎脐带,以采血针穿刺静脉收集残留于脐带和胎盘内的血液

冷藏保存

四、无菌层流室准备

室内一切物品及空间均需严格清洁、消毒、灭菌处理。室内不同空间采样行空气细菌学检测,合格后方可以住病人。常将造血干细胞移植病人安置于100级空气层流洁净室内进行严密的保护性隔离。

五、病 人 准 备

【操作流程】

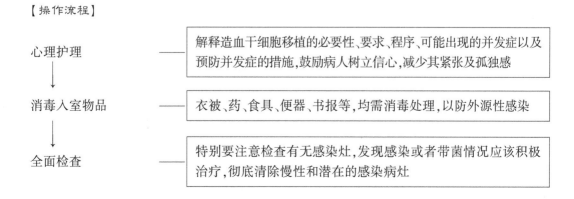

心理护理 —— 解释造血干细胞移植的必要性、要求、程序、可能出现的并发症以及预防并发症的措施,鼓励病人树立信心,减少其紧张及孤独感

消毒入室物品 —— 衣被、药、食具、便器、书报等,均需消毒处理,以防外源性感染

全面检查 —— 特别要注意检查有无感染灶,发现感染或者带菌情况应该积极治疗,彻底清除慢性和潜在的感染病灶

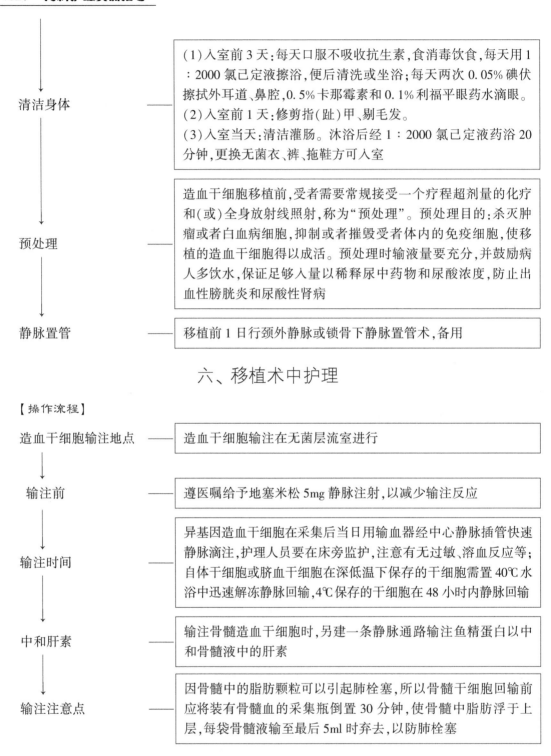

清洁身体
: (1) 入室前 3 天:每天口服不吸收抗生素,食消毒饮食,每天用 1：2000 氯己定液擦浴,便后清洗或坐浴;每天两次 0.05% 碘伏擦拭外耳道、鼻腔,0.5% 卡那霉素和 0.1% 利福平眼药水滴眼。
(2) 入室前 1 天:修剪指(趾)甲、剔毛发。
(3) 入室当天:清洁灌肠。沐浴后经 1：2000 氯己定液药浴 20 分钟,更换无菌衣、裤、拖鞋方可入室

预处理
: 造血干细胞移植前,受者需要常规接受一个疗程超剂量的化疗和(或)全身放射线照射,称为"预处理"。预处理目的:杀灭肿瘤或者白血病细胞,抑制或者摧毁受者体内的免疫细胞,使移植的造血干细胞得以成活。预处理时输液量要充分,并鼓励病人多饮水,保证足够入量以稀释尿中药物和尿酸浓度,防止出血性膀胱炎和尿酸性肾病

静脉置管
: 移植前 1 日行颈外静脉或锁骨下静脉置管术,备用

六、移植术中护理

【操作流程】

造血干细胞输注地点
: 造血干细胞输注在无菌层流室进行

输注前
: 遵医嘱给予地塞米松 5mg 静脉注射,以减少输注反应

输注时间
: 异基因造血干细胞在采集后当日用输血器经中心静脉插管快速静脉滴注,护理人员要在床旁监护,注意有无过敏、溶血反应等;自体干细胞或脐血干细胞在深低温下保存的干细胞需置 40℃ 水浴中迅速解冻静脉回输,4℃ 保存的干细胞在 48 小时内静脉回输

中和肝素
: 输注骨髓造血干细胞时,另建一条静脉通路输注鱼精蛋白以中和骨髓液中的肝素

输注注意点
: 因骨髓中的脂肪颗粒可以引起肺栓塞,所以骨髓干细胞回输前应将装有骨髓血的采集瓶倒置 30 分钟,使骨髓中脂肪浮于上层,每袋骨髓液输至最后 5ml 时弃去,以防肺栓塞

七、移植后护理

1. **移植早期护理** 是整个治疗过程的关键,一般指预处理到移植后 20 天左右。此阶段病人免疫力极度低下,容易发生严重感染、出血等并发症。①严格执行消毒隔离制度,住层流净化室、无菌饮食、胃肠道除菌、免疫球蛋白定期输注至移植后 100 天。医务人员进层流净化室需清洁、消毒,操

作前后勤洗手,戴口罩、帽子、手套,穿隔离衣等。②认真观察病情变化,每日测体温、脉搏各4次,测血压、体重各1次,记录出入量。观察病人皮肤黏膜有无出血,有无恶心、呕吐,呕吐物、大小便的色、质、量的改变。③嘱病人绝对卧床休息。

2. 移植物抗宿主病(GVHD)护理　GVHD是异基因造血干细胞移植成功后最严重的并发症,系植入的供者T细胞与受者组织发生免疫反应,引起受者组织损伤破坏。发生GVHD后治疗常较困难,死亡率很高。单独或联合应用免疫抑制剂和清除T淋巴细胞是预防GVHD最常用的两种方法。

(1) 急性GVHD:主要表现为皮肤、肠道的改变和肝功能异常,通常发生在移植后100日内,发生越早,预后越差。护理上应做好:①给予无刺激、清淡、少渣半流质饮食。②皮肤护理。③注意观察病人大便次数和量的改变,大量便血者应观察血压和心率变化。④定期检测肝功能,注意有无黄疸及严重程度。

(2) 慢性GVHD:发生于移植后100日之后,主要累及皮肤、肝、肌肉、口腔和食管。护理上应做好:①遵医嘱按时按量坚持应用免疫抑制剂,注意观察药物不良反应。②密切观察皮肤、肝、肌肉、口腔和食道病变情况,发现异常及时通知医生,做好各种救治工作。

3. 移植后恢复期　正常情况下病人的白细胞、血小板会逐渐回升,一般情况逐渐转好。但因病人长期卧床,体质仍较弱,生活不能完全自理,且仍有消化道症状,应帮助病人做好生活护理,鼓励进食高蛋白、高热量、高维生素、易消化的饮食,协助进行适当活动,增强机体抵抗力。

第7节　血液系统常用诊疗技术及护理

骨髓穿刺术

骨髓穿刺术(bone marrow puncture)是诊断血液系统疾病的一项常用诊疗技术。目的是:①采集骨髓液行骨髓象检查,协助诊断血液病、传染病和寄生虫病。②采集供者骨髓,以备骨髓移植等。

【适应证】

适应于各种贫血、造血系统肿瘤、血小板或粒细胞减少症、疟疾或黑热病的诊断。

【禁忌证】

血友病等出血性疾病。

【操作流程】

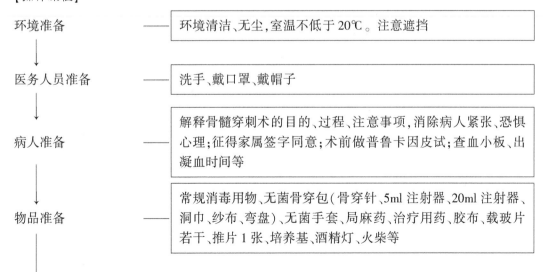

环境准备	——	环境清洁、无尘,室温不低于20℃。注意遮挡
医务人员准备	——	洗手、戴口罩、戴帽子
病人准备	——	解释骨髓穿刺术的目的、过程、注意事项,消除病人紧张、恐惧心理;征得家属签字同意;术前做普鲁卡因皮试;查血小板、出凝血时间等
物品准备	——	常规消毒用物、无菌骨穿包(骨穿针、5ml注射器、20ml注射器、洞巾、纱布、弯盘)、无菌手套、局麻药、治疗用药、胶布、载玻片若干、推片1张、培养基、酒精灯、火柴等

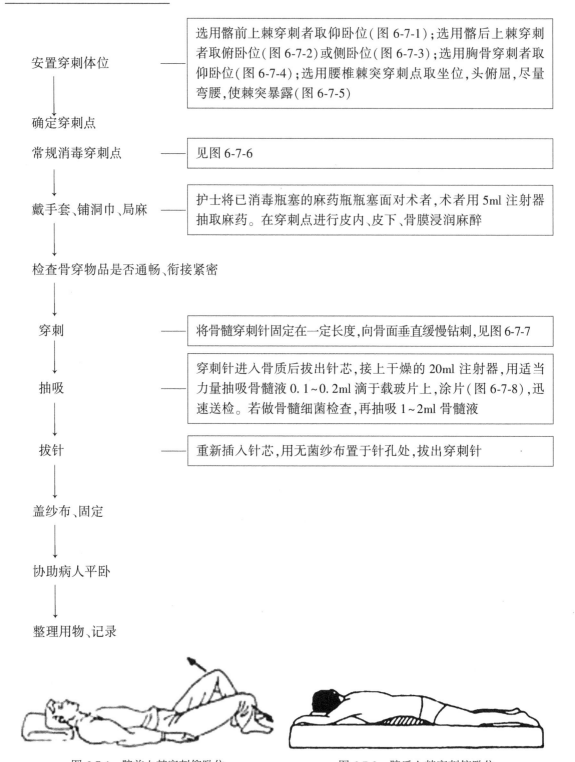

安置穿刺体位 —— 选用髂前上棘穿刺者取仰卧位(图 6-7-1);选用髂后上棘穿刺者取俯卧位(图 6-7-2)或侧卧位(图 6-7-3);选用胸骨穿刺者取仰卧位(图 6-7-4);选用腰椎棘突穿刺点取坐位,头俯屈,尽量弯腰,使棘突暴露(图 6-7-5)

↓

确定穿刺点

常规消毒穿刺点 —— 见图 6-7-6

↓

戴手套、铺洞巾、局麻 —— 护士将已消毒瓶塞的麻药瓶瓶塞面对术者,术者用 5ml 注射器抽取麻药。在穿刺点进行皮内、皮下、骨膜浸润麻醉

↓

检查骨穿物品是否通畅、衔接紧密

↓

穿刺 —— 将骨髓穿刺针固定在一定长度,向骨面垂直缓慢钻刺,见图 6-7-7

↓

抽吸 —— 穿刺针进入骨质后拔出针芯,接上干燥的 20ml 注射器,用适当力量抽吸骨髓液 0.1~0.2ml 滴于载玻片上,涂片(图 6-7-8),迅速送检。若做骨髓细菌检查,再抽吸 1~2ml 骨髓液

↓

拔针 —— 重新插入针芯,用无菌纱布置于针孔处,拔出穿刺针

↓

盖纱布、固定

↓

协助病人平卧

↓

整理用物、记录

图 6-7-1　髂前上棘穿刺仰卧位　　　　图 6-7-2　髂后上棘穿刺俯卧位

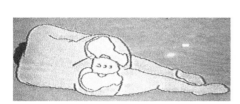

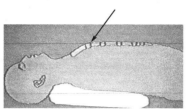

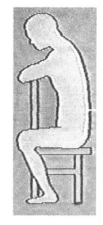

图 6-7-3 髂后上棘穿刺侧卧位　　　图 6-7-4 胸骨穿刺仰卧位　　　图 6-7-5 棘突穿
刺坐位

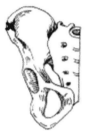
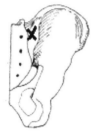
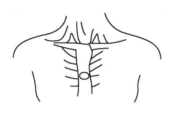
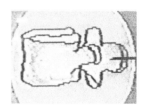

髂前上棘穿刺点　　　髂后上棘穿刺点　　　胸骨穿刺点　　　棘突穿刺点

图 6-7-6 骨穿部位

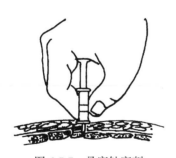
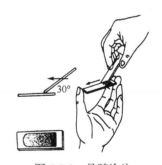

图 6-7-7 骨穿针穿刺　　　图 6-7-8 骨髓涂片

【护理】

①骨穿后平卧休息 4~6 小时。②拔针后局部加压按压 1~2 分钟,血小板减少者至少按压 3~5 分钟,观察穿刺部位有无出血。③穿刺后局部覆盖无菌纱布,保持局部干燥,及时更换被血液或汗液浸湿的纱布,避免感染。④穿刺后 3 日内禁止沐浴,以免污染创口。

成 分 输 血

成分输血治疗(blood component therapy)是指分离或单采适合供体的某种或某些血液成分并将其安全地输给病人。成分输血的有效成分含量高、治疗针对性强、效率高、节约血源,已成为目前输血的主要手段。

一、常用成分血制剂

（一）红细胞制剂

1. 浓缩红细胞　全血自然沉降 24 小时或用低温离心沉淀移去大部分血浆后,所剩余的部分既为浓缩红细胞,含血浆量少,抗凝剂量小。

2. 少白细胞的红细胞　全血静置或离心或过滤移去 70% 以上白细胞的浓缩红细胞。此制品减少白细胞 50%、血小板 60%,可做全血代用品,又可减少输血反应。

3. 洗涤红细胞　通过无菌操作,用生理盐水将浓缩红细胞洗涤 3~5 次,去除大部分残留的血浆、80% 的白细胞、90% 的血小板,再重新以生理盐水配制成适宜浓度而成。

4. 冰冻红细胞　将浓集红细胞冷冻于 -80℃ 以下可保存 3~10 年。

5. 年轻红细胞　用血细胞分离机的特殊程序对供血者连续约 4 小时单采,红细胞介于网织红细胞与成熟红细胞之间。

6. 辐照红细胞　经 γ 射线照射,灭活血液中的有核细胞,预防 GVHD 的发生。

7. 红细胞制剂适应证　见表 6-7-1。

表 6-7-1　红细胞制剂适应证汇总表

制剂类型	适应证
浓缩红细胞	适用于慢性贫血、贫血伴心力衰竭、肾病、尿毒症、高钾血症
少白细胞的红细胞	适用于输血反应与 HLA 有关及器官移植者
洗涤红细胞	适用于有输血过敏史及免疫有关的贫血
冰冻红细胞	适用于稀有血型和自身红细胞的储存
年轻红细胞	适用于骨髓功能不全、血细胞破坏严重而需长期输血者
辐照红细胞	供免疫缺陷病人、骨髓或器官移植后输血用

（二）血小板制剂

1. 浓缩血小板　用离心方法从每袋全血中分离出血小板。

2. 单采血小板　用血细胞分离机从单个献血者一次采集的血小板。

3. 少白细胞的血小板　用滤法去除白细胞,可提高反复血小板输注的疗效。

4. 辐照血小板　原理同辐照红细胞。

血小板制剂适应证:血小板减少者。

（三）粒细胞制剂

因采集和保存粒细胞十分困难,且抗感染疗效不肯定。现临床上已不用粒细胞输注,常用集落细胞刺激因子纠正粒细胞缺乏情况。

（四）血浆制剂

1. 新鲜血浆　指采血后 6 小时以内分离的血浆。新鲜冰冻血浆在采血后 6 小时内分离制成,并在 1~2 小时内在 -30℃ 以下冰冻保存的新鲜血浆。

2. 冷沉淀　是新鲜冰冻血浆在 1~5℃ 条件下不溶解的白色沉淀物。主要含因子Ⅷ、纤维蛋白原和纤维结合蛋白及其他共同沉淀物。

3. 凝血酶原复合物　由健康人新鲜血浆中提取精制而成,含有凝血酶原、凝血因子Ⅶ、Ⅸ、Ⅹ。

4. 清蛋白　由血浆中提取。

5. 血清免疫球蛋白　由血浆中提取,主要为 IgG。

6. 血浆制剂适应证　见表 6-7-2。

表 6-7-2 血浆制剂适应证汇总表

制剂类型	适应证
新鲜血浆	常用于凝血因子缺乏所致大出血、大量输注库存血后、维持血容量
冷沉淀	常用于血友病 A、血管性血友病、纤维蛋白原减少症等
凝血酶原复合物	适用于凝血因子Ⅶ、Ⅸ、Ⅹ缺乏及肝病所致凝血功能障碍等
清蛋白	常用于低血容量休克、低蛋白血症等病人
血清免疫球蛋白	常用于预防或治疗病毒性肝炎、低球蛋白血症

二、成分血输注护理

（一）红细胞输注护理

1. **剂量** 贫血病人一般每 2 周可输注红细胞 200～400ml,在 2～4 小时输完,输注速度不宜太快,一般速度可控制在成人每小时 1～3ml/kg。

2. **方法**

（1）在输注红细胞前要将血袋反复颠倒数次,直到红细胞完全混匀为止。

（2）使用双头输血器,其中一头连接血袋,另一头连接生理盐水瓶。

（3）滤网要竖直安装。

（4）选用较粗的针头进行静脉注射。

3. **密切观察输血反应** 输血过程中,尤其是输血初期 10～15 分钟或开始输注 30～50ml 血液时,特别要认真观察有无不良反应。若发生输血反应,应立即停止输血,保留输血用具,保持静脉通畅并更换成生理盐水输注,及时通知医师处理。

4. **注意事项**

（1）根据病人的病情选择合适的红细胞制剂,多次发生输血反应者,最好输注少白细胞的红细胞或洗涤红细胞。

（2）严格执行输血操作制度,输注前要认真反复核对床号、姓名、血型、Rh 因子、血量及血液成分等。

（3）使用标准输血器,血液从血库取出后应立即输注,室温放置不超过 30 分钟。不要加温输入。

（4）洗涤红细胞时因洗涤血袋放开,有操作污染的可能,故应于制备后 4～6 小时内输注完毕。

（5）为减少输血反应,输血前 30 分钟遵医嘱给异丙嗪 25mg 肌内注射或地塞米松 10mg 静脉注射。输入同型非同一供血者血液时,两袋血液之间应以生理盐水冲洗静脉管道。严禁向血液中加入任何药物。

（6）当病人贫血严重累及心脏时（贫血性心脏病）,每次输注量以 100ml 为宜,速度宜慢,每分钟 10～15 滴,并注意观察病人有无心力衰竭的表现。

（二）浓缩血小板输注护理

1. **剂量** 对需要输注血小板的病人,开始剂量一般为输注 1 袋单采血小板,每周至少 2 次。出血停止、血小板上升数日后即可停输。

2. **方法**

（1）用有滤网的标准输血器,在血小板分离后尽快输给病人。输注前和输注过程中轻轻震荡血袋使血小板悬浮,防止血小板凝集。

（2）输注的速率以病人可耐受为准,一般输注速率越快越好,以提高止血效果。

（3）若用冷冻血小板宜在 10 分钟内融化，解冻后立即输给病人。

3. 注意事项

（1）严格无菌操作。

（2）最佳保存温度是 20~24℃，pH 应在 6.0~7.4 之间，否则输注后回升率低，存活期短。

（3）因反复多次输注可产生同种免疫，导致输注无效，故应严格掌握指征，最好做到 ABO、Rh 血型相同，有条件者可选用 HLA 相配的单一供者血小板。

（三）血浆输注护理

1. 剂量

（1）新鲜冰冻血浆首次剂量通常为 10ml/kg，一次最大安全量为 10~15ml/kg，维持剂量为 5ml/kg，输注速度为每分钟 5~10ml。

（2）冷沉淀物剂量根据凝血因子缺乏的程度、有无并发症及手术大小而异。

2. 方法

（1）新鲜冰冻血浆在输注前 10 分钟内置于 37℃ 水浴中融化，6 小时内输完。

（2）冷沉淀物融化后宜尽早用输血器以病人可以耐受的速度尽快输注，室温内存放不宜超过 6 小时。

3. 注意事项

（1）供、受血者 ABO 血型相合。

（2）新鲜冰冻血浆不应作扩充血容量使用。

（3）对 IgA 缺乏，且血中存在有抗 IgA 抗体的病人禁用血浆或含血浆制品。

（4）在应用凝血酶原复合物时，禁忌使用纤溶抑制剂，如氨基己酸等，以免发生血栓性栓塞。

（朋彩虹）

第7章　内分泌与代谢疾病病人的护理

第1节　内分泌与代谢疾病基础知识

练习题

（一）选择题

1. 引起病人向心性肥胖的最常见原因是
A. 单纯性肥胖
B. 糖尿病
C. 甲亢
D. 皮质醇增多症
E. 甲状腺功能减

2. 肥胖是指体重超过标准体重的
A. >5%
B. >10%
C. >15%
D. >20%
E. >25%

3. 幼年时,甲状腺激素缺乏会导致
A. 侏儒症
B. 呆小症
C. 肢端肥大症
D. 糖尿病
E. 黏液性水肿

4. 影响神经系统发育最重要的激素是
A. 肾上腺素
B. 甲状腺激素
C. 生长素
D. 胰岛素

E. 醛固酮

5. 幼年时,生长激素缺乏会导致
A. 侏儒症
B. 呆小症
C. 肢端肥大症
D. 糖尿病
E. 黏液性水肿

6. 什么激素分泌亢进表现为巨人症
A. 甲状腺激素
B. 糖皮质激素
C. 胰岛素
D. 生长激素
E. 醛固酮

7. 内分泌疾病中属于功能亢进的是
A. 尿崩症
B. 糖尿病
C. 库欣综合征
D. 呆小症
E. 黏液性水肿

（二）简答题

1. 加压素(抗利尿激素)和催产素是不是神经垂体(垂体后叶)产生的?

2. 垂体分为几部分?

参 考 答 案

（一）选择题

1~5　DDBBA　6~7　DC

（二）简答题

1. 答:不是。血管加压素(抗利尿激素)和催产素是下丘脑视上核及脑室旁核分泌的,经过神经轴突进入神经垂体储存。

2. 答:垂体可分为腺垂体(前叶)和神经垂体(后叶)两大部分。腺垂体通过自身分泌的各种促激素调节相关靶腺合成各类激素,构成一个神经内分泌轴。必要时,神经垂体会将储存的抗利尿激素和催产素释放入血。

第2节　单纯性甲状腺肿病人的护理

练 习 题

（一）选择题

1. 单纯性甲状腺肿的主要病因是

A. 甲状腺素需要量增加
B. 缺碘

C. 甲状腺素合成障碍

D. 甲状腺素分泌障碍

E. 食用碘盐过多

2. 病人,女性,18岁。因双侧甲状腺肿大住院。甲状腺扫描可见弥漫性甲状腺肿,均匀分布。医生诊断为单纯性甲状腺肿。支持这一诊断的实验室检查结果是

A. T_3、T_4升高,TSH 降低

B. T_3、T_4降低,TSH 升高

C. T_3、T_4升高,TSH 正常

D. T_3、T_4降低,TSH 正常

E. T_3、T_4正常,TSH 正常

3. 病人,女性,19岁。因甲状腺肿大就诊,查甲状腺Ⅱ度肿大,无结节,TSH 在正常范围,甲状腺功能正常,可能的诊断是

A. 甲亢

B. 单纯性甲状腺肿

C. 慢性甲状腺炎

D. 甲减

E. 亚急性甲状腺炎

4. 关于单纯性甲状腺肿的治疗下列哪项不正确

A. 主要取决于病因

B. 部分病人可用 TH 治疗

C. 可首选手术治疗

D. 可采用碘化食盐防治

E. 成年结节性甲状腺肿避免过量碘治疗

(二) 简答题

单纯性甲状腺肿的主要病因是什么?

参 考 答 案

(一) 选择题

1~4 BEBC

(二) 简答题

答:碘缺乏。

第3节 甲状腺功能亢进症病人的护理

一、实 践 指 导

▲ **实训 7-3-1**

【实践目的】 帮助学生了解下丘脑-垂体-甲状腺轴作用机制。

【实践地点】 教室。

【实践内容】 下丘脑-垂体-甲状腺轴作用机制。

【实践用物】 下丘脑-垂体-甲状腺轴作用机制图(图 7-3-1)。

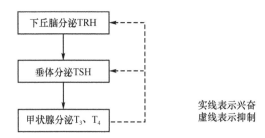

图 7-3-1 下丘脑-垂体-甲状腺轴作用机制图

【实践方法】 讨论:请同学们用生活现象描述图 7-3-1 的意思。

*参考情境

教师:图 7-3-1 描述了下丘脑-垂体-甲状腺轴作用机制,哪个同学能用生活现象描述图 7-3-1 的意思。

学生甲:我想做这样的比喻:TRH 是"爷爷",TSH 是"儿子",T_3、T_4是"孙子"。

学生乙:也就是说实心箭头的意思是"爷爷"让"儿子"分泌;"儿子"让"孙子"分泌。

学生丙:虚线箭头表示"孙子"分泌过多时可以反过来控制"爷爷"分泌、控制"儿子"分泌;"儿子"分泌过多时也可以控制"爷爷"分泌。

教师:哈哈,现实生活中有些家庭中的爷爷、儿子、孙子好像就是这种关系哦。

▲实训 7-3-2

【实践目的】　帮助学生掌握甲亢的典型临床表现。

【实践地点】　教室。

【实践内容】　甲亢的典型临床表现。

【实践用物】　甲亢典型临床表现填空表(表 7-3-1)。

表 7-3-1　甲亢典型临床表现填空表

类别	具体表现
甲状腺毒症表现	
甲状腺肿大	
眼征	
胫前黏液性水肿	

【实践方法】　填空。

＊参考答案:见表 7-3-2。

表 7-3-2　甲亢典型临床表现汇总表

类别	具体表现
甲状腺毒症表现	怕热、多汗、高热、多食、体重下降、脾气暴躁、心悸气促
甲状腺肿大	甲状腺肿大,并可闻及血管杂音、触及震颤
眼征	突眼(单纯性突眼、浸润性突眼)
胫前黏液性水肿	多发生在胫骨前下 1/3 部位

▲实训 7-3-3

【实践目的】　帮助学生掌握甲状腺危象的主要诱因。

【实践地点】　教室。

【实践内容】　甲状腺危象的主要诱因。

【实践用物】　教材、文具用品。

【实践方法】　请将以下不是甲状腺危象主要诱因的情况涂黑或在下面画线。

感染、精神创伤、甲亢症状未缓解而骤停抗甲状腺药、术前准备不充分、术中过度挤压甲状腺、放射性碘治疗、手术、心力衰竭、低血糖症、抗甲状腺药物治疗剂量不足。

＊参考答案

感染、精神创伤、甲亢症状未缓解而骤停抗甲状腺药、术前准备不充分、术中过度挤压甲状腺、放射性碘治疗、手术、心力衰竭、低血糖症、抗甲状腺药物治疗剂量不足。

▲实训 7-3-4

【实践目的】　帮助学生了解甲亢常用检查。

【实践地点】　教室。

【实践内容】　甲亢常用检查。

【实践用物】　甲亢常用检查结果连线图(图 7-3-2)。

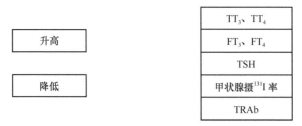

图 7-3-2　甲亢常用检查结果连线图

【实践方法】　连线。

*参考答案:见图 7-3-3。

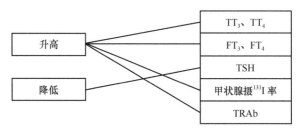

图 7-3-3　甲亢常用检查结果汇总图

▲ **实训 7-3-5**

【实践目的】　训练学生掌握甲状腺危象的抢救。

【实践地点】　模拟病房。

【实践内容】　甲状腺危象的抢救。

【实践用物】　静脉输液用物、口服药物(PTU、复方碘溶液、普萘洛尔等)、测量生命体征用物、病床等。

【实践方法】　模拟训练:甲状腺危象的抢救。

*参考情境

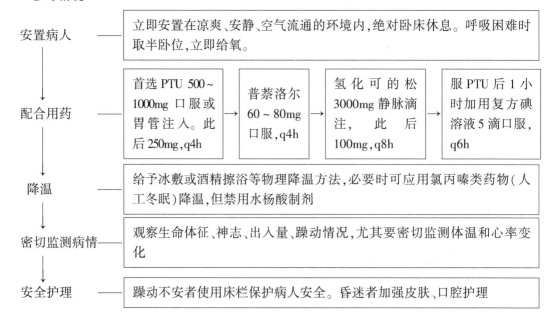

▲实训7-3-6

【实践目的】　训练学生掌握突眼的护理。

【实践地点】　模拟病房。

【实践内容】　突眼的护理。

【实践用物】　无特殊要求。

【实践方法】　模拟情境：护士对甲亢病人进行突眼护理指导。

✳参考情境

(护士来到甲亢病人王阿姨的床边)

病人：护士，我眼球突出来不舒服，怎么办？

护士：您不要担心，治疗一段时间后，您的突眼情况会好转，但是需要您的配合。

病人：怎么配合？

护士：首先，您要遵医嘱坚持用药，这很重要。其次在日常生活中还要注意限制水、盐摄入，戒烟酒。取高枕卧位。

病人：好，我会注意的。

护士：此外，您还要注意保护眼睛，比如经常以眼药水湿润眼睛，防止角膜干燥。睡前涂抗生素眼膏、用无菌生理盐水纱布覆盖双眼。出门戴墨镜。眼睛有异物感、刺痛或流泪时，勿用手揉眼。

病人：我会按照您讲的去做的，谢谢！

护士：不客气！

▲实训7-3-7

【实践目的】　训练学生指导甲亢病人坚持用药。

【实践地点】　模拟病房。

【实践内容】　指导甲亢病人坚持用药。

【实践用物】　无特殊要求。

【实践方法】　模拟情境：护士指导甲亢病人坚持用药。

✳参考情境

(护士在给甲亢病人做护理)

病人：护士，我已经住院治疗一段时间了，现在什么症状都没有了，医生也说我过几天就可以出院了。我想问下，出院后可不可以不吃药啊？

护士：您千万不能擅自停药。治疗甲亢的药物一般要坚持吃1.5~2年，然后医生会根据您的情况逐渐减药或停药。如果您擅自停药会导致甲亢复发的，严重时还有可能会引起甲亢危象，危及生命。

病人：这么严重啊？

护士：是的。我们曾经抢救过很多这样的病人。坚持用药确实很重要。

病人：我明白了。

▲实训7-3-8

【实践目的】　训练学生对甲亢病人进行出院指导。

【实践地点】　模拟病房。

【实践内容】　对甲亢病人进行出院指导。

【实践用物】　无特殊要求。

【实践方法】　模拟情境：护士对甲亢病人进行出院指导。

✳参考情境

(甲亢病人小宋经过治疗后，病情稳定，准备今天出院)

护士：小宋，您今天就可以出院了，这是出院通知单，主班护士正在给您办出院手续。

病人:感谢您这么多天的照顾。

护士:这是我们应该做的。出院后您要坚持用药,定期来医院复查白细胞计数、肝功能、甲状腺功能。平时也可以自己数脉搏或称体重,观察有无异常。饮食上注意海产品这类含碘高的食物不要吃。不要太累,注意休息,心情要愉快。不要用手挤压甲状腺局部,衣服尽量宽松些。若有不适,尽早就诊。

病人:谢谢,我会按您说的去做。不过我还能生宝宝吗?

护士:您最好在甲亢治愈后生孩子。因为治疗期间怀孕,对母婴都比较危险,等病情控制后再生宝宝也不迟啊。

病人:好,我等甲亢治愈后再生宝宝。

二、练 习 题

(一) 选择题

1. 不属于甲状腺激素的生理作用的是

A. 促进外周组织对糖的利用

B. 生理剂量促进蛋白质合成

C. 提高神经系统兴奋性

D. 减慢心率和减弱心肌收缩力

E. 抑制糖原合成

2. 具有促进物质代谢和促进生长发育功能的激素是

A. 皮质醇　　　　B. 胰岛素

C. 生长激素　　　D. 甲状腺素

E. 甲状旁腺素

3. 甲亢的病因最多见的是

A. 多结节性毒性甲状腺肿

B. 弥漫性甲状腺功能亢进症(Graves 病)

C. 毒性腺瘤

D. 甲状腺癌

E. 碘甲亢

4. 下列关于 Graves 病的典型临床表现叙述比较准确的是

A. 基础代谢率升高,甲状腺肿

B. 基础代谢率升高,突眼

C. 突眼,甲状腺肿,心率增快

D. 突眼,甲状腺肿,多食,消瘦

E. 甲状腺毒症表现,甲状腺肿大,眼征,胫前黏液性水肿

5. 甲状腺功能亢进症的高代谢症状是

A. 神经兴奋性增高　B. 甲状腺肿

C. 怕热、多汗　　　　D. 突眼

E. 心动过速

6. 甲状腺功能亢进症病人最具特征的心血管体征为

A. 水冲脉　　　　B. 心律失常

C. 脉压增大　　　D. 毛细血管搏动征

E. 睡眠时心率增快

7. 甲状腺危象的常见诱因有

A. 肥胖　　　　B. 感染

C. 出血　　　　D. 心脏病变

E. 突眼

8. 甲状腺危象的主要原因为

A. 甲状腺激素缺乏

B. 大量甲状腺素突然释放入血

C. 大量胰岛素突然释放入血

D. 糖皮质激素缺乏

E. 甲状腺肿大,有震颤、杂音

9. 甲亢危象的主要诱因不正确的是

A. 感染

B. 心力衰竭

C. 口服过量 TH 制剂

D. 体位改变

E. 术中过度挤压甲状腺

10. 甲状腺功能亢进症病人突然发生高热,脉率达160 次/分,焦虑,烦躁不安,恶心、呕吐,此时应考虑病人出现了

A. 脑水肿　　　　B. 肾衰竭

C. 甲状腺危象　　D. 消化性溃疡

E. 感染

11. 病人,女性,40 岁。甲状腺功能亢进症,突发昏迷,体温41℃,心率150 次/分,两肺底湿啰音,伴大汗、腹泻,其可能的诱发因素不包括

A. 外科手术　　　B. 精神创伤

C. 感染　　　　　D. 妊娠

E. 中断治疗

12. 病人,男性,47 岁。已有数年怕热、多汗、心律110 次/分左右,食量大,但逐渐消瘦,检查发现 FT_3 及 FT_4 增高。昨天突然体温达40℃,心律150 次/分,恶心、呕吐、腹泻、大汗,拟诊甲状腺功能亢进症伴甲状腺危象,其原因是

A. 甲状腺大量破坏

B. 机体消耗大量甲状腺素

C. 神经垂体功能亢进

D. 大量甲状腺素释放入血

E. 下丘脑功能减退

13. 诊断甲状腺功能亢进症的敏感指标是

A. 基础代谢率测定

B. T_3 抑制试验

C. 甲状腺摄 ^{131}I 率测定

D. 血清总 T_3 测定

E. 血清 TSH 测定

14. 病人,男性,36 岁。颈前弥漫性肿大,疑为甲亢。对诊断意义不大的辅助检查是

A. 基础代谢率

B. 甲状腺摄 ^{131}I 率测定

C. 声带检查

D. 颈部 X 线

E. 测血肌酐

15. 病人,女性,18 岁。因双侧甲状腺肿大住院,经检查诊断为甲状腺功能亢进。支持这一诊断的实验室检查结果是

A. T_3、T_4 升高,TSH 降低

B. T_3、T_4 降低,TSH 升高

C. T_3、T_4 升高,TSH 正常

D. T_3、T_4 降低,TSH 正常

E. T_3、T_4 正常,TSH 正常

16. 病人,女性,30 岁,自诉全身乏力、心慌、怕热,每日大便 3~4 次,诊断甲亢,治疗半年好转,后上述症状再次出现,且体重下降 5kg,护理发现病人情绪激动,双目有神,甲状腺 Ⅱ 度肿大,局部可闻及杂音,心率 120 次/分,病人最可能发生的问题是

A. 伴发糖尿病　　 B. 甲亢复发

C. 伴发心脏病　　 D. 出现甲减

E. 发生亚急性甲状腺炎

17. 抗甲状腺药物硫脲类、咪唑类的主要作用机制是

A. 影响甲状腺激素合成

B. 抑制抗原抗体反应

C. 抑制甲状腺激素释放

D. 降低外周组织对甲状腺激素的反应

E. 使促甲状腺激素分泌降低

18. 病人,女性,23 岁。甲亢半年,服用甲硫氧嘧啶治疗。此药的作用机制是

A. 抑制甲状腺激素合成

B. 抑制抗原抗体反应

C. 抑制甲状腺激素释放

D. 降低外周组织对甲状腺激素反应

E. 使甲状腺激素分泌降低

19. 病人,女性,23 岁。甲亢半年,服用丙硫氧嘧啶治疗。此药的作用机制是

A. 抑制甲状腺激素合成,抑制 T_4 转换成 T_3,

B. 抑制抗原抗体的反应

C. 抑制甲状腺激素释放

D. 降低外周组织对甲状腺激素的反应

E. 使甲状腺激素分泌降低

20. 病人,女性,28 岁。患甲亢 1 年,2 天前受凉感冒,体温升高达 39.3℃,恶心、呕吐、腹泻、心悸,心率 120 次/分,继而出现昏迷,诊断甲亢危象,治疗中禁用的药物是

A. 异丙嗪　　　 B. 阿司匹林

C. 抗生素　　　 D. 丙硫氧嘧啶

E. 补液

21. 病人,女性,25 岁。患甲亢 1 年,近日受凉感冒,体温升高达 39℃,出现恶心、呕吐、腹泻、心悸等症状,心率增快,达 120 次/分,继而昏迷,诊断甲亢危象,首选药物是

A. 甲巯咪唑　　 B. 卡比马唑

C. 抗生素　　　 D. 甲硫氧嘧啶

E. 丙硫氧嘧啶

22. 病人,男性,26 岁。入院诊断为甲状腺危象,但既往有哮喘病史,在制定治疗方案时,应禁用的药物是

A. 普萘洛尔　　 B. 甲巯咪唑

C. 甲亢平　　　 D. 地西泮

E. 甲状腺素片

23. 抗甲状腺药物不良反应一般不包括

A. 粒细胞减少　　 B. 中毒性肝病

C. 药疹　　　　 D. 高钾血症

E. 甲状腺功能低下

24. 病人,女性,27 岁,因重度甲状腺功能亢进症入院,准备择期手术治疗,术前准备期间,病人因害怕手术而焦虑不安,该病人目前主要的护理问题是

A. 焦虑

B. 营养失调:低于机体需要量

C. 有角膜完整性受损的危险

D. 自我形象紊乱

E. 不舒适

25. 病人,男性,30 岁,自诉乏力、心慌、怕热,经检查诊断为甲状腺功能亢进症,护士进行饮食指导的主要内容是

A. 高蛋白、高热量、高维生素饮食

B. 多吃含纤维素的饮食,保持大便通畅

C. 限制饮水

D. 可以吃一些辛辣食物

E. 可以喝浓茶

26. 病人,女性,27 岁,甲状腺肿大 1 年,消瘦,易疲劳、失眠、心悸、怕热,体重下降明显,心率 110 次/分,血压 130/80mmHg,诊断为 Graves 病,主要护理问题是

A. 营养失调:低于机体需要量

B. 焦虑

C. 睡眠型态紊乱

D. 疲乏

E. 有受伤的危险

（27~30 题共用题干）

病人,女性,45 岁。因甲状腺功能亢进症收入院治疗。昨日洗澡受凉出现高热、咳嗽,遵医嘱予以抗感染对症治疗。今晨突然出现烦躁不安、大汗淋漓、恶心、呕吐 2 次,测体温 39.2℃,脉搏 140 次/分,呼吸 26 次/分,血压 130/90mmHg。

27. 你认为该病人可能发生的病情变化是

A. 感染性休克　　　B. 甲状腺危象

C. 输液反应　　　　D. 急性肺水肿

E. 低血糖反应

28. 出现该病情变化的主要诱因是

A. 水、电解质紊乱　　B. 睡眠紊乱

C. 焦虑　　　　　　　D. 未及时服药

E. 感染

29. 护士应立即采取的护理措施是

A. 将病人安置在安静低温的环境中

B. 预防和尽快控制感染

C. 坚持治疗,不自行停药

D. 口腔护理

E. 预防压疮

30. 病人,女性,40 岁。因近 2 个月怕热、多汗、情绪激动,且经常腹泻、心悸而门诊检查。护理体检:甲状腺肿大,两手微抖,眼球稍突,实验室检查:T_3 6.2mmol/L,T_4 254mmol/L。诊断为甲状腺功能亢进症,收入院进一步诊治。对上述患者采取的护理措施中,下列哪项不妥

A. 立即置于光线较暗的抢救室

B. 物理降温、止吐,做好皮肤护理

C. 迅速建立静脉通路

D. 严密观察病情变化,并准确记录

E. 大量喝开水与浓茶

31. 甲状腺功能亢进症突眼的护理错误的是

A. 睡眠时用眼罩

B. 每日滴眼药水 1~2 次

C. 低盐饮食

D. 戴墨镜

E. 头低平卧位

（二）简答题

1. 甲亢病人多食消瘦是不是仅属于高代谢综合征?

2. 若甲亢病人认为自己心率快是心脏病,向你咨询,你该如何解释?

3. 甲亢的治疗方法有哪几种?作用机制分别是什么?

4. 为什么妊娠期、哺乳期妇女不宜用放射性[131]I 治疗?

5. 抢救甲状腺危象时是不是要停用抗甲状腺药物?

6. 使用抗甲状腺药物期间病人若出现明显乏力、易感冒等情况时,应警惕发生了什么情况?

参考答案

（一）单选题

1~5　ADBEC　6~10　ABBDC

11~15　DDEEA　16~20　BAAAB

21~25　EADAA　26~30　ABEAE　31　E

（二）简答题

1. 答:不是。甲亢病人多食消瘦不仅与高代谢综合征有关,还与胃肠蠕动增快有关。

2. 答:甲亢病人甲状腺激素分泌过多,交感神经兴奋性增高,可以使心率加快,不一定是心脏病的表现。若伴有心脏增大、心力衰竭、心律失常,即为甲亢性心脏病。

3. 答:甲亢的治疗方法主要有抗甲状腺药物治疗、放射性碘治疗、手术治疗。抗甲状腺药物的主要作用机制是阻断甲状腺激素合成,其中 PTU 还抑制 T_4 转换成 T_3。放射性碘治疗及手术治疗均为创伤性措施,破坏或减少甲状腺组织。

4. 答:母亲行放射性碘治疗可造成胎儿或婴幼儿甲减。

5. 答:不是。PTU 就是抗甲状腺药物。

6. 答:粒细胞减少。

第4节　甲状腺功能减退症病人的护理

练 习 题

（一）单选题

1. 原发性甲减是指

A. 由于垂体疾病所致

B. 由于甲状腺本身疾病所致

C. 由于下丘脑疾病所致

D. 由于大脑皮质疾病所致

E. 神经传导疾病所致

2. 下列哪项不是引起甲减的原因

A. 自身免疫性损伤

B. 甲亢时放射碘治疗过度

C. 甲状腺手术

D. Graves 病

E. 缺碘或碘过量

3. 下列哪项不属于甲减的一般表现

A. 表情淡漠

B. 体重增加

C. 稀便,排便次数增加

D. 毛发稀疏

E. 眉毛外 1/3 脱落

4. 下列哪一项是原发性甲减的检测结果

A. FT_3、FT_4 增多,TSH 减少

B. FT_3、FT_4 正常,TSH 减少

C. FT_3、FT_4 增多,TSH 正常

D. FT_3、FT_4 减少,TSH 减少

E. FT_3、FT_4 减少,TSH 增多

5. 病人,女性,39 岁。既往体健,近 1 个月来发现记忆力减退,反应迟钝、乏力、畏寒,入院检查:体温 35℃,心率 60 次/分,黏液水肿,血 TSH 升高,血 FT4 降低,可能的诊断是

A. 甲状腺功能亢进

B. 甲状腺功能减退

C. 呆小症

D. 痴呆

E. 幼年型甲减

（二）简答题

如何进行黏液性水肿昏迷的治疗及护理?

参 考 答 案

（一）单选题

1~5　BDCEB

（二）简答题

答:

（1）建立静脉通道,遵医嘱给予急救药物,立即补充甲状腺激素,首选左旋三碘甲腺原氨酸(L-T3)。

（2）氢化可的松 200～300mg 静脉滴注,同时补液,维持电解质及酸碱平衡。

（3）控制感染、救治休克对症治疗。

（4）吸氧,保持呼吸道通畅,准备好气管插管或气管切开设备。

（5）保暖,主要采用升高室温的方法,尽量不给予局部加热,以防烫伤。

（6）监测生命体征和动脉血气分析的变化,观察神志、烦躁、出汗情况,记录出入量。

第5节　库欣综合征病人的护理

练 习 题

（一）选择题

1. 皮质醇增多症最明显的特征性表现是

A. 皮肤、黏膜色素沉着

B. 脊柱变形

C. 多毛与痤疮

D. 向心性肥胖

E. 皮肤紫纹

2. 皮质醇增多症引起糖尿病是因为皮质醇

A. 促进蛋白质分解

B. 拮抗胰岛素作用

C. 促进脂肪分解

D. 增加肾素分泌

E. 抑制肾脏重吸收

3. 皮质醇增多症最有价值的辅助检查结果是

A. 白细胞增多　　　　B. 血钾降低

C. 血糖升高　　　　　D. 血压升高

E. 皮质醇分泌的昼夜节律消失

4. 下列哪项不是 Cushing 综合征的表现

A. 皮质醇分泌失去昼夜节律

B. 具有向心性肥胖的特征

C. 呈多血质外貌,常伴痤疮

D. 肾上腺髓质增生或肿瘤

E. 皮肤菲薄,紫纹

5. 病人,女性,20 岁。血压升高,血糖升高,向心性肥胖,脸部皮肤薄、红,查血压 180/100mmHg,月经量少不规则,CT 结果为垂体生长肿物,X 线显示骨质疏松,该病人可能患的是

A. 库欣综合征　　　　B. 糖尿病

C. 高血压　　　　　　D. 妇科病

E. 肿瘤

6. 防止皮质醇增多症病人发生骨折的主要措施是

A. 防止摔伤　　　　B. 避免活动

C. 避免碰伤　　　　D. 避免过劳

E. 护理操作时动作轻稳

7. 皮质醇增多症病人饮食护理不妥的是

A. 高钾　　　　　　B. 高钙

C. 高磷　　　　　　D. 高蛋白

E. 低盐、低糖、低脂肪

8. 病人,女性,20 岁。血压升高,血糖升高,向心性肥胖,脸部皮肤薄、红,查血压 180/100mmHg,月经量少不规则,CT 结果为垂体生长肿物,X 线显示骨质疏松,该病人可能患的是

A. 库欣综合征　　　　B. 糖尿病

C. 高血压　　　　　　D. 妇科病

E. 肿瘤

(二) 简答题

1. Cushing 综合征的特征性表现是什么?

2. 为什么库欣综合征的病人容易感染?

参 考 答 案

(一) 选择题

1~5　DBEDA　6~8　ACA

(二) 简答题

1. 答:Cushing 综合征的特征性表现是向心性肥胖、多血质外貌、皮肤紫纹、痤疮、水肿、高血糖、高血压、低血钾、骨质疏松、抵抗力下降等。

2. 答:长期皮质醇增多对机体免疫功能起抑制作用,病人易发生感染。

第 6 节　原发性慢性肾上腺皮质功能减退症病人的护理

练 习 题

(一) 选择题

1. 病人,女性,25 岁,近 1 周来出现畏寒、乏力、少言、动作缓慢、食欲减退及记忆力减退、反应迟钝,月经不再来潮,毛发脱落,尤以阴毛、腋毛为甚,低血压、低血糖、低血钠。入院检查后确诊腺体功能减退,使用激素替代治疗,首先使用

A. 性激素

B. 甲状腺片

C. 肾上腺素皮质激素

D. 促甲状腺素

E. 升压激素

2. Addison 病危象的抢救主要措施为

A. 大量快速输液

B. 手术治疗

C. 对症治疗

D. 静脉输注糖皮质激素

E. 补充盐皮质激素

(二) 简答题

1. 皮质醇减少是诊断 Addison 病最可靠的指标,对吗?

2. 为什么肾上腺危象抢救主要用糖皮质激素、葡萄糖、生理盐水? 为什么要迅速补充血容量?

参 考 答 案

（一）选择题

1~2 CD

（二）简答题

1. 答:不是。继发性肾上腺皮质功能减退时皮质醇也减少。若皮质醇减少,同时 ACTH 兴奋试验阴性,才能证明是 Addison 病。

2. 答:肾上腺危象时病人血糖低、血钠低及糖皮质激素严重匮乏,所以要补充糖皮质激素、葡萄糖、生理盐水。高热、大量出汗、呕吐、腹泻易使病人有脱水情况,使病情加重,所以要迅速补充血容量。

第 7 节 糖尿病病人的护理

一、实 践 指 导

▲实训 7-7-1

【实践目的】 帮助学生了解 1 型糖尿病和 2 型糖尿病发病机制。

【实践地点】 教室。

【实践内容】 1 型糖尿病和 2 型糖尿病发病机制。

【实践用物】 1 型、2 型糖尿病发病机制填空表(表 7-7-1)。

表 7-7-1 1 型、2 型糖尿病发病机制填空表

类型	发病机制
1 型糖尿病	
2 型糖尿病	

【实践方法】 填空。

*参考答案:见表 7-7-2。

表 7-7-2 1 型、2 型糖尿病发病机制汇总表

类型	发病机制
1 型糖尿病	胰岛 β 细胞破坏,导致胰岛素绝对缺乏
2 型糖尿病	胰岛素相对缺乏。从胰岛素抵抗为主伴胰岛素分泌不足,到胰岛素分泌不足为主伴胰岛素抵抗

▲实训 7-7-2

【实践目的】 帮助学生掌握糖尿病的主要临床表现。

【实践地点】 教室。

【实践内容】 糖尿病的主要临床表现。

【实践用物】 糖尿病主要临床表现图(图 7-7-1)。

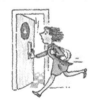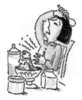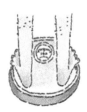

图 7-7-1 糖尿病主要临床表现图

【实践方法】 请根据图片总结糖尿病病人的主要临床表现。

＊参考答案

该图片反映了糖尿病的主要临床表现"三多一少"：①多尿：因血糖高,渗透性利尿所致,每日尿量常在 2~3L 或 3L 以上。②多饮：因多尿丢失大量水分及血糖高所致。③多食：因胰岛素不足,体内葡萄糖不能充分利用,能量来源减少所致,病人常多食易饥。④消瘦：因血糖不能充分利用,脂肪、蛋白质分解增加所致。

▲实训 7-7-3

【实践目的】 训练学生掌握糖尿病酮症酸中毒的表现。

【实践地点】 模拟病房。

【实践内容】 糖尿病酮症酸中毒的表现。

【实践用物】 临床案例。

【实践方法】 讨论临床案例。

病人,王×,女,25 岁,诊断为 1 型糖尿病 1 年,接受胰岛素正规治疗。近 2 天因胰岛素用完暂停用药,而出现食欲减退、恶心、呕吐、腹痛。体检：T 36℃,P 98 次/分,R 18 次/分,BP 100/70mmHg,消瘦,烦躁和嗜睡交替,呼吸深大,可闻到烂苹果味,皮肤干燥。辅助检查：任意血糖：23.9mmol/L,pH<7.0,尿酮(++),尿糖(++++)。

＊参考情境

教师：根据案例资料,请问该病人可能发生了什么情况?

学生甲：该病人并发了糖尿病酮症酸中毒。

教师：依据是什么?

学生乙：该病人是 1 型糖尿病病人,突然停用胰岛素是诱因。有精神症状、呼吸深大、呼气有烂苹果味、皮肤干燥等糖尿病酮症酸中毒的临床表现。还有糖尿病酮症酸中毒的辅助检查证据,如任意血糖：23.9mmol/L,pH<7.0,尿酮(++),尿糖(++++)等。

教师：对糖尿病病人来说,还有哪些诱因可以导致糖尿病酮症酸中毒?

学生丙：感染、饮食不当、各种应激(手术、创伤、妊娠、分娩)等。

教师：对。所以,我们要注意提醒糖尿病病人避免诱因,注意观察病人的临床表现和辅助检查结果,警惕糖尿病酮症酸中毒。

▲实训 7-7-4

【实践目的】 帮助学生鉴别糖尿病酮症酸中毒、高渗高血糖综合征。

【实践地点】 教室。

【实践内容】 鉴别糖尿病酮症酸中毒、高渗高血糖综合征。

【实践用物】 糖尿病酮症酸中毒、高渗高血糖综合征比较填空表(表 7-7-3)。

表 7-7-3 糖尿病酮症酸中毒、高渗高血糖综合征比较填空表

项目	糖尿病酮症酸中毒	高渗高血糖综合征
发病年龄		
糖尿病类型		
血糖		
酮体		
pH		
血浆渗透压		
呼吸		

【实践方法】　填表。

*参考答案:见表7-7-4。

表 7-7-4　糖尿病酮症酸中毒、高渗高血糖综合征比较表

项目	糖尿病酮症酸中毒	高渗高血糖综合征
年龄	青少年	中老年
糖尿病类型	1 型糖尿病	2 型糖尿病
血糖	16.7~33.3mmol/L	>33.3mmol/L
酮体	强阳性	阴性
PH	低	正常
血浆渗透压	正常或稍高	显著升高
呼吸	呼吸深大,可闻及烂苹果味	无特殊

▲实训 7-7-5

【实践目的】　帮助学生了解糖尿病并发症。

【实践地点】　教室。

【实践内容】　糖尿病并发症。

【实践用物】　糖尿病并发症填空表(表 7-7-5)。

表 7-7-5　糖尿病并发症填空表

并发症	常见疾病
急性并发症	
感染性疾病	
慢性并发症	

【实践方法】　填表

*参考答案:见表7-7-6。

表 7-7-6　糖尿病并发症汇总表

并发症	常见疾病
急性并发症	酮症酸中毒,高渗高血糖综合征
感染性疾病	疖、痈等皮肤化脓性感染,甲癣、足癣、体癣等皮肤真菌感染
慢性并发症	心、脑血管病,糖尿病肾病,糖尿病视网膜病变,周围神经病变,糖尿病足等

▲实训 7-7-6

【实践目的】　帮助学生熟悉口服葡萄糖耐量试验(OGTT)。

【实践地点】　模拟病房。

【实践内容】　口服葡萄糖耐量试验(OGTT)。

【实践用物】　抽血用物、葡萄糖粉、温开水、水杯等。

【实践方法】　模拟情境:进行口服葡萄糖耐量试验(OGTT)。

*参考情境

护士:李大爷,后天早晨你要做个检查叫口服葡萄糖耐量试验。这几天可以多吃些食物,遵医嘱停用影响血糖的药物。明天晚上 10 点以后就不要再吃东西了,一直到后天早晨我们抽过血,您再吃东西,好吗?

病人:好的,我知道了。

（后天早晨7点）

护士：李大爷，昨晚10点到现在有没有吃东西？

病人：没有。

护士：好，我现在为您抽血。

（抽血完毕）

护士：李大爷，我现在帮您把75g葡萄糖放在这250ml的温水里了，您必须在5～10分钟内喝完。2小时后我还会再给您抽一次血。这期间请您不要吃东西，不喝茶及咖啡、不吸烟、不做剧烈运动，好吗？

病人：好。

（2小时后再次抽血，送检查）

▲实训7-7-7

【实践目的】 帮助学生掌握糖尿病的诊断标准。

【实践地点】 教室。

【实践内容】 糖尿病的诊断标准。

【实践用物】 糖尿病诊断标准连线图（图7-7-2）。

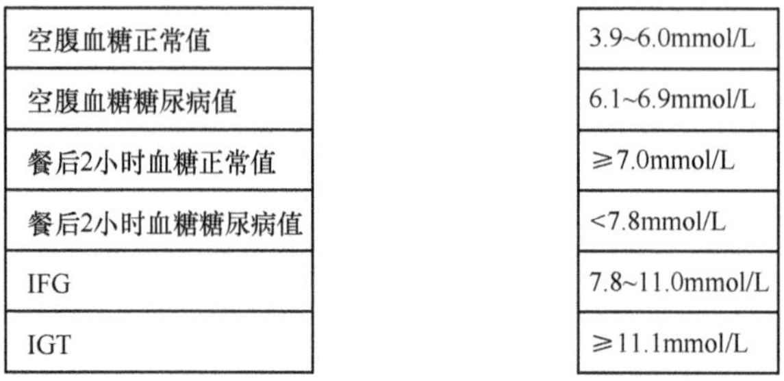

空腹血糖正常值
空腹血糖糖尿病值
餐后2小时血糖正常值
餐后2小时血糖糖尿病值
IFG
IGT
3.9~6.0mmol/L
6.1~6.9mmol/L
≥7.0mmol/L
<7.8mmol/L
7.8~11.0mmol/L
≥11.1mmol/L

图7-7-2 糖尿病诊断标准连线图

【实践方法】 连线

＊参考答案：见图7-7-3。

空腹血糖正常值
空腹血糖糖尿病值
餐后2小时血糖正常值
餐后2小时血糖糖尿病值
IFG
IGT
3.9~6.0mmol/L
6.1~6.9mmol/L
≥7.0mmol/L
<7.8mmol/L
7.8~11.0mmol/L
≥11.1mmol/L

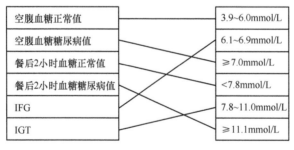

图7-7-3 糖尿病诊断标准连线结果图

▲实训7-7-8

【实践目的】 训练学生掌握便携式血糖仪的使用。

【实践地点】 模拟病房。

【实践内容】 使用便携式血糖仪。

【实践用物】 消毒用物、便携式血糖仪、试纸、采血笔、采血针头等。

【实践方法】 模拟训练：使用便携式血糖仪。

＊参考情境

（护士携带用物进入病房。核对床号、姓名、腕带，进行解释）

1. 操作方法:在采血笔上安装采血针头→根据病人手指皮肤情况调节针刺深度→检查血糖试纸有效期→按照操作说明使用血糖仪→用酒精消毒拟采血手指头,待干→用采血笔扎手指头,将血液置于试纸指定区域→用干棉棒按住伤口止血→屏上出现测量结果后,记录结果→关机→按医院感染管理有关规定处理用物。

2. 注意事项:

(1)轮换穿刺部位。采血部位常为指尖、足跟两侧等有丰富末梢毛细血管处,水肿或感染部位不宜采血。为减轻疼痛,建议取血点在手指侧面,但不要离指甲过近,以免妨碍消毒、挤血。

(2)取血前用温水洗手,垂手臂,使手指血管充盈便于采血。不宜用含碘消毒剂(如碘伏、碘酒)消毒皮肤。采血针要一人一次一针,防止交叉感染。

(3)采血笔刺破手指后,应从周围向采血点方向轻轻挤血,若用力挤血易挤出组织液影响测量结果。

(4)严格按照仪器制造商提供的操作说明书要求和操作规程进行检测。便携式血糖仪一般有两种开机方式,一种是插卡自动开机,另一种是按键开机。

(5)测定结果记录包括:被测试者姓名、测试日期、时间、结果、检测者签名等。

(6)出现血糖异常结果时应当采取的以下措施:①如果与平时监测出入较大,要重复检测一次。②通知医生采取相应的治疗措施。③必要时复查静脉生化血糖。

(7)血糖仪的准确性受温度、湿度和其自身稳定性及灵敏度的影响,其测出值可能与静脉生化血糖有一定的差异。诊断糖尿病是以静脉生化血糖作为标准。应至少每半年将便携式血糖仪检测值与静脉生化血糖结果进行比对一次。

(8)血糖仪不能放置在过冷、过热、过湿处,不能放置在电磁场(如移动电话、微波炉等)附近。要定期用软布略蘸水擦拭血糖仪,注意不要将水渗入血糖仪内,不能用清洁剂、酒精擦拭血糖仪。

(9)血糖试纸要放在干燥处,取试纸后要立即盖紧试纸筒盖。打开试纸筒后要尽量在3个月内用完。每次使用时不要触碰试纸的测试区,要注意试纸的有效期。

▲实训 7-7-9

【实践目的】　训练学生掌握胰岛素笔的使用方法。

【实践地点】　模拟病房。

【实践内容】　胰岛素笔的使用方法。

【实践用物】　消毒用物、胰岛素笔(图 7-7-4)、注射单等。

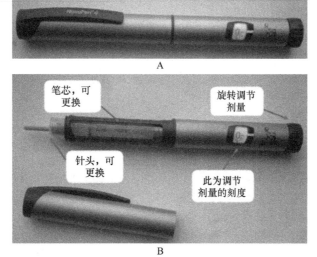

图 7-7-4　胰岛素笔

【实践方法】 模拟训练:使用胰岛素笔。

*参考情境

(护士携带用物进入病房。核对床号、姓名、腕带、解释)

(1)操作方法:75%酒精消毒皮肤、待干→充分摇匀药液→根据注射单调节剂量→注射。停留6秒,拔针按压。

(2)注意事项:①不同胰岛素注射笔需与相应的胰岛素笔芯相配,同一位病人使用两种胰岛素时,每种胰岛素应配一支笔,不宜共用。②胰岛素笔使用、保存方法同普通胰岛素。③用胰岛素笔前,要用75%酒精消毒皮肤、待干后注射,但不能用酒精擦拭注射针头。④注射前要充分摇匀药液。⑤外出时要随身携带胰岛素笔,不能放行李托运。

▲实训 7-7-10

【实践目的】 训练学生熟悉糖尿病酮症酸中毒的抢救。

【实践地点】 教室或实训室。

【实践内容】 糖尿病酮症酸中毒的抢救。

【实践用物】 静脉输液用物、胰岛素、吸氧、吸痰用物等。

【实践方法】 模拟训练:糖尿病酮症酸中毒的抢救。

*参考情境

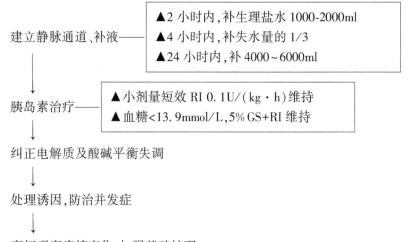

建立静脉通道、补液——
- ▲2 小时内,补生理盐水 1000-2000ml
- ▲4 小时内,补失水量的 1/3
- ▲24 小时内,补 4000~6000ml

↓

胰岛素治疗——
- ▲小剂量短效 RI 0.1U/(kg·h)维持
- ▲血糖<13.9mmol/L,5% GS+RI 维持

↓

纠正电解质及酸碱平衡失调

↓

处理诱因,防治并发症

↓

密切观察病情变化、加强基础护理

▲实训 7-7-11

【实践目的】 训练学生掌握低血糖的预防及处理。

【实践地点】 模拟病房。

【实践内容】 低血糖的预防及处理。

【实践用物】 无特殊要求。

【实践方法】 模拟情境:低血糖的预防及处理。

*参考情境

(上午10点,糖尿病病人张阿姨的床头呼叫器响起,护士快速进入病房)

病人:护士,我现在心慌,出冷汗了,有饥饿感,你看手也在发抖。

护士:张阿姨,您别紧张,先喝点水,吃点饼干。

病人:(吃过饼干后)现在好多了,刚才好难受,这是怎么回事啊?

护士:您刚才是低血糖的表现,这主要与降糖药,尤其是胰岛素、磺脲类药物用量过大,进食过少,用降糖药期间运动过度有关。刚给您吃了饼干后,您的血糖升上去了,您的症状也就很快缓解了。

病人:是这样啊,那我平时怎么预防低血糖呢?

护士:首先用降糖药(包括胰岛素)时,要按时按量进食。降糖药与进餐配套规律使用。其次不空腹运动。运动时要随身备糖类物质。运动量明显增大时,要适当减少降糖药用量,或增加食物摄入。使用胰岛素,注射部位相对固定,保持胰岛素吸收速率相对稳定。这是《糖尿病手册》,刚才我讲的上面都有,您再看看。

病人:好,谢谢!

护士:不客气!

▲实训7-7-12

【实践目的】　帮助学生掌握糖尿病足的护理。

【实践地点】　模拟病房。

【实践内容】　糖尿病足的护理。

【实践用物】　无特殊要求。

【实践方法】　模拟情境:护士对糖尿病病人进行糖尿病足方面的健康教育。

＊参考情境

病人:护士,听其他病友说,糖尿病病人容易并发糖尿病足,严重的还要截肢,糖尿病足是怎么回事啊?

护士:它是末梢神经病变、下肢动脉供血不足以及细菌感染等各种因素引起足部疼痛、皮肤溃疡、肢端坏疽等病变,统称为糖尿病足。由于糖尿病影响免疫功能,机体抵抗力降低,糖尿病足难以治愈,严重时确实需要截肢。

病人:能不能预防糖尿病足呢?

护士:首先要坚持正规治疗,控制血糖,其次要牢记15个字:勤检查、促清洁、善保养、治外伤、促循环。①勤检查:每日检查双足一次。②促清洁:每日用中性肥皂和温水清洁足部。③善保养:鞋袜要合适。避免足部受压、损伤、继发感染。趾甲勿过长过短。谨防烫伤、冻伤。④治外伤:及时到医院处理足部疾患。⑤促循环:如散步、足部保暖、轻轻按摩足部等。

病人:我知道了,谢谢!

护士:不客气!

二、练　习　题

(一)选择题

1. 糖尿病的分型正确的是
A. 1型,2型,特殊类型,妊娠期糖尿病
B. 自身免疫,特发性,胰岛素抵抗,胰岛素分泌缺陷
C. 正常葡萄糖耐量,IGT,IFG,糖尿病
D. 正常血糖,IGT,IFG,高血糖
E. 1型,2型,妊娠期糖尿病

2. 关于2型糖尿病的叙述正确的是
A. 主要与免疫、环境有关
B. 主要见于年轻人
C. 绝对缺乏
D. 有家族性发病倾向
E. 依赖胰岛素治疗

3. 1型糖尿病病人主要是
A. 胰岛素绝对不足
B. 胰岛素相对不足
C. 胰岛素分泌增多
D. 甲状腺激素分泌减少
E. 大量甲状腺素突然释放入血

4. 糖尿病酮症酸中毒多见于
A. 1型糖尿病
B. 2型糖尿病
C. 其他特殊类型糖尿病
D. 妊娠糖尿病
E. 非胰岛素依赖型糖尿病

5. 糖尿病病人常合并眼盲及肾衰竭,原因是
A. 小动脉病变　　B. 大动脉病变
C. 微血管病变　　D. 小静脉病变
E. 大静脉病变

6. 病人,女性,60岁。因视力障碍收入院,查空腹血糖10 mmol/L,餐后血糖18 mmol/L,该病人可能是
A. 花眼　　　　B. 糖尿病视网膜病变
C. 动脉粥样硬化　D. 黄斑变性
E. 角膜溃疡

7. 糖尿病酮症酸中毒时病人

A. 呼气氨味　　　　B. 呼气恶臭味

C. 呼气烂苹果味　　D. 呼气血腥味

E. 呼气大蒜味

8. 病人,女性,28 岁。患糖尿病 10 年,近 2 天受凉后出现发热、咳嗽、咳黄痰,尿量 3000ml/d,口渴、乏力明显。今日突然出现意识不清,呼之不应。护理体检:体温 38.6℃,血压 130/80mmHg,呼吸 30 次/分,双侧瞳孔等大等圆,对光反射存在,双下肺可闻及湿啰音,为明确昏迷原因,首选检查是

A. 尿糖　　　　　　B. 肝功能

C. 血电解质　　　　D. 血糖

E. 胸片

9. 对可疑糖尿病病人最有诊断价值的检查是

A. 尿糖定性试验　　B. 尿糖定量测定

C. 空腹血糖测定　　D. 口服葡萄糖耐量试验

E. 胰岛细胞抗体测定

10. 糖尿病诊断标准是

A. 随机血糖 ≥ 6.1mmol/L 或空腹血糖 ≥ 7.8mmol/L

B. 随机血糖 ≥ 7.8mmol/L 或空腹血糖 ≥ 7.0mmol/L

C. 随机血糖 ≥ 11.1mmol/L 或空腹血糖 ≥ 7.8mmol/L

D. 随机血糖 ≥ 6.1mmol/L 或空腹血糖 ≥ 7.0mmol/L

E. 随机血糖 ≥ 11.1mmol/L 或空腹血糖 ≥ 7.0mmol/L

11. 病人,女性,42 岁。糖尿病病史 3 年,近 3 个月出现眼睑及下肢水肿,尿糖(++),WBC 0 ~ 4 个/HP,尿蛋白(+++)。考虑的诊断是

A. 胰岛素性水肿　　B. 肾动脉硬化

C. 肾盂肾炎　　　　D. 急性肾炎

E. 糖尿病肾病

12. 病人,男性,31 岁,糖尿病 2 年,病情稳定,2 天前因事外出未服降糖药,并过度进食,之后感乏力、恶心、口渴、头痛,呼吸深大、有烂苹果味,意识不清,皮肤弹性差,初步诊断为

A. 糖尿病酮症酸中毒

B. 胃炎

C. 昏迷

D. 呼吸性酸中毒

E. 脑血管病

13. 病人,女性,26 岁。1 型糖尿病,因感冒食量减少而中断胰岛素治疗 3 日,突然出现昏迷,测血糖

33.3 mmol/L,pH 7.2,尿糖(+++)、尿酮体(++++)。诊断考虑为

A. 低血糖昏迷

B. 糖尿病酮症酸中毒昏迷

C. 糖尿病肾病尿毒症昏迷

D. 高渗性非酮症糖尿病昏迷

E. 乳酸性酸中毒

14. 病人,女性,65 岁,严重腹泻、脱水,意识障碍。查:血糖 33.3mmol/L,尿酮(±)。意识障碍发生的原因是

A. 脑血栓

B. 低血糖

C. 乳酸性酸中毒昏迷

D. 糖尿病酮症酸中毒昏迷

E. 高渗性非酮症糖尿病昏迷

15. 病人,男性,57 岁,糖尿病 3 年,胰岛素治疗,未规律控制饮食,一直疲乏无力,多饮,每日饮水 3000 ~ 4000ml。今日晚饭后吃西瓜 500g,几小时后感恶心、呕吐、头晕,速来急诊。检查:血糖 18mmol/L,尿糖(+++),尿酮(++),呼吸加快,血压 130/80mmHg,体温正常,诊断为糖尿病酮症酸中毒。其原因为

A. 感染　　　　　　B. 胰岛素治疗不当

C. 饮食不当　　　　D. 各种应激

E. 无明显原因

16. 病人,男性,67 岁。因食管癌术后进食不足需要通过周围静脉给予肠外营养,输注过程中,病人尿量突然增加,接着呼之不应,测随机血糖为 25mmol/L,血酮体阴性,此时,应高度警惕病人可能发生了

A. 酮症酸中毒昏迷

B. 吻合口瘘

C. 非酮症高渗性高血糖昏迷

D. 低血糖性休克

E. 空气栓塞

17. 糖尿病最基本的治疗措施是

A. 饮食治疗　　　　B. 口服降糖药治疗

C. 胰岛素治疗　　　D. 合适的体育锻炼

E. 胰岛细胞移植

18. 病人,男性,23 岁,1 型糖尿病,最佳治疗方案是

A. 饮食管理

B. 饮食管理及体力活动

C. 饮食管理及胰岛素应用

D. 饮食管理及口服磺脲类药物

E. 饮食管理及口服双胍类药物

19. 糖尿病饮食治疗中三大营养素碳水化合物、蛋白质、脂肪含量占饮食总热量百分比分配最合理

的是

A. 30%~40%,50%,<20%

B. 40%~50%,50%,10%

C. 50%,20%,30%

D. 20%~30%,60%,20%

E. <15%,60%,30%

20. 病人,女性,62 岁。身高 160cm,体重 76kg,2 型糖尿病病人,退休在家,每日每千克标准体重给予热量最合理的是

A. 20~25kcal   B. 25~30kcal

C. 30~35kcal   D. 35~40kcal

E. 40kcal

21. 关于糖尿病病人运动不妥是

A. 尽量避免恶劣天气时运动

B. 运动中出现异常情况应立即停止运动

C. 避免空腹运动

D. 运动前用大量胰岛素

E. 运动时随身携带糖尿病卡

22. 关于血糖仪使用不妥是

A. 采血部位常为有丰富末梢毛细血管处

B. 采血针要一人一次一针

C. 从周围向采血点方向用力挤血

D. 严格按照说明书要求进行检测

E. 取试纸后要立即盖紧试纸筒盖

23. 以下不属于口服降糖药的是

A. 促胰岛素分泌剂

B. 双胍类

C. 噻唑烷二酮类

D. α 葡萄糖苷酶抑制剂

E. 糖皮质激素

24. 病人,女性,26 岁。妊娠 7 个月。体检:尿糖(+++),空腹血糖 7.8mmol/L,餐后 2 小时血糖 16.7mmol/L。治疗主要选择

A. 饮食治疗   B. 体育锻炼

C. 口服降糖药   D. 胰岛素

E. 无需治疗

25. 病人,女性,29 岁,初发糖尿病,准备注射胰岛素治疗,胰岛素每瓶为 10ml 含胰岛素 400U,现病人需注射胰岛素 20U,应抽吸

A. 0.4ml   B. 0.5ml

C. 1ml   D. 2ml

E. 5ml

26. 病人,男性,65 岁,颜面水肿。检查:空腹血糖 12.3 mmol/L,尿糖(++),尿蛋白(+),曾不规则治疗,目前降糖治疗应首选

A. 单纯控制饮食

B. 控制饮食+双胍类药

C. 控制饮食+磺脲类

D. 控制饮食+胰岛素

E. 控制饮食+噻唑烷二酮类

27. 胰岛素主要生理功能是

A. 促进糖原分解和糖异生,使血糖降低

B. 促进葡萄糖利用和转化,使血糖降低

C. 促进蛋白质合成,维持男性第二性征

D. 调节胃肠平滑肌运动

E. 刺激骨髓红细胞生成

28. 病人,女性,20 岁,被诊断 1 型糖尿病 1 年,并多次发生酮症酸中毒。护士教给病人自己注射胰岛素。请问胰岛素治疗护理,下列哪项不妥

A. 采用 1ml 注射器

B. 剂量必须准确

C. 普通胰岛素餐前 1 小时注射

D. 保存于室温 20℃ 以下

E. 部位相对固定

29. 胰岛素常见不良反应不包括

A. 低血糖反应

B. 注射部位瘙痒

C. 注射部位荨麻疹样皮疹

D. 注射部位皮下结节

E. 注射部位皮下脂肪增生

30. 有关胰岛素使用的说法不正确的是

A. 普通胰岛素在餐前半小时注射

B. 胰岛素应冷藏保存

C. 注射部位应交替更换,相对固定

D. 混合使用时先抽长效胰岛素,再抽短效胰岛素

E. 混合使用时先抽短效胰岛素,再抽长效胰岛素

31. 抢救 DKA 首要的、极其关键的措施是

A. 快速输液加小剂量胰岛素

B. 静脉输注糖皮质激素

C. 静脉注射 50% 葡萄糖液

D. 即刻补充 TH

E. 即刻给予 PTU

32. 属于口服降糖药的是

A. 促胰岛素分泌剂   B. 双胍类

C. 噻唑烷二酮类   D. α 葡萄糖苷酶抑制剂

E. 以上都是

33. 病人,男性,57 岁,糖尿病病人,应用胰岛素治疗,下午 3 点突起心慌、多汗、软弱,而后神志不清,脉搏 120 次/分,尿糖(-),尿酮(-),尿素氮轻度升

高,最可能为

    A. 高渗性昏迷   B. 酮症酸中毒昏迷

    C. 低血糖昏迷   D. 脑血管意外

    E. 尿毒症昏迷

34. 1 型糖尿病合并酮症酸中毒,经治疗后意识恢复,短时间后突然感到心悸、饥饿、出汗,随即又发生意识障碍,正确处理 是

    A. 加大胰岛素剂量

    B. 加用格列本脲

    C. 静脉注射碳酸氢钠

    D. 静脉注射 50% 葡萄糖溶液

    E. 应用呼吸兴奋剂

35. 糖尿病病人注射普通胰岛素后 1 小时方进餐,此时病人出现头昏、心悸、多汗饥饿感,护士应想到病人发生了

    A. 胰岛素过敏   B. 冠心病心绞痛

    C. 低血糖反应   D. 酮症酸中毒早期

    E. 高渗性昏迷先兆

36. 病人,男性,28 岁。糖尿病病史 11 年,使用中效胰岛素治疗。今日早餐前突然感到饥饿难忍、全身无力、心慌、出虚汗,继而神志恍惚,遂来院急诊。护士应立即采取的措施是

    A. 配血、备血   B. 协助病人饮糖水

    C. 进行血压监测   D. 建立静脉通路

    E. 专人护理

37. 病人,女性,26 岁。1 型糖尿病病人,在治疗过程中出现心悸、出汗、头晕、饥饿感,意识模糊,考虑为

    A. 低血糖昏迷

    B. 糖尿病酮症酸中毒昏迷

    C. 糖尿病肾病尿毒症昏迷

    D. 高渗性非酮症糖尿病昏迷

    E. 乳酸性酸中毒

38. 病人,女性,25 岁。1 型糖尿病,病程 3 年,使用中效胰岛素治疗。近 2 日出现恶心、呕吐,不能正常进食,突然发生昏迷,测即刻血糖 2.3 mmol/L。护士应立即采取的措施是

    A. 使用胰岛素   B. 报告值班医生

    C. 做心电图检查   D. 静脉注射 50% 葡萄糖溶液

    E. 静脉注射生理盐水

39. 以下关于糖尿病足护理不妥的是

    A. 每日检查双足至少一次

    B. 每日用高温水泡足

    C. 鞋袜合适

    D. 及时处理足部疾患

    E. 轻轻按摩足部

(40~43 题共用题干)

病人,男性,26 岁。发现口渴、多饮、消瘦 3 个月,感冒 4 天,突发昏迷 2 天,血糖 30mmol/L,血钠 132mmol/L,尿素氮 6.8mmol/L,CO_2 结合力 18.3 mmol/L,尿酮体强阳性。

40. 该病人最可能的诊断是

    A. 高渗性昏迷   B. 糖尿病酮症酸中毒

    C. 糖尿病乳酸性酸中毒   D. 合并脑血管意外

    E. 应激性高血糖

41. 护士应首先采取的措施是

    A. 每 2 小时监测血糖、神志和生命体征

    B. 皮肤护理   C. 环境介绍

    D. 预防感染   E. 口腔护理

42. 病人首选治疗为

    A. 快速静脉滴注生理盐水+小剂量胰岛素

    B. 快速静脉滴注高渗盐水+小剂量胰岛素

    C. 快速静脉滴注低渗盐水+小剂量胰岛素

    D. 快速静脉滴注高渗盐水+大剂量胰岛素

    E. 快速静脉滴注碳酸氢钠+大剂量胰岛素

43. 治疗 8 小时后,病人神志渐清,血糖降至 12.8mmol/L,血钾 3.2mmol/L,此时,可采用的治疗是

    A. 输 5% 葡萄糖溶液+普通胰岛素

    B. 输 5% 葡萄糖溶液+普通胰岛素+适量钾

    C. 输 10% 葡萄糖溶液+普通胰岛素

    D. 输碳酸氢钠+普通胰岛素

    E. 低渗盐水+普通胰岛素+适量钾

(44~45 题共用题干)

病人,男性,56 岁。2 型糖尿病病人,体态肥胖。

44. 你考虑病人可以服用下列哪种降糖药

    A. 甲苯磺丁脲(D860)

    B. 二甲双胍(甲福明)

    C. 格列齐特(达美康)

    D. 格列吡嗪(美吡达)

    E. 格列喹酮(糖适平)

45. 对此下列哪项措施比较恰当

    A. 大剂量胰岛素治疗

    B. 大剂量降糖药治疗

    C. 饮食控制,适当运动

    D. 单纯饮食控制

    E. 单纯运动治疗

(46~48 题共用题干)

病人,男性,55 岁。糖尿病不规则服药,空腹血糖波动在 8.6~9.8mmol/L,尿糖(++)~(+++),近日感尿频、尿痛,昨日起突然神志不清,查血糖 28 mmol/L,尿素氮 7.8 mmol/L,血钠 148 mmol/L,尿糖(+++),酮体(++)。

46. 其诊断为
 A. 低血糖昏迷
 B. 糖尿病酮症酸中毒
 C. 乳酸性酸中毒
 D. 高渗性非酮症糖尿病昏迷
 E. 急性脑血管病

47. 病人尿液气味呈
 A. 芳香味   B. 氨臭味
 C. 大蒜味   D. 烂苹果味
 E. 腐臭味

48. 做尿糖定量检查,标本应加入的防腐剂是
 A. 95% 乙醇溶液   B. 浓盐酸
 C. 甲苯   D. 稀盐酸
 E. 甲醛

(49~50题共用题干)
 病人,女性,28岁。教师,糖尿病史已10余年,身高160cm,体重53kg,长期用胰岛素治疗,护理体检:下肢水肿,查血糖 12mmol/L,尿糖(+++),尿蛋白(++),血尿素氮和肌酐正常

49. 病人可能并发了
 A. 周围神经病变   B. 肾血管病变
 C. 自主神经病变   D. 动脉粥样硬化
 E. 酮症酸中毒

50. 该病人每日糖类摄入量应为
 A. 150g   B. 250g
 C. 350g   D. 450g
 E. 550g

(二)简答题
 1. 请解释"三多一少"之间的关系。
 2. 为什么2型糖尿病消瘦少见?
 3. 简述糖尿病发生感染的特点。
 4. 为什么磺脲类不适用于 T1DM?
 5. 一位用胰岛素治疗的糖尿病病人突然晕倒,首先考虑发生了什么情况?
 6. 治疗糖尿病足是不是仅治疗足部?为什么?为什么对糖尿病病人来说,即使小伤口也很难愈合?
 7. 若使用胰岛素的病人出现血糖波动可能与哪方面注射操作不当有关?(请找出2方面以上问题)
 8. 请问哪两类降糖药最主要的副作用是低血糖?
 9. 糖尿病饮食护理应注意那些问题?
 10. 糖尿病病人可以选择哪些运动项目?
 11. 一位糖尿病病人65岁,其运动时适宜的心率该是多少?
 12. 一般情况下糖尿病病人血糖监测频率是多少?

参 考 答 案

(一)选择题
 1~5 ADAAC 6~10 BCDDE
 11~15 EABEC 16~20 CACCA
 21~25 DCEDB 26~30 DBCED
 31~35 AECDC 36~40 BADBB
 41~45 AABBC 46~50 BDCBB

(二)简答题
 1. 答:因血糖高,渗透性利尿所致"多尿"。多尿使水分丢失,同时血糖高导致"多饮"。为补充丢失的糖分,维持机体活动,病人常"多食"。因血糖不能充分利用,脂肪、蛋白质分解增加使病人表现为"消瘦"。
 2. 答:可能与2型糖尿病病人胰岛 β 细胞尚有部分功能,机体脂肪、蛋白质分解不多有关。
 3. 答:因糖尿病影响免疫功能,机体抵抗力降低,高血糖适宜于病菌生长等因素,糖尿病易发生感染,且感染症状难以控制。需待血糖控制后,才能有效地控制感染。
 4. 答:磺脲类通过刺激胰岛 β 细胞释放胰岛素起到降糖作用。T1DM 胰岛 β 细胞受损,磺脲类不但不能使其分泌增加,反而会使 β 细胞受损加重。
 5. 答:低血糖。
 6. 答:不是。因为不全面控制高血糖等共同危险因素,局部治疗难以起效,即糖尿病足局部创面及其他部位小伤口都难以愈合。
 7. 答:抽药剂量不准,注射前没摇匀,注射时没避开硬结,注射部位没有相对固定,注射后没有在皮下停留6秒以上时间,药物保存不当使药物变质,药物过期等。
 8. 答:胰岛素、磺脲类药物。
 9. 答:主、副食数量基本固定。严格控制总入量。选择清淡易消化,高维生素饮食,忌食糖类食物。注意饮食相关因素对血糖的影响。
 10. 答:散步、慢跑、快走、骑自行车、做操、太极拳、游泳、球类运动等有氧运动。
 11. 答:该病人运动后适宜的心率 = 170−65 = 105 次/分,该病人运动后适宜心率是 105 次/分。
 12. 答:初始治疗、病情不稳定时每日测血糖。病情稳定时 1~2 周监测 1 天。

第8节　高尿酸血症与痛风病人的护理

练习题

（一）选择题

1. 有关原发性痛风病人的急性关节炎的表现,描述不正确的是

A. 以第一跖趾关节为好发部位

B. 发作通常在下午

C. 病人常在夜间痛醒而难以忍受

D. 秋水仙碱治疗有效

E. 常见诱因为受寒、劳累、酗酒等

2. 痛风性关节炎的 X 线特征是

A. 骨质边缘反应

B. 多发性骨折和畸形

C. 痛风石沉积

D. 圆形或不整齐的穿凿样透亮缺损

E. 骨膜下皮质吸收和斑点状脱钙

3. 病人,男性,50 岁。下班后与朋友聚餐,很晚回家休息。午夜突发左脚第一跖趾关节剧痛,约 3 小时后局部出现红、肿、热、痛和活动困难,遂来就诊。检查:血尿酸为 500 mmol/L。病人可能的诊断是

A. 痛风　　　　B. 假性痛风

C. 风湿性关节炎　　D. 类风湿关节炎

E. 化脓性关节炎

4. 以下哪些药属于痛风急性关节炎期治疗用药

A. 排尿酸药　　　B. 抑制尿酸生成药物

C. 碱性药物　　　D. 秋水仙碱

E. 以上都是

5. 痛风病人的饮食护理正确的是

A. 减少水分摄入

B. 减少维生素摄入

C. 避免牛奶摄入

D. 避免马铃薯摄入

E. 避免高嘌呤食物摄入

（二）简答题

1. 简述痛风病人饮食指导要点。

2. 请区别高尿酸血症与痛风的概念。

3. 痛风石沉积在关节等处是急性期关节炎期的特征吗?

4. 为什么痛风病人关节疼痛时暂时不能活动?

5. 若病人问你低嘌呤饮食是不是低蛋白饮食,你将如何回答?

参考答案

（一）选择题

1~5　BDADE

（二）简答题

1. 答:

（1）多饮水:急性期每天饮水 2000ml 以上以增加尿酸的排泄。为防止尿液浓缩,睡前或半夜均需大量饮水。

（2）戒酒:饮酒易使体内乳酸堆积,乳酸对尿酸的排泄有竞争性抑制作用。

（3）低嘌呤饮食:严格限制含嘌呤高的食物,如肝、肾、心等动物内脏,肉类、鱼类、虾类、蟹类、菠菜、蘑菇、豆类等饮食。少吃火锅。

（4）限制蛋白质摄入,每日蛋白质摄入量不宜超过 1g/kg。

（5）控制热量:每天热量应限制在 5020~6276kJ/d(1200~1500kcal/d),碳水化合物占总热量的 50%~60%,避免体重增加。

（6）减少脂肪摄入:脂肪可减少尿酸的排出,脂肪的摄入应限制在每日 50g 以下,不食用肥肉、油煎、油炸的食物。

（7）多食碱性食物:碱化尿液,从而增加尿酸在尿中的可溶性,促进尿酸的排出。牛奶、鸡蛋、米、面、玉米、马铃薯、蔬菜、柑橘类水果等均为碱性食物。

（8）注意烹调方法:如将肉食先煮,弃汤后再行烹调,可大大减少肉中嘌呤含量。此外,辣椒、咖喱、胡椒、芥末、生姜等食品调料,均能诱使痛风急性发作,应尽量避免食用。

2. 答:高血尿酸血症是血液中尿酸超过正常范围。通风不仅有高血尿酸血症还有急性关节炎、痛风石、慢性关节炎、关节畸形、慢性间质性肾炎、尿酸性尿路结石等一系列临床表现。

3. 答:不是。是慢性关节炎期特征。

4. 答:以免尿酸刺激关节,加重局部疼痛及损伤。

5. 答:低嘌呤饮食不是低蛋白饮食,有的高蛋白食物同时含有高嘌呤,如肝、肾、心等动物内脏,鱼类、虾类、蟹类等海产品及肉类等,有的高蛋白食物含嘌呤很少,如牛奶、鸡蛋类等。

（方 欣）

第8章 风湿性疾病病人的护理

第1节 风湿性疾病基础知识

练 习 题

选择题

1. 关于风湿性疾病描述比较妥当的是
 A. 仅影响骨组织
 B. 仅影响关节
 C. 仅影响关节周围软组织
 D. 仅影响内脏器官
 E. 影响骨、关节及周围软组织
2. 关于手关节描述错误的是
 A. 末端指间关节
 B. 近端指间关节
 C. 掌指关节
 D. 掌腕关节

 E. 腕关节
3. 风湿性疾病生理病理要点不包括
 A. 慢性病程
 B. 发作与缓解交替出现
 C. 同一疾病临床表现个体差异不大
 D. 有较复杂的生物化学及免疫学变化
 E. 治疗效果个体差异较大,疗程较长
4. 风湿性疾病最常见的首发症状是
 A. 关节肿胀　　　　B. 关节疼痛
 C. 关节畸形　　　　D. 关节僵硬
 E. 关节麻木

参 考 答 案

选择题

1~4　EACB

第2节 类风湿关节炎病人的护理

一、实 践 指 导

▲实训8-2-1

【实践目的】 帮助学生熟悉类风湿关节炎的特点。

【实践地点】 无特殊要求。

【实践内容】 类风湿关节炎的特点。

【实践用物】 无特殊要求。

【实践方法】 模拟情境:两位护士讨论类风湿关节炎的特点。

***参考情境**

(有一天王护士和李护士相遇)

王护士:小李,我在急诊科工作这么多年,对很多疾病都了如指掌,但对类风湿关节炎却十分陌生。

李护士:我跟您相反,我在社区门诊工作,经常和风湿性疾病病人打交道,虽然他们每个人临床表现都不尽相同,但我都了如指掌。

王护士:我知道了,因为类风湿关节炎是慢性病,绝大多数病人都在社区治疗,所以急诊科很少遇到此类病人。

李护士:对。

▲实训 8-2-2

【实践目的】 帮助学生掌握类风湿关节炎的临床表现。

【实践地点】 教室或模拟病房。

【实践内容】 类风湿关节炎的临床表现。

【实践用物】 无特殊要求。

【实践方法】 讨论:类风湿关节炎的临床表现。

*参考情境

教师:请大家讨论一下,类风湿关节炎病人的关节表现和关节外表现哪个更突出?

学生甲:关节表现更突出。病人可以有小关节对称性畸形。

教师:对。关节表现中哪个症状又更突出?

学生乙:关节表现中晨僵又更突出。

教师:对。所以,晨僵护理是类风湿关节炎护理的重点。

▲实训 8-2-3

【实践目的】 帮助学生掌握晨僵护理。

【实践地点】 模拟病房。

【实践内容】 晨僵护理。

【实践用物】 无特殊要求。

【实践方法】 模拟情境:晨僵护理。

*参考情境

(小胡的妈妈是类风湿关节炎病人,一天早晨起床后正在自己穿衣服)

小王:小胡,您妈妈手脚不灵活,您怎么让她自己穿衣服?

小胡:我妈妈现在是在类风湿关节炎缓解期,要多做一些所能及的工作和活动,避免长时间不动导致晨僵加重。不过她穿衣服时我会在旁边,必要时帮她一把。

小王:您妈妈晚上睡眠时为什么戴弹力手套?

小胡:为了保暖,避免受凉后晨僵加重。一会儿我妈妈穿好衣服后,我还要给她用热水泡手、泡脚、活动手脚,减轻晨僵症状。

小王:哦,您真是个孝顺女儿。

二、练 习 题

（一）选择题

1. 病人,男性,28 岁。1 周前受凉后出现发热,体温 37.5℃,咽痛,颌下淋巴结肿大,轻度心悸、气短,伴关节疼痛,以肩、肘、腕为主,红细胞沉降率 80mm/h,血白细胞 10.5×10^9/L,免疫学检查异常,可能的诊断是

A. 风湿热

B. 风湿性关节炎

C. 系统性红斑狼疮

D. 风湿性心脏病

E. 类风湿关节炎

2. 病变累及骨、关节及肌腱、滑囊、筋膜等周围软组织的一组疾病是

A. 风湿性疾病 　　 B. 类风湿关节炎

C. 骨关节炎 　　　 D. 骨质疏松症

E. 骨筋膜室综合征

3. 类风湿关节炎病因不明,一般认为有关的因素是

A. 遗传、雌激素、阳光照射等因素

B. 感染、潮湿、寒冷及创伤等

C. 物理性损伤因素

D. 化学性损伤因素

E. 精神性损伤因素

4. 类风湿关节炎最基本的病理改变是

A. 关节滑膜炎　　　B. 血管炎

C. 周围神经病变　　D. 骨质增生

E. 软骨增生

5. 类风湿关节炎最早出现的关节症状是

A. 晨僵　　　　　　B. 关节畸形

C. 关节肿　　　　　D. 关节痛

E. 关节功能障碍

6. 下列哪项不是类风湿性关节炎的特征

A. 以小关节为主

B. 呈对称性

C. 晨僵明显

D. 急性期关节明显肿胀

E. 后期关节无畸形

7. 病人,女性,23 岁,3 个月来四肢关节肿胀,尤以双手腕关节、掌指关节、近端指间肿疼明显。类风湿关节炎关节病变的特点是

A. 大关节受累

B. 多数不遗留关节畸形

C. 游走性疼痛

D. 主要累及小关节的对称性

E. 无晨僵

8. 提示类风湿关节炎病情活动的特点是

A. 关节疼痛　　　　B. 晨僵不明显

C. 关节僵硬、畸形　D. 类风湿结节

E. 游走性四肢大关节肿痛

9. 病人,女性,35 岁,职员。主因双腕、肘、手指近端指间关节肿痛 2 年,加重 2 周,以类风湿关节炎收入院。对诊断最有价值的检查是

A. 免疫学检查

B. 血象检查

C. 血液系统检查

D. 手指和腕关节的 X 片

E. 关节穿刺

10. 病人,男性,68 岁。有关节炎 2 年,初期为腕掌指关节疼痛,后有膝关节疼痛,最近两手指在掌指关节处偏向尺侧形成关节活动障碍,影响病人的日常生活。实验室检查:红细胞沉降率 55mm/L,RF(+)。关节 X 线检查:双手骨质疏松,腕部关节间隙变窄。最可能的诊断是

A. 系统性红斑狼疮

B. 干燥综合征

C. 类风湿关节炎

D. 骨性关节炎

E. 银屑病关节炎

11. 病人,女性,31 岁。工人。因腕及掌指关节肿痛,伴双膝关节疼痛、行走困难而入院。查 C 反应蛋白升高,说明目前疾病处在

A. 康复期　　　　　B. 稳定期

C. 活动期　　　　　D. 比较轻微阶段

E. 非常严重阶段

12. 类风湿关节炎应用非甾体消炎药止痛的机制是

A. 抑制滑膜炎

B. 抑制体内前列腺素的合成

C. 抑制 T 细胞功能

D. 抑制 B 细胞功能

E. 抑制细胞内二氢叶酸还原酶

13. 类风湿关节炎的护理措施中最重要的是

A. 绝对卧床休息

B. 关节疼痛减轻后及时进行活动

C. 限制关节运动

D. 抬高头部

E. 抬高膝部

14. 类风湿性关节炎急性期时采用下列哪种措施不妥

A. 给予止痛消炎药　B. 多活动四肢

C. 关节功能位　　　D. 按摩

E. 听音乐放松情绪

15. 病人,女性,59 岁。2 年前无明显诱因出现双腕、双手关节和双膝、踝、足、跖趾关节肿痛,伴晨僵,时间约 10 分钟,疼痛以夜间明显,影响行动。该病人锻炼时不正确的方法是

A. 循序渐进

B. 长时间锻炼

C. 热敷可改善血液循环

D. 保持关节的功能位

E. 必要时给予消炎止痛剂

16. 病人,女性,15 岁。学生,因双肘、腕、手指近端指间关节肿痛 3 年,加重 2 个月,以类风湿关节炎收入院。经休息、药物治疗后,现在病情缓解,下一步最主要的护理是

A. 嘱病人卧床休息,避免疲劳

B. 指导病人功能锻炼,循序渐进

C. 向病人做饮食指导,增进营养

D. 向病人介绍如何观察药物疗效

E. 介绍预防药物不良反应的方法

17. 类风湿关节炎缓解期间,指导病人活动的目的是
 A. 防止疾病复发　　B. 保持关节功能位
 C. 防止关节畸形　　D. 减少晨僵发生
 E. 避免关节失用

(18~19 题共用题干)

刘女士,27 岁,4 年来全身各大小关节疼痛,伴有晨僵,活动后减轻,拟诊为类风湿关节炎。

18. 下列关于类风湿关节炎的描述哪项不正确
 A. 基本病变为滑膜炎
 B. 发病与自身免疫有关
 C. 有皮下结节示病情活动
 D. 类风湿因子常阳性
 E. 不引起脏器损害

19. 下列关于该病关节病变的特点描述不正确的是
 A. 多对称
 B. 关节可畸形
 C. 发作时疼痛
 D. 关节周围软组织可受累
 E. 远端指间关节最常受累

(20~22 题共用题干)

病人,男性,60 岁。有关节炎 2 年,初期为腕掌指关节疼痛,后有膝关节疼痛,最近两手指在掌指关节处偏向尺侧形成关节活动障碍,影响病人日常生活。入院检查:红细胞沉降率 70mm/h,白细胞计数 $4.1×10^9/L$,红细胞计数 $3.6×10^{12}/L$,血红蛋白 110g/L。免疫学检查:C_3、C_4 均增高,RF(+),尿蛋白(-)。伴有晨僵。

20. 病人最可能的疾病诊断是
 A. 类风湿关节炎
 B. 风湿性关节炎
 C. 系统性红斑狼疮
 D. 干燥综合征
 E. 骨性关节炎

21. 此期病人的护理措施不妥的是
 A. 卧床休息,并保持正确的体位
 B. 遵医嘱给予消炎止痛药
 C. 嘱病人定时定量服药,不可随意加减药量或停药
 D. 注意观察药物不良反应
 E. 加强小关节功能锻炼

22. 治疗类风湿关节炎药物的不良反应不包括
 A. 胃肠道不适　　B. 皮肤黏膜出血
 C. 骨髓抑制　　　D. 骨髓活跃
 E. 肝功能异常

(二) 简答题

1. 有人说:"滑膜绒毛是造成关节破坏、畸形、功能障碍的病理基础之一。"对吗?

2. 比较一下类风湿关节炎病人的关节表现和关节外表现哪个更突出? 关节表现中哪个症状又更突出?

3. 有人认为诊断类风湿关节炎只要查 RF 就行了。这种看法对吗? 为什么?

4. 为什么对于类风湿关节炎病人来说,手指及腕关节的 X 线片最有价值? 类风湿关节炎病人也会有关节端骨质疏松吗?

5. 有人认为长期使用肾上腺糖皮质激素是防治类风湿关节炎最佳方法,对吗?

6. 一位类风湿关节炎病人听说慢作用抗风湿药有骨髓抑制等毒副作用,提出不用慢作用抗风湿药,只用非甾体类消炎药,你将如何解释?

7. 一位患有类风湿关节炎的学生,拟报考地质勘探学院,你认为这个专业适合他吗? 为什么?

8. 一位类风湿关节炎病人因为关节病变,活动受限,情绪低落,你护理此病人时,先做关节护理还是先心理护理? 为什么?

9. 类风湿关节炎的关节表现主要有哪些?

10. 晨僵护理要点?

参 考 答 案

(一) 选择题
 1~5　AABAD　6~10　EDDDC
 11~15　CBBBB　16~20　BEEEA
 21~22　ED

(二) 简答题
 1. 答:对。
 2. 答:类风湿关节炎病人的关节表现更突出。关节表现中晨僵又更突出。

3. 答:不对。因为 RF 也可见于其他疾病,甚至正常人血清中。RF 对类风湿关节炎的诊断不具特异性。

4. 答:因为类风湿病变主要在手足小关节。类风湿关节炎病人会有关节端骨质疏松。

5. 答:不对。肾上腺糖皮质激素虽然有抗免疫、

消炎、缓解关节疼痛作用,但不能阻断类风湿性关节炎的病情进展和关节破坏,所以不是防治类风湿性关节炎最佳用药方法。

6 答:非甾体类消炎药具有解热镇痛作用,慢作用抗风湿药能阻止关节结构的破坏,并有消炎作用。类风湿性关节炎病人需要联合应用上述两种药物,才能达到较好的治疗效果。

7. 答:不合适。因为类风湿性关节炎病对关节影响较大,使病人活动受到不同程度的限制,不便于搞地质勘探。

8. 答:先做心理护理。因为只有病人积极主动配合进行关节护理,才能达到较好的效果。

9. 答:

(1) 晨僵:关节僵硬以晨间起床后最为明显,活动后症状减轻。晨僵程度及持续时间可作为对病情活动性判断指标之一。

(2) 关节疼痛及肿胀:关节痛往往是最早的关节症状,最常出现的部位为双手关节,尤其掌指关节及近端指关节,腕、膝、足也多见,其次为肘、肩、踝、髋关节。关节肿胀,近端指关节肿如梭形。

(3) 关节畸形及功能障碍:晚期由于关节、软骨、韧带等损害可引起关节的不同畸形,最常见的是掌指关节半脱位和手指的尺侧偏斜。活动障碍,影响正常生活。

10. 答:睡眠时戴弹力手套保暖,晨起时用热水浸泡僵硬的关节,然后主动与被动活动。鼓励缓解期病人从事力所能及的工作和活动,避免长时间不动,防止晨僵加重。

第3节 系统性红斑狼疮病人的护理

一、实践指导

▲实训 8-3-1

【实践目的】 帮助学生掌握 SLE、类风湿关节炎的病变部位。

【实践地点】 教室。

【实践内容】 SLE、类风湿关节炎的病变部位。

【实践用物】 SLE、类风湿关节炎病变部位连线图(图 8-3-1)。

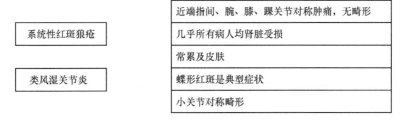

图 8-3-1 SLE、类风湿关节炎病变部位连线图

【实践方法】 连线。

*参考答案:见图 8-3-2。

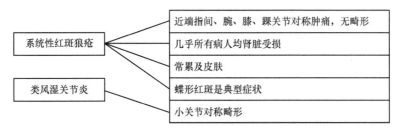

图 8-3-2 SLE、类风湿关节炎病变部位连线结果图

▲实训 8-3-2

【实践目的】 帮助学生掌握 SLE 皮肤护理。

【实践地点】 模拟病房。

【实践内容】 SLE 皮肤护理。

【实践用物】 无特殊要求。

【实践方法】 模拟情境:护士指导 SLE 病人皮肤护理。

*参考情境

(SLE 病人小平坐在窗户前,SLE 病人小华进行劝阻)

小华:小平,您怎么坐在窗户跟前啊?

小平:我想看看外面的风景。今天阴天,我坐这没关系。

小华:您忘了,李护士说我们这个病要避免紫外线,虽然没有太阳,但是还是有紫外线啊。

小平:那我把窗户关上。

小华:那也不行,因为玻璃只能阻挡一部分紫外线。

小平:好吧,我不坐窗户跟前了。照这样说,我们阴天外出不遮挡皮肤也不行,是吗?

小华:是的。我一会外出去做检查,就准备打伞。

小平:打伞多麻烦啊,涂点防晒霜不就行啦。

小华:哈哈,防晒霜是化学产品,我们最好不要用,以免刺激皮肤。

小平:我想起来了,李护士还说我们还不能用肥皂、洗面奶等化学制剂,也不能染发、烫发、卷发等。

小华:对。

二、练 习 题

(一) 选择题

1. 系统性红斑狼疮(SLE)是一种

A. 感染性疾病 B. 自身免疫性疾病

C. 传染性疾病 D. 遗传性疾病

E. 以上都不是

2. SLE 的发病与下列哪项无关

A. 遗传因素 B. 病毒感染

C. 紫外线 D. 雌激素

E. 败血症

3. SLE 发病年龄多见于

A. 婴儿 B. 儿童

C. 育龄妇女 D. 中老年男性

E. 老年人

4. 系统性红斑狼疮的皮肤损害最常见的部位是

A. 暴露部位 B. 口腔

C. 胸部 D. 腹部

E. 下肢

5. 系统性红斑狼疮病人面部皮损的典型特点是

A. 盘状红斑 B. 环行红斑

C. 蝶形红斑 D. 网状红斑

E. 丘疹状红斑

6. 关于 SLE 下列哪项错误

A. 盘状红斑狼疮可发展为 SLE

B. 大多有皮肤损害

C. 紫外线可使皮肤症状恶化

D. 妊娠期病情好转

E. 肾脏损害最常见

7. 在系统性红斑狼疮的多系统损害中,下列哪项发生率最高

A. 皮肤 B. 关节

C. 心血管 D. 肾

E. 肺和脑膜

8. 系统性红斑狼疮病人关节受损的特点是

A. 腕 B. 足

C. 近端指间 D. 膝

E. 一般无关节畸形

9. 诊断 SLE 阳性率最高的是

A. 抗核抗体阳性

B. 抗双链 DNA 抗体阳性

C. 抗变性 IgG 抗体阳性

D. γ 球蛋白增高

E. 红细胞沉降率常增快

10. 病人,女性,20 岁。1 周前因睡眠不好,服用氯丙嗪,出现乏力、发热,体温 38℃,面部碟形红斑,抗

Sm 抗体阳性,抗双链 DNA 抗体阳性,最可能的诊断是

    A. 急性肾炎　　　　B. 急性肾盂肾炎

    C. 慢性肾炎　　　　D. 系统性红斑狼疮

    E. 干燥综合征

11. 治疗系统性红斑狼疮首选的药物为

    A. 阿司匹林　　　　B. 氯喹

    C. 泼尼松　　　　　D. 硫唑嘌呤

    E. 环磷酰胺

12. 病人,女性,26 岁,系统性红斑狼疮病人,面部有较严重的蝶形红斑,且有脱发及糖皮质激素治疗引起的容貌改变,该病人最主要的护理诊断是

    A. 疼痛　　　　　　B. 活动无耐力

    C. 自我形象紊乱　　D. 知识缺乏

    E. 焦虑

13. 病人,女性,28 岁。因全身严重关节疼痛,面部蝶形红斑,查血抗体,确诊为 SLE,需要首先解决的护理问题是

    A. 乏力　　　　　　B. 疼痛

    C. 皮肤完整性受损　D. 有感染的危险

    E. 输营养液

14. 以下要求不符合 SLE 的护理要求的是

    A. 床单位清洁干燥

    B. 床单位阳光充足

    C. 病室空气流通

    D. 病室内温度 18～20℃

    E. 病室内湿度 50%～60%

15. 系统性红斑狼疮病人皮肤护理错误的是

    A. 常用清水清洗　　B. 忌用碱性肥皂

    C. 忌用化妆品　　　D. 避免阳光照射

    E. 10℃冷水湿敷

16. 王女士,26 岁,面部有典型蝶形红斑,诊断为系统性红斑狼疮,护理措施错误的是

    A. 避免烈日下活动

    B. 外出时戴宽边帽

    C. 局部用清水冲洗

    D. 脱屑处用碱性肥皂清洗

    E. 勿用刺激性化妆品

17. 病人,女性,25 岁,面部有严重的蝶形红斑,关节疼痛,最近查出尿毒症,病人情绪低落,对治疗与护理不配合。当前最重要的护理措施是

    A. 禁止日光浴

    B. 清水洗脸

    C. 心理疏导,增强病人战胜疾病的信心

    D. 高蛋白饮食

    E. 告知病人疾病的诱因

18. 病人,女性,25 岁。面部有蝶形红斑,关节疼痛,最近查 Hb 90g/L。乏力,抗 Sm 抗体阳性,抗双链 DNA 抗体阳性,健康教育的重点是避免日光直射,原因是

    A. 紫外线可致雌激素作用增强

    B. 紫外线是本病重要的诱因

    C. 紫外线直接破坏细胞

    D. 紫外线加重关节滑膜炎

    E. 紫外线直接损害骨髓

19. 病人,女性,33 岁。有系统性红斑狼疮 5 年,一直服用药物治疗,最近主诉视力下降,可能因为服用了

    A. 阿司匹林　　　　B. 吲哚美辛

    C. 抗疟疾药　　　　D. 布洛芬

    E. 地塞米松

20. 病人,女性,30 岁。面部水肿,疲倦、乏力半个月,双侧面颊和鼻梁部有蝶形红斑,表面光滑,指掌部可见充血红斑。查病人口腔有白色点状物质,需进行口腔护理,可选用的漱口液是

    A. 1%～4% 碳酸氢钠溶液

    B. 2%～3% 硼酸溶液

    C. 1%～3% 过氧化氢溶液

    D. 0.1% 醋酸溶液

    E. 0.08% 甲硝唑溶液

(21～24 题共用题干)

病人,女性,30 岁。农民,双侧面颊和鼻梁部有蝶形红斑,表面光滑,指掌部可见充血红斑。实验室检查:红细胞沉降率 65mm/L,尿蛋白(+++),抗核抗体(+),抗 Sm 抗体(+),Hb 和血 WBC 正常。

21. 该病人可能的诊断是

    A. 蛋白尿　　　　　B. 狼疮肾炎

    C. 慢性肾炎　　　　D. 系统性红斑狼疮

    E. 肾病综合征

22. 需采取的护理措施是

    A. 皮肤护理　　　　B. 食物可以吃无花果

    C. 多在阳光下活动　D. 洗脸时涂一些营养霜

    E. 饮食宜浓厚

23. 针对病情,目前护士应教育病人重点注意

    A. 肾功能变化,定期复查

    B. 有无消化道出血

    C. 体温变化

    D. 血红蛋白变化

    E. 血白细胞变化

24. 治疗过程中病人出现了胃肠不适、脱发、肝功能异常,白细胞总数 $11×10^9/L$,可能发生了

A. 激素副作用

B. 免疫抑制剂的不良反应

C. 肝炎

D. 胃炎

E. 感染

（二）简答题

1. SLE 发病因素中对护理最具有指导意义的是哪些因素？

2. 肾活检显示几乎所有 SLE 病人的肾脏均有病理学改变。其发病机制是什么？

3. 有人认为 SLE 及 RA 都是风湿性疾病,都有关节病变,都有关节畸形,对吗？

4. 为一位病人排除 SLE 的诊断,你将选择哪项 SLE 免疫学检查？若进行确诊选择哪项更好？若判断是否正在活动期,选择哪项更好？

5. RA 和 SLE 都用非甾体类抗炎药和糖皮质激素,它们的用药指征一样吗？

6. SLE 病人饮食指导？

参 考 答 案

（一）选择题

1～5　BECAC　6～10　DDEAD　11～15 CCBBE　16～20　DCBCA　21～24　DAAE

（二）简答题

1. 答:环境因素(紫外线、感染、饮食、药物等)、心理和社会因素。

2. 答:机体正常的自身免疫机制破坏,导致免疫复合物沉积在肾脏中或在肾脏内形成免疫复合物。

3. 答:不对。SLE 及 RA 都是风湿性疾病,都有关节病变,但 RA 常有关节畸形,SLE 一般没有关节畸形。

4. 答:为一位病人排除 SLE 的诊断,可选用抗核抗体(ANA),因为该抗体敏感性高(95%)。若进行确

诊选择抗 Sm 抗体阳性,因为该特异性高(99%)。若判断是否正在活动期,选择抗双链 DNA(dsDNA)抗体,因该抗体与 SLE 活动及预后有关。

5. 答:不一样。RA 是在有关节外症状或关节炎明显或急性发作时用,平时不用。SLE 不但在急性、活动性、重型时用,而且病情控制后仍需长期维持用药,停药后易复发。

6. 答:①给予高蛋白、高营养、高维生素清淡易消化饮食,少食多餐。②忌食芹菜、无花果、香菜、烟熏食品、蘑菇、无鳞鱼、干咸海产品、苜蓿等食物。③避免咖啡、浓茶、辣椒、吸烟等刺激,以免引起交感神经兴奋、小血管痉挛,加重组织缺血、缺氧。④肾功能损害者,应给予低盐饮食,适当限制水。

第4节　骨质疏松症病人的护理

练 习 题

选择题

1. 诱发骨质疏松的病因不包括

A. 膳食结构中缺钙、磷或维生素 D 等物质

B. 妇女在停经后雌激素分泌缺乏

C. 妊娠或哺乳期妇女会大量流失钙

D. 长期大量的饮酒、咖啡、吸烟

E. 长期服用补充维生素的药物

2. 下列有关骨质疏松症的说法,错误的是

A. 原发性骨质疏松症是自然衰老过程中,骨骼系统的退行性改变

B. 特发性骨质疏松症是由于疾病或药物损害骨代谢所诱发的骨质疏松

C. 骨质疏松会导致病理性骨折

D. 男女约在 40 岁时便开始出现与年龄有关的骨持续性丢失

E. 骨重建中,骨破坏多于骨新建,则导致骨质疏松

3. 下面哪一项不是骨质疏松症的常见临床表现

A. 手足抽搐　　　B. 形体改变

C. 骨折　　　　　D. 腰背痛

E. 肌无力

4. 诊断骨质疏松症最有价值的检查是

A. 骨代谢生化检查　B. 骨密度检查

C. X 线平片　　　　D. 血钙、血磷比值

E. 肝、肾功能

5. 胡女士,76 岁,反复腰背部疼痛,平时不爱运动,喜喝咖啡,拟诊为骨质疏松症。为预防骨折最重

要的护理措施是

    A. 多运动   B. 多晒太阳

    C. 合理饮食   D. 限制活动

    E. 防止跌倒

  6. 张女士,55 岁,7 天前外出活动时不慎摔跤,跌倒在地,造成桡骨下端骨折,入院检查诊断为骨质疏松症,医嘱阿仑膦酸钠 70mg,每周服用 1 次。用药护

理不妥的是

    A. 晨起空腹服用,同时饮清水 200~300ml

    B. 服药后立即平卧休息

    C. 服药后至少半小时内不能进食

    D. 不要咀嚼或吮吸药片

    E. 出现食管炎或食管溃疡时立即停药

参 考 答 案

选择题

1~5   EBABE   6   B

（张小来　方　欣）

第9章　神经系统疾病病人的护理

第1节　神经系统基础知识

一、实践指导

▲实训 9-1-1

【实践目的】　帮助学生掌握“三偏征”概念。

【实践地点】　教室或实训室。

【实践内容】　“三偏征”部位。

【实践用物】　无特殊要求。

【实践方法】　模拟情境:教师说大脑病灶位置,学生指出“三偏征”部位。

＊参考情境

教师说病灶在大脑左侧,学生将红纸贴在右上肢、右下肢、右侧脸。以此类推。

▲实训 9-1-2

【实践目的】　复习脑血管知识。

【实践地点】　教室。

【实践内容】　脑血管知识。

【实践用物】　脑血管供应连线图(图 9-1-1)。

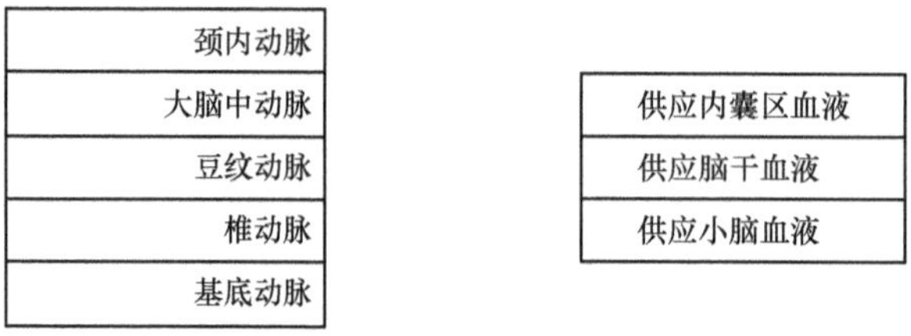

颈内动脉
大脑中动脉
豆纹动脉
椎动脉
基底动脉
供应内囊区血液
供应脑干血液
供应小脑血液

图 9-1-1　脑血管供应连线图

【实践方法】　连线。

＊参考答案:见图 9-1-2。

颈内动脉
大脑中动脉
豆纹动脉
椎动脉
基底动脉
供应内囊区血液
供应脑干血液
供应小脑血液

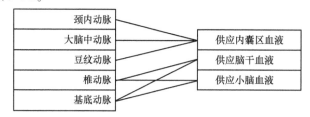

图 9-1-2　脑血管供应连线结果图

▲实训 9-1-3

【实践目的】　训练学生掌握意识障碍病人护理。

【实践地点】　模拟病房。

【实践内容】 意识障碍病人的护理。

【实践用物】 带床栏的病床、吸痰器、气垫床或按摩床、气圈、棉垫、保鲜袋、尿布、口腔护理用物、约束带等。

【实践方法】 模拟训练:意识障碍病人的护理。

▲**实训 9-1-4**

【实践目的】 帮助学生掌握感觉障碍的类型。

【实践地点】 教室或实训室。

【实践内容】 感觉障碍类型。

【实践用物】 无特殊要求。

【实践方法】 模拟情境:教师说感觉障碍类型,学生指出感觉障碍部位。

＊**参考情境**

教师说末梢型感觉障碍,学生将红纸贴在双手、双脚上。以此类推训练节段型感觉障碍、传导束型感觉障碍、交叉性感觉障碍、皮质型感觉障碍。

▲**实训 9-1-5**

【实践目的】 帮助学生掌握瘫痪类型。

【实践地点】 教室或实训室。

【实践内容】 瘫痪类型。

【实践用物】 无特殊要求。

【实践方法】 模拟情境:教师说瘫痪类型,学生指出瘫痪部位。

＊**参考情境**

教师说单瘫,学生将红纸贴在一只上肢或一只下肢上。以此类推训练偏瘫、交叉瘫、截瘫、四肢瘫、局限性瘫痪。

二、练 习 题

（一）选择题

1. 关于神经系统一般描述不正确的是

A. 中枢神经系统包括脑和脊髓

B. 周围神经系统包括脊神经、内脏神经

C. 内脏运动神经称为自主神经

D. 内脏运动神经称为植物神经

E. 自主神经分为交感神经和副交感神经

2. 三偏征指

A. 偏瘫　　　　　　　B. 偏身感觉障碍

C. 对侧同向偏盲　　　D. 同侧同向偏盲

E. 包括 ABC

3. 病人,男性,60 岁。主诉四肢远端呈手套、袜套样感觉减退。该病人属于

A. 末梢型感觉障碍　　B. 分离性感觉障碍

C. 交叉性感觉障碍　　D. 部分性感觉障碍

E. 完全性感觉障碍

（二）简答题

1. 内囊病变时机体会有什么表现? 为什么?

2. 为什么颈内动脉栓塞、大脑中动脉栓塞、豆纹动脉破裂出血都表现为"三偏征"?

3. 为什么椎动脉、基底动脉栓塞表现为脑干和小脑功能异常?

4. 为什么脑蛛网膜下隙出血通过腰椎穿刺术抽脑脊液可以进行诊断?

5. 为什么神经轴突没有髓鞘时,神经传导速度会减慢?

参 考 答 案

（一）选择题

1~3　BEA

（二）简答题

1. 答:三偏征,即病灶对侧偏瘫、偏身感觉障碍、

偏盲。因为内囊中的神经纤维控制对侧身体骨骼肌运动,传导对侧感觉,传导对侧视野。

2. 答:因为颈内动脉与大脑中动脉相通,并直角发出较细的豆纹动脉供应内囊区血液。

3. 答:因为椎动脉、基底动脉供应脑干和小脑血液。

4. 答:因为脑和脊髓的蛛网膜下隙内的脑脊液是相通的。

5. 答:神经轴突没有髓鞘时,神经传导不是跳跃式的,而是缓慢的沿着神经轴突逐步向前传导。

第2节　脑血管疾病病人的护理

一、实 践 指 导

▲**实训 9-2-1**

【实践目的】　帮助学生掌握脑血管疾病分类。

【实践地点】　教室。

【实践内容】　脑血管疾病分类。

【实践用物】　脑血管疾病分类连线图(图 9-2-1)等。

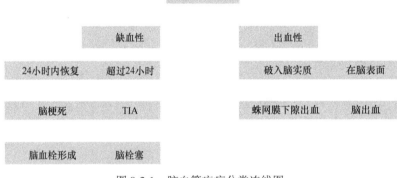

图 9-2-1　脑血管疾病分类连线图

【实践方法】　连线。

＊参考答案:见图 9-2-2。

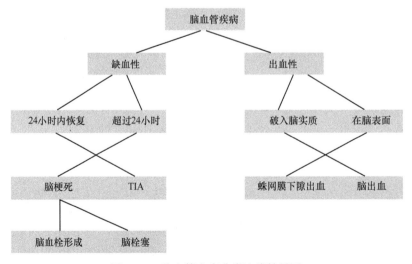

图 9-2-2　脑血管疾病分类连线结果图

二、练 习 题

（一）选择题

1. 脑血管疾病最重要的危险因素是
A. 高血压、动脉粥样硬化、糖尿病
B. 高血压、冠心病、糖尿病
C. 冠心病、高脂血症、血黏度增高
D. 吸烟、肥胖、活动少
E. 口服避孕药、不良的饮食习惯

2. 脑血管疾病无法干预的危险因素是
A. 动脉粥样硬化　　　B. 高脂血症
C. 血黏度增高　　　　D. 肥胖
E. 年龄

3. 关于脑血管疾病的预防描述不正确的是
A. 一级预防:指发病前的预防
B. 二级预防:早期诊治短暂性脑缺血发作
C. 三级预防:早期干预脑卒中病人
D. 脑血管疾病关键在于预防
E. 发生脑血管疾病后,不需要预防

4. 以下哪项是脑血管疾病最常见的病因
A. 脑动脉炎　　　　　B. 脑动脉瘤
C. 脑血管畸形　　　　D. 脑外伤
E. 脑动脉粥样硬化

5. 以下哪项是脑血管疾病最重要的危险因素
A. 高血脂　　　　　　B. 高血压
C. 肥胖　　　　　　　D. 吸烟
E. 高盐饮食

6. 以下哪项不属于脑卒中
A. 脑血栓形成　　　　B. TIA
C. 脑栓塞　　　　　　D. 脑出血
E. 蛛网膜下隙出血

7. 以下哪项属于脑梗死
A. 帕金森病　　　　　B. TIA
C. 脑栓塞　　　　　　D. 脑出血
E. 蛛网膜下隙出血

8. 脑梗死中最常见的类型是
A. 脑出血　　　　　　B. 高血压脑病
C. 脑栓塞　　　　　　D. TIA 发作
E. 脑血栓形成

（二）简答题

1. 脑卒中包括哪些疾病?
2. 脑梗死包括哪些疾病?
3. 若有人问你如何避免患脑血管疾病时,你将怎样回答?

参 考 答 案

（一）选择题

1~5 BEEEB 6~8 BCE

（二）简答题

1. 答:脑卒中俗称中风,包括脑梗死、脑出血、蛛网膜下隙出血。

2. 答:脑梗死包括脑血栓形成和脑栓塞等。

3. 答:对有脑血管疾病危险因素的人群进行早期干预,是最关键的预防。如治疗高血压、冠心病、糖尿病、高脂血症、肥胖等,改变不良的生活方式,如避免情绪过度激动、暴饮暴食、高脂高盐饮食、吸烟、酗酒、活动过少等。

第 3 节　短暂性脑缺血发作病人的护理

一、实 践 指 导

▲**实训9-3-1**

【实践目的】　训练学生正确认识短暂性脑缺血发作。

【实践地点】　模拟社区门诊。

【实践内容】　进行短暂性脑缺血发作方面的健康教育。

【实践用物】　无特殊要求。

【实践方法】　模拟情境:病人家属到社区门诊咨询有关短暂性脑缺血发作方面的问题。

参考情境

小王:护士,我父亲65岁,前几天每天早上都出现右手无力,中午时症状消失。昨天晚餐时再次出现类似症状,不到1个小时症状又消失了。我父亲感觉一切正常,不想去医院看病,行吗?

护士:您父亲可能是TIA,要劝他及时去正规医院就诊。TIA每次发作不超过24小时,是最容易忽视的脑血管疾病。但TIA是缺血性脑卒中的先兆和警报,要及时治疗和干预,以免发展成为脑梗死,那时再治疗就困难了,甚至有致命的危险。

小王:明白了。那他今后有没有什么特别要注意的?

护士:一是要让他知道脑卒中是有先兆,是可预防的,以后要预防和警惕TIA的发生。二是要教会您父亲及他身边的人辨认脑卒中的征兆,尽早接受治疗。记住S、T、R简单的三步骤来辨识脑卒中:S(smile)要求病人笑一下。T(talk)要求病人说一句简单的句子(要有条理,有连贯性),例如今天天气晴朗。R(raise)要求病人举起双手,或者要求病人伸直舌头。如果有任何一个动作做不好,如舌头弯曲或偏向一边,即为脑卒中的征兆,要立刻打120! 并且要把症状诉给医务人员。

小王:谢谢!

护士:不客气!

二、练 习 题

(一) 选择题

1. TIA发作的临床表现是

A. 血压突然升高,短暂意识不清,抽搐

B. 眩晕、呕吐、耳鸣,持续一日至数日

C. 发作性神经功能障碍,24小时内完全恢复

D. 昏迷、清醒、再昏迷

E. 一侧轻偏瘫,历时数日渐恢复

2. 下列哪项不是治疗TIA发作的常用措施

A. 用抗血小板聚集药物

B. 应用脑血管扩张剂及扩容剂

C. 抗凝治疗

D. 钙通道阻滞剂

E. 甘露醇降低颅内压

3. 病人,男性,65岁。动脉粥样硬化病史2年,最近1年内出现多次突然说话不利落或不自主走路方向偏移,伴右侧肢体麻木。神经系统检查正常,每次发作持续30分钟左右,最可能的诊断是

A. 癫痫部分性发作　　B. 偏头痛

C. 颈椎病　　　　　　D. 顶叶肿瘤

E. 短暂性脑缺血发作

4. 病人,男性,50岁。高血压史18年,经常出现头晕、头痛,偏身感觉异常,发作时血压180/100mmHg左右,到医院检查后,诊断为短暂性脑缺血发作,这种病发作时应该

A. 不必治疗

B. 待反复发作后再治疗

C. 及时治疗

D. 做颅脑CT

E. 做脑电图

5. 病人,男性,68岁,糖尿病15年,突发右侧肢体无力,语言不利,逐渐加重2日。体检:神志清楚,血压正常,混合性失语,右侧鼻唇沟浅,伸舌右侧,饮水自右侧口角漏出,右下肢病理征阳性,脑CT未见异常,当前最主要的护理问题是

A. 躯体移动障碍　　　B. 语言沟通障碍

C. 吞咽困难　　　　　D. 焦虑

E. 潜在并发症:颅内压增高

(6~7题共用题干)

病人,男性,56岁,有高血压史多年,2天前进早餐时发现右手无力,中午时症状消失。今日再次出现上述类似症状,1小时后症状又消失。查体:BP 160/90mmHg,神经系统检查正常。

6. 最可能的诊断是

A. 脑出血　　　　　　B. 高血压脑病

C. 脑栓塞　　　　　　D. TIA发作

E. 脑血栓形成

7. 下列哪项治疗不适合

A. 病因治疗　　　　　B. 脑血管扩张剂

C. 扩容剂　　　　　　D. 抗凝治疗

E. 立即开颅手术

(二) 简答题

1. TIA是不是出血性脑血管疾病?

2. TIA最常见的病因是什么?

3. 一位TIA病人担心TIA发作后会留后遗症,你将如何解释?

参 考 答 案

（一）选择题

1~5 CEECA 6~7 DE

（二）简答题

1. 答：TIA 不是出血性脑血管疾病,是缺血性脑血管疾病。

2. 答:动脉粥样硬化。

3. 答:一般 TIA 发作后不会留明显的后遗症。

第 4 节 脑血栓形成病人的护理

一、实 践 指 导

▲实训 9-4-1

【实践目的】 帮助学生掌握脑血栓形成病人的临床表现。

【实践地点】 模拟家庭卧室。

【实践内容】 脑血栓形成病人的临床表现。

【实践用物】 床、梳妆台等。

【实践方法】 模拟情境:模拟脑血栓形成病人起床、穿衣、梳头等情景,请同学们判断该病人可能出现了什么情况,为什么? 病变部位在大脑哪一侧,哪个部位? 哪个动脉发生了什么病变?

参考情境

模拟 1 位患有高血压的老年女士。早晨起床时感觉右侧手脚不灵活,拿梳子梳头时右上肢抬不起来,想喊人,却发不出声音。该病人可能出现了脑血栓形成。因为该病人是在安静、睡眠状态下发病,病人意识清楚,没有明显的颅高压表现,有神经系统表现。因为有偏瘫等表现,病变部位可能在大脑左侧内囊部位。可能与大脑中动脉发生闭塞,影响内囊供血有关。

▲实训 9-4-2

【实践目的】 帮助学生了解脑血栓形成病人的溶栓护理要点。

【实践地点】 教室或模拟病房。

【实践内容】 脑血栓形成病人的溶栓护理。

【实践用物】 无特殊要求。

【实践方法】 讨论:溶栓护理要点。

参考情境

教师:溶栓治疗的主要目的是挽救缺血半暗带区脑组织。脑血栓形成病人都可以溶栓治疗吗?

学生甲:溶栓治疗有明确的时间窗,只有超早期可以,适应证有急性缺血性卒中,无昏迷;发病 3 小时内,MRI 指导下可延长至 6 小时;年龄≥18 岁;CT 未显示病灶,排除颅内出血;患者或家属签字同意。

教师:脑血栓形成病人溶栓治疗禁忌证有哪些?

学生乙:TIA 单次发作或迅速好转的卒中以及症状轻微者;病史及体检符合脑出血;BP>185/110mmHg;CT 示脑出血;近期进行过手术及外伤、活动性出血;正在抗凝治疗或 48 小时前曾用肝素;血液系统疾病、凝血障碍者。

教师:脑血栓形成病人溶栓治疗前,"问"、"查"、"建"具体指什么?

学生丙:询问有无溶栓禁忌证;检查颅脑 CT、凝血机制是否正常;建立有效静脉通路,准备用溶栓药物。

教师:溶栓中和溶栓后要注意什么?

学生丁:溶栓过程中要注意静脉滴注溶栓药物的速度,观察有无出血、过敏现象;溶栓后要配合医生及时复查颅脑 CT,观察神经体征变化等。

教师:同学们回答的非常好,尤其是能做到不局限于教材,根据平时查阅的资料综合回答问题,值得提倡。

▲实训 9-4-3

【实践目的】 帮助学生掌握脑血栓形成病人的康复指导。

【实践地点】 模拟病房。

【实践内容】 脑血栓形成病人的康复指导。

【实践用物】 病床、2～3个垫枕等。

【实践方法】 模拟情境:指导脑血栓形成病人做早期康复训练。

*参考情境

病人:护士,我左半边的胳膊和腿为啥还没有劲,一点不能动?

护士:大爷,您的肢体活动是要中枢神经系统这个司令部来调控的,现在这个司令部不发布命令,肢体就不能动。

病人:那我以后可怎么办啊?

护士:您现在处于急性期,要注意卧床休息,配合早期康复训练,到了恢复期时要配合作业治疗,使丧失运动功能的肢体最大化恢复功能。

病人:那我现在应该怎样配合康复呢?

护士:现在您处于早期,首先应该注意良肢位的摆放,防止肢体发生畸形或僵硬现象。我来帮你摆放良肢位。(护士帮助病人处于平卧位)

病人:如果我要侧卧呢?

护士:(对病人家属说)若健侧位这样摆放(护士帮助病人取健侧位)。若患侧位这样摆放(护士帮助病人取患侧位)。

病人家属:谢谢,我会了。但是,除了良肢位还有什么康复措施?

护士:我们请康复医师来会诊,针对大爷的病情,制订一个早期康复训练计划。

病人家属:那太好了,谢谢你们!

护士:不客气!

▲实训 9-4-4

【实践目的】 帮助学生了解脑血栓形成病人的健康宣教要点。

【实践地点】 模拟病房。

【实践内容】 脑血栓形成病人的健康宣教要点。

【实践用物】 无特殊要求。

【实践方法】 模拟情境:脑血栓形成病人的亲属咨询脑血栓形成有关问题。

*参考情境

病人:护士,我妈妈是脑血栓形成病人,这个病会不会遗传? 我会不会也得这个病啊?

护士:脑血栓形成不属于遗传性疾病,只能说有家族史者患病的危险性更高。您不一定会得这个病,但是您要注意积极预防。

病人:我怎么预防呢?

护士:您要注意的有以下几点:①如果你有高血压、糖尿病、高脂血症等原发疾病,要积极治疗;消除对疾病不正确的恐惧心理,这个病是可防可控的;主动观察发作情况,及时就诊。②生活要规律,根据身体情况适当参加体育锻炼;戒烟少饮酒;应避免各种引起循环血量减少、血液浓缩的因素,如大量呕吐、腹泻、高热、大汗等,以防诱发脑血栓形成。③饮食方面要低脂、低胆固醇、低盐饮食,多饮水,忌刺激性及辛辣食物,避免暴饮暴食。④坚持按医嘱服药,不可随意停药或换药。⑤及时筛查脑卒中,定期门诊复查。

病人:好的,谢谢你!

护士:不客气! 怕您记不住,我送给您一份有关这方面的资料吧。

病人:那太好了!

二、练 习 题

（一）选择题

1. 脑部任何血管都可以发生血栓形成,多见于

A. 颈内动脉、椎动脉

B. 基底动脉、椎动脉

C. 颈内动脉、基底动脉

D. 大脑中动脉、基底动脉

E. 颈内动脉、大脑中动脉

2. 脑血栓形成超早期指发病后

A. 6 小时内 　　B. 12 小时内

C. 24 小时内 　　D. 48 小时内

E. 1 周内

3. 脑血栓形成的危险因素一般不包括

A. 糖尿病 　　B. 高血脂

C. 冠心病 　　D. 吸烟

E. 饮酒

4. 再灌注时间窗为静脉干预和动脉干预分别短于

A. 3 小时,6 小时 　　B. 6 小时,4.5 小时

C. 12 小时,24 小时 　　D. 24 小时,12 小时

E. 48 小时内,48 小时内

5. 若脑再灌注后,脑损伤反而加剧,称为

A. 再灌注 　　B. 损伤

C. 脑危象 　　D. 灌注损伤

E. 再灌注损伤

6. 大脑中动脉闭塞最常见表现是

A. 头晕 　　B. 头痛

C. "三偏征"阳性 　　D. 脑膜刺激征阳性

E. 失语

7. "三偏征"包括

A. 偏瘫、偏身感觉障碍、失明

B. 偏瘫、偏身感觉障碍、偏盲

C. 偏瘫、偏身无力、偏盲

D. 偏瘫、偏身感觉障碍、失语

E. 偏瘫、偏身无自主运动、偏盲

8. 椎-基底动脉闭塞最常见表现是

A. 眩晕、恶心、呕吐

B. 交叉性瘫痪、交叉性感觉障碍

C. 针尖样瞳孔、复视、眼肌麻痹

D. 眼球震颤、共济失调

E. 以上均是

9. 脑血栓形成最常用、最方便、最快捷、最有价值的影像学检查手段是

A. 经颅多普勒检查

B. "B 超"检查

C. 数字减影脑血管造影

D. 颅脑 CT

E. MRI

10. 病人,女性,70 岁。高血压 15 年,晨起发现右侧肢体瘫痪,当时意识清楚,被家人送到医院进行治疗。CT 结果为低密度影,可以排除

A. 脑血栓形成 　　B. 脑出血

C. 脑栓塞 　　D. 高血压

E. 高血脂

11. 病人,男性,76 岁。高血压史 20 年,糖尿病 15 年,突发右侧肢体无力,说话不流利,逐渐加重 2 日,伸舌右侧,饮水自右侧口角漏出,右侧上下肢肌力 0 级,肌张力低,腱反射低下,脑 CT 未见异常,最可能的诊断是

A. 脑膜炎 　　B. 脑栓塞

C. 脑血栓形成 　　D. 脑出血

E. 蛛网膜下隙出血

12. 缺血性脑血管疾病的主要预防措施是

A. 溶栓治疗 　　B. 抗凝治疗

C. 中成药治疗 　　D. 脑保护剂治疗

E. 输血治疗

13. 脑血栓形成常用溶栓药是

A. 肝素 　　B. 低分子肝素

C. 华法林 　　D. 尿激酶

E. 阿司匹林

14. 脑血栓形成治疗原则最妥当的是

A. 尽早用利尿剂 　　B. 常规用镇静剂

C. 慎用血管扩张剂 　　D. 一般不用抗凝剂

E. 发病 6 小时后立即溶栓

15. 病人,女性,70 岁。高血压史 15 年,晨起发现右侧肢体瘫痪,当时意识清楚,被家人送到医院进行治疗。CT 结果为低密度影,选择静脉溶栓的时间是

A. 发病后 2 小时内 　　B. 发病后 3 小时内

C. 发病后 4 小时内 　　D. 发病后 4.5 小时内

E. 发病后 5 小时内

16. 脑血栓形成急性期适宜卧位

A. 头低脚高位 　　B. 平卧位

C. 高枕卧位 　　D. 头高脚低位

E. 半卧位

17. 脑血栓形成早期康复时间是

A. 起病之时即康复开始之日

B. 生命体征平稳后

C. 住院1周以后

D. 出院以后

E. 转康复病房以后

18. 脑血栓形成病人的适宜饮食是

A. 低盐、高脂、低胆固醇、易消化饮食

B. 高盐、低脂、低胆固醇、易消化饮食

C. 低盐、低脂、低胆固醇、易消化饮食

D. 低盐、低脂、高胆固醇、易消化饮食

E. 低盐、高脂、高胆固醇、易消化饮食

19. 以下不属于脑血栓形成并发症的是

A. 肺部、尿路感染　　B. 便秘

C. 压疮、口腔溃疡　　D. 癫痫

E. 构音障碍

20. 以下关于颅高压描述正确的是

A. "三主征"(剧烈头晕、喷射状呕吐、视盘水肿)

B. "三主征"(剧烈头痛、喷射状呕吐、视盘脱水)

C. "三主征"(剧烈头痛、喷射状呕吐、视盘水肿)

D. "二慢一高"(脉搏慢、呼吸慢、血糖高)

E. "二慢一高"(脉搏慢、呼吸慢、体温高)

21. 恢复期康复训练包括

A. 上肢训练　　　　B. 下肢训练

C. 语言训练　　　　D. 社交能力训练

E. 以上均是

22. 下列哪条血管闭塞最容易导致偏瘫

A. 大脑前动脉　　　B. 大脑中动脉

C. 小脑下前动脉　　D. 小脑下后动脉

E. 脊髓前动脉

23. 脑血管病人病情观察最重要的是判断有无

A. 呼吸衰竭　　　　B. 脑出血

C. 脑疝　　　　　　D. 心力衰竭

E. 脑梗死

24. 病人,女性,70岁。以"脑血栓形成"收入院。患者能够经口进食,但存在吞咽困难。护理措施不妥的是

A. 进食时酌情抬高床头、或者取半卧位、坐位

B. 嘱患者进餐时不要讲话

C. 嘱患者使用吸管喝汤

D. 进餐后保持坐位半小时以上

E. 给予糊状饮食

(25~27题共用题干)

病人,女性,62岁,晨起出现右侧肢体无力,不能讲话3小时,急诊入院。查体:BP 165/90mmHg,神志清,不能讲话,但能听懂他人讲话内容,右侧偏瘫,颅脑CT检查未见异常。

25. 最可能的诊断是

A. 脑出血　　　　　B. 高血压脑病

C. 蛛网膜下隙出血　D. 脑栓塞

E. 脑血栓形成

26. 此时最主要的治疗措施是

A. 迅速降低血压

B. 用大剂量脱水药物降低颅内压

C. 加强康复锻炼

D. 溶栓治疗

E. 心理治疗

27. 本病最主要的治疗措施是

A. 迅速降低血压

B. 用大剂量脱水药物降低颅内压

C. 加强康复锻炼

D. 溶栓治疗

E. 抗凝治疗

(28~30题共用题干)

病人,男性,65岁。有高血压及糖尿病史,曾有过短暂性脑缺血发作史,因右侧肢体活动不便5小时入院,病人神志清楚,右侧肢体肌力为3级。

28. 确诊最有价值的辅助检查是

A. 颅脑CT或MRI　　B. 肌电图

C. 腰穿　　　　　　D. 脑血管造影

E. 颈部血管超声

29. 若CT检查无高密度影,此病人可诊断为

A. 脑出血　　　　　B. 脑梗死

C. 蛛网膜下隙出血　D. 颅内血肿

E. 硬膜下血肿

30. 该疾病最常见的病因是

A. 情绪激动　　　　B. 便秘

C. 动脉粥样硬化　　D. 酗酒

E. 动脉瘤

(二) 简答题

1. 为什么脑血栓形成病人常在晨起时发现半身肢体瘫痪?

2. 为什么颈内动脉闭塞主要表现为大脑中动脉闭塞症状?

3. 为什么用溶栓药、抗凝药、抗血小板聚集药、血管扩张剂、血液扩充剂、活血化瘀药后要特别注意观察有无出血情况?

4. 脑血栓形成病人发烧,给予头置冰袋冷敷降温行吗?为什么?

5. 为什么要维持肢体良肢位?为什么要注意早

期康复?

6. 为什么发现脑梗死病人血压过高或过低都要

立即通知医生?

参考答案

（一）选择题

1~5 EAEAE 6~10 CBEDB

11~15 CBDCB 16~20 BACEC

21~25 EBCCE 26~30 DEABC

（二）简答题

1. 答:与脑血栓形成常在安静、休息状态下发病有关。

2. 答:大脑中动脉是颈内动脉的分支。

3. 答:这些药都会影响凝血过程。

4. 答:不行,因为头置冰袋会使脑血管收缩,加重脑缺血。

5. 答:维持肢体良肢位、早期康复都是为了避免或减轻残疾。

6. 答:血压过高易导致出血性脑梗死,血压过低会加重脑缺血。

第5节 脑栓塞病人的护理

一、实践指导

▲实训9-5-1

【实践目的】 帮助学生鉴别脑血栓形成、脑栓塞。

【实践地点】 教室。

【实践内容】 鉴别脑血栓形成、脑栓塞。

【实践用物】 脑血栓形成、脑栓塞特征连线图(图9-5-1)。

脑血栓形成		脑栓塞
	脑动脉粥样硬化导致脑动脉内血栓形成,脑动脉闭塞,脑组织缺血、缺氧,软化坏死,引起神经系统症状及体征	
	不同来源的栓子堵塞脑动脉,使脑动脉闭塞,脑组织缺血、缺氧,引起神经系统症状及体征	
	常在静态发病,发病过程较慢,常以时、日计算	
	常在活动中突然发病,发病过程非常快,常以秒计算	
	主要病因:脑动脉粥样硬化	
	主要病因:栓子来源的原发病(特别是风湿性心脏病二尖瓣狭窄合并心房纤颤)	
	常见于中老年人	
	常见于中青年人	

图 9-5-1 脑血栓形成、脑栓塞特征连线图

【实践方法】 连线。

＊参考情境：见图 9-5-2。

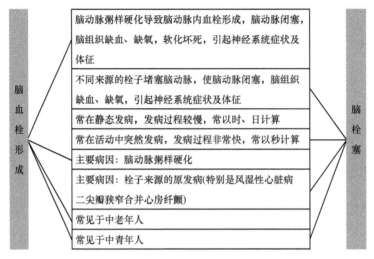

图 9-5-2　脑血栓形成、脑栓塞特征连线结果图

二、练　习　题

（一）选择题

1. 发病最急的脑卒中是

A. 脑出血　　　　B. 脑挫伤

C. 脑震荡　　　　D. 蛛网膜下隙出血

E. 脑栓塞

2. 病人，男性，55 岁。有心心房颤动病史。清晨起床时摔倒，伴有口角歪斜，左侧上下肢麻木。送医院检查，神志清楚，左侧偏瘫，CT 见低密度影。最可能的诊断是

A. 脑出血　　　　B. 脑挫伤

C. 脑震荡　　　　D. 蛛网膜下隙出血

E. 脑梗死

3. 病人，女性，30 岁。既往风心病、心房颤动病史，洗衣时突发口角歪斜，口齿不清，左上肢无力，考虑诊断为

A. 脑出血　　　　B. 脑血栓形成

C. 蛛网膜下隙出血 D. 脑栓塞

E. 短暂性脑缺血发作

4. 病人，女性，44 岁。既往风心病、心房颤动病史，清晨起左侧肢体活动不灵，体检：意识清楚，心律不齐，左上肢肌力 0 级、下肢肌力 2 级，偏身感觉障碍，首先考虑的疾病是

A. 脑血栓形成　　B. 脑栓塞

C. 脑出血　　　　D. 短暂性脑缺血发作

E. 蛛网膜下隙出血

（5~6 题共用题干）

病人，女性，54 岁，1 天前洗衣服时突然出现左半身麻木不能活动，既往有风心病合并心房颤动史。查体：BP 100/80mmHg，神志清，言语流利，左侧肢体肌力 3 级，左侧痛觉消失。

5. 最可能的诊断是

A. TIA　　　　　B. 脑血栓形成

C. 脑栓塞　　　　D. 脑出血

E. 蛛网膜下隙出血

6. 下列哪项辅助检查对明确诊断脑栓塞最有价值

A. 腰穿化验　　　B. 脑电图

C. 肌电图　　　　D. 诱发电位

E. 颅脑 CT 检查

（二）简答题

1. 想想溶血性链球菌感染、风心病、二尖瓣狭窄、心房纤颤、脑栓塞之间的关系，并用箭头连接起来。

2. 脑栓塞和脑血栓形成的发病机制有什么相似之处？

3. 为什么脑栓塞是发病最急的脑卒中？

4. 为什么出血性梗死时，禁忌溶栓、抗凝和抗血小板药物治疗？

5. 什么是预防脑栓塞的重要环节？

参 考 答 案

（一）选择题

1~5　EEDBC　6　E

（二）简答题

1. 答:溶血性链球菌感染→风心病→二尖瓣狭窄→心房纤颤→脑栓塞→神经定位体征(如偏瘫等)。

2. 答:都阻塞了脑动脉,使脑组织缺血、缺氧、坏死。

3. 答:本病是栓子随血液循环突然堵塞脑血管所致。

4. 答:防止出血加重。

5. 答:治疗原发病,预防栓子形成。

第6节　脑出血病人的护理

一、实 践 指 导

▲实训 9-6-1

【实践目的】　帮助学生掌握脑出血病人的临床表现。

【实践地点】　模拟家庭客厅。

【实践内容】　脑出血病人的临床表现。

【实践用物】　电视、沙发等。

【实践方法】　模拟情境:模拟脑出血病人看电视时情绪激动后突然昏迷的情景,请同学们判断该病人可能出现了什么情况,为什么? 病变部位在大脑哪一侧,那个部位? 哪个动脉发生了什么病变?

＊参考情境

模拟1位患有高血压的老年男士看足球赛时情绪激动,突然昏迷,面色潮红,鼾声呼吸,口角向右歪,左侧上下肢肌力明显降低。该病人可能出现了脑出血。因为该病人是在情绪激动状态下发病,病人昏迷,有神经系统表现,可能有颅高压。因为有偏瘫等表现,病变部位可能在大脑左侧内囊部位。可能与大脑中动脉分支豆纹动脉破裂,压迫内囊有关。

▲实训 9-6-2

【实践目的】　训练学生掌握静脉滴注甘露醇的用药护理。

【实践地点】　模拟病房。

【实践内容】　静脉滴注甘露醇的用药护理。

【实践用物】　病床、甘露醇、静脉输液用物。

【实践方法】　模拟情境:执行静脉滴注甘露醇的医嘱,给予病人用药指导。

＊参考情境

(护士进病房准备为脑出血病人张大妈输注甘露醇。已双人核对无误,甘露醇药液无结晶)

护士:张大妈,我们现在来输液好不好?

张大妈:好是好,但我的血管好难打的!

护士:请您先把手伸出来让我看看,我尽量找粗直的血管,用留置针,好吗?

张大妈:好吧。今天输这边胳膊吧。

护士:好的。我们来核对一下,张大妈请问您叫什么名字?

张大妈:张××。

护士:好的。现在要输的药是甘露醇,可以降颅压、减轻头痛。

张大妈:你要保证一针给我打上哦。

护士:我一定会尽力的。您配合我好吗?请您握紧拳头。

(张大妈握拳)

护士:张大妈,您叫张××,对吗?

张大妈:对。

护士:进针时可能有点疼,请您忍一下,马上就好。

(进针后)

护士:好了,请您慢慢松拳头。现在固定好,就可以了。您叫张××,对吗?

张大妈:对。

护士:好的。我把速度调节好,请您尽量不要乱动,有事随时按床头铃,我们也会多来巡视的。

护士:现在输入的药是甘露醇,只输半瓶,到绿色标记线处就可以了。

张大妈:为什么甘露醇只给我用半瓶?

护士:您现在的治疗量是每次用半瓶,一天四次。之所以这样安排,是医生根据您的病情决定的,既保证达到药效,又要尽可能减少副作用,保护您的肾脏。

张大妈:剩下的甘露醇下次能不能用?

护士:肯定不能再用。这药瓶打开了,时间一长,无菌药液里就可能有细菌繁殖,再用会引起机体感染的。

张大妈:哦,那是不能用。我今天输几瓶液啊?

护士:后面还要续接4瓶液。

张大妈:好的,谢谢您!

护士:不客气,您先休息,等会我再来看您,有事请按铃。

(护士巡视病房,重点观察张大妈输液是否安全、脑水肿是否缓解、排尿情况)

▲实训 9-6-3

【实践目的】 帮助学生掌握脑出血病情观察内容。

【实践地点】 模拟病房。

【实践内容】 脑出血病情观察内容。

【实践用物】 测量生命体征用物、手电筒、特护记录单等。

【实践方法】 模拟情境:带教老师和实习护生讨论观察病情的内容。

*参考情境

带教老师:(对实习护生说)14床是刚入院的脑出血病人,我们要重点观察,您认为要观察哪些内容?

实习护生:观察神志、瞳孔、生命体征、临床表现。尤其要注意有无颅高压或脑疝症状,有无出血情况,有无原有症状加重或出现新的瘫痪症状,有无心律失常、呼吸困难现象。

带教老师:如果这个病人病情十分危重,应如何监护?

实习护生:给予心电监护、血压监测、体温观测、血糖监测等。

带教老师:很好,此外还要了解水和电解质情况,准确记录24小时出入量。

▲实训 9-6-4

【实践目的】 训练学生掌握脑出血病人的急诊护理。

【实践地点】 模拟病房。

【实践内容】 脑出血病人的急诊护理。

【实践用物】 推床、病床、腕带、生命体征测量用物、静脉治疗用物、20%甘露醇、氧气、吸引器、心电监护仪、特护记录单等。

【实践方法】 模拟情境:请同学分别扮演医生、病人、家属、护士,模拟脑出血病人的急诊护理。

*参考情境:病人家属用推车送脑出血病人入院。见图9-6-1。

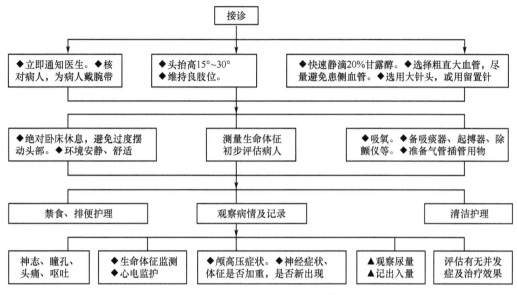

图 9-6-1　脑出血病人抢救程序图

二、练 习 题

（一）选择题

1. 脑出血是指
A. 继发性非外伤性脑实质内出血
B. 原发性非外伤性脑实质内出血
C. 原发性外伤性脑实质内出血
D. 原发性非外伤性脑表面出血
E. 原发性非外伤性脑实质内血管瘤

2. 急性期脑血管疾病中最严重的是
A. TIA　　　　　　　B. 脑血栓形成
C. 脑栓塞　　　　　　D. 脑出血
E. 蛛网膜下隙出血

3. 最常发生脑出血的血管是
A. 椎动脉　　　　　　B. 大脑后动脉
C. 大脑中动脉发出的豆纹动脉
D. 基底动脉　　　　　E. 后交通动脉

4. 脑出血最主要的病因是
A. 高血压　　　　　　B. 脑动脉粥样硬化
C. 高血压和脑动脉粥样硬化同时存在
D. 高血脂　　　　　　E. 高血糖

5. 脑出血的危险因素是
A. 糖尿病　　　　　　B. 高血脂、肥胖、活动少
C. 冠心病　　　　　　D. 吸烟
E. 以上均是

6. 脑出血好发部位是
A. 皮质下白质　　　　B. 脑干
C. 小脑　　　　　　　D. 脑室

E. 内囊

7. 脑出血好发于
A. 蛛网膜下隙　　　　B. 脑桥
C. 小脑　　　　　　　D. 脑室
E. 内囊的壳核及其附近

8. 内囊出血的典型表现是
A. "三偏征"
B. 进行性头痛加剧
C. 频繁呕吐
D. 大小便失禁
E. 呼吸深沉而有鼾声

9. 以下哪项不是血压骤升、颅内压增高的主要诱因
A. 剧烈咳嗽　　　　　B. 打喷嚏
C. 用力、屏气　　　　D. 情绪激动
E. 吸烟

10. 脑出血的严重后果是
A. 颅高压及脑组织淤血
B. 颅高压及脑组织充血
C. 颅高压及脑组织缺血、缺氧、坏死
D. 颅高压及脑细胞凋亡
E. 颅高压及脑细胞萎缩

11. 脑出血最严重的并发症及最主要死因是
A. 深静脉血栓形成　　B. 水电解质平衡紊乱
C. 肺部感染　　　　　D. 尿路感染
E. 脑疝

12. 病人,女性,67 岁。有脑动脉粥样硬化病史,情绪激动后,突然出现眩晕、枕后痛、呕吐,伴共济失调和眼球震颤,很快出现意识模糊,CT 显示高密度影,根据临床特点,判断出血部位为

A. 脑干   B. 脑桥

C. 小脑   D. 内囊

E. 蛛网膜下隙

13. 病人,女性,60 岁。脑动脉粥样硬化 5 年,因与家人发生矛盾,突然出现交叉性瘫痪、"凝视瘫肢",紧接着昏迷、四肢瘫、双侧瞳孔极度缩小呈针尖样,CT 显示高密度影,根据临床特点,判断出血部位为

A. 脑干   B. 脑室

C. 小脑   D. 内囊

E. 蛛网膜下隙

14. 病人,女性,66 岁。高血压史 25 年,在果园采摘水果时突然跌倒在地,当时意识清楚,自己从地上爬起,后因左侧肢体无力再次跌倒,并出现大小便失禁,随后意识丧失呈嗜睡状态,以脑出血入院,该病人可能出现的并发症是

A. 呼吸衰竭   B. 肾衰竭

C. 心力衰竭   D. 脑疝

E. DIC

15. 病人,女性,78 岁。用力屏气排便后突然剧烈头痛,伴喷射状呕吐,呼吸减慢,心率减慢,血压升高,这种现象是

A. 急性颅内感染   B. 脑神经受刺激

C. 牵涉性头痛   D. 颅内压增高

E. 神经官能症

16. 脑出血与脑血栓形成 CT 图像的主要不同点是

A. 显示正常   B. 可见低密度影

C. 可见高密度影   D. 可见萎缩性病变

E. 可见肿瘤占位性病变

17. 急性脑血管疾病病人颅内压增高时最急需、最常用、首选的治疗措施是

A. 颅脑 MRI   B. 腰穿

C. 脑血管造影   D. 静脉注射甘露醇

E. 颅脑 CT

18. 医嘱给予脑出血病人 20% 甘露醇静脉滴注,主要作用是

A. 降低血压   B. 营养脑细胞

C. 降低颅内压   D. 活血化瘀

E. 以上均是

19. 病人,女性,78 岁。脑出血入院,治疗需要立刻降颅压和镇静,下列哪种药物禁用

A. 吗啡、哌替啶   B. 甘露醇

C. 地西泮   D. 硝苯地平缓释片

E. 尼莫地平

20. 病人,男性,48 岁。高血压史 20 年,家人探视后突然出现剧烈头痛、头晕、呕吐,进而意识障碍,血压 208/120mmHg,CT 显示高密度影,有颅内压增高症状,遵医嘱静脉滴注 20% 甘露醇 250ml 时应注意

A. 慢   B. 极慢

C. 一般滴速   D. 快速滴注

E. 按血压高度调节滴注速度

21. 病人,男性,70 岁。看球赛转播时情绪激动,突然出现意识模糊,频繁呕吐。右侧瞳孔大,左侧偏瘫,血压 208/120mmHg,CT 显示高密度影,以脑出血入院,应如何遵医嘱调整血压

A. 只加强观察,不必急于降血压

B. 先脱水,无效后给予快速降压药,使血压较正常略高

C. 先脱水,无效后给予快速降压药,使血压恢复正常

D. 给予快速降压药,使血压较正常略高

E. 给予作用温和的降压药物,使血压较正常略高

22. 病人,男性,65 岁。以脑出血入院,有颅内压增高现象,医嘱给予输注 20% 甘露醇 250ml,输注时间至多

A. 10 分钟   B. 30 分钟

C. 60 分钟   D. 90 分钟

E. 120 分钟

23. 脑出血病人头部抬高 15°~30° 主要是为了减轻

A. 呼吸困难   B. 脑水肿

C. 呕吐   D. 头痛

E. 脑缺氧

24. 预防脑出血护理措施不妥的是

A. 低盐低脂低胆固醇饮食

B. 勿运动   C. 戒烟

D. 勿紧张   E. 少酒

25. 脑出血病人病初多少小时内避免搬动

A. 4~8   B. 12~24

C. 24~48   D. 48~72

E. 1 周以上

26. 如何预防脑出血病人发生脑疝

A. 避免头低脚高位,慎重腰穿

B. 避免剧烈咳嗽、打喷嚏、情绪激动

C. 避免屏气用力排便,禁止灌肠

D. 对颅高压者要立即脱颅压

E. 以上均是

27. "脑出血"病人,一侧瞳孔散大、不等圆,提示

A. 脑疝形成   B. 出血部位靠近眼睛

C. 脑干出血　　　　　D. 动眼神经瘫痪

E. 小脑出血

(28~29 题共用题干)

病人,男性,70 岁。看球赛转播时情绪激动,突然出现意识模糊,频繁呕吐。右侧瞳孔大,左侧偏瘫,血压 208/120mmHg,CT 显示高密度影,以脑出血入院。

28. 应禁止使用的护理措施为

A. 绝对卧床休息,头偏向一侧

B. 应用脱水,降颅压治疗

C. 遵医嘱降血压

D. 置瘫痪肢体良肢位

E. 给予灌肠保持大便通畅

29. 急性期给予

A. 头低脚高位　　　　B. 中凹位

C. 头抬高,偏向一侧　D. 瘫痪肢体随意体位

E. 以上均不对

(30~32 题共用题干)

病人,女性,55 岁,高血压史 20 年,不规则服药。某日晨突发头痛,意识不清,30 分钟后送到医院。查体:昏迷,BP 220/120mmHg,双眼向右侧凝视,左侧肢体偏瘫。

30. 最可能的诊断是

A. 晕厥　　　　　　　B. 脑出血

C. 脑血栓形成　　　　D. 蛛网膜下隙出血

E. 心肌梗死

31. 最可能的病变部位是

A. 右侧内囊　　　　　B. 左侧内囊

C. 右侧半球表面　　　D. 左侧半球表面

E. 脑桥

32. 下列哪项辅助检查对明确诊断最有价值

A. 腰穿　　　　　　　B. 脑电图

C. 脑超声　　　　　　D. 颅脑 CT

E. 开颅探查

(33~36 题共用题干)

病人,男性,55 岁。高血压史 20 年,招待客人时突然意识模糊,频繁呕吐,伴有"三偏征",CT 显示高密度影,以脑出血入院,现有颅内压增高现象。

33. 颅内压增高的主要临床表现为

A. 头痛、抽搐、偏瘫

B. 头痛、呕吐、感觉障碍

C. 头痛、恶心、食欲下降

D. 头痛、抽搐、血压增高

E. 头痛、呕吐、视盘水肿

34. 为明确诊断首选的检查是

A. 脑血管造影　　　　B. 颅脑 CT 或 MRI

C. 脑超声　　　　　　D. 腰穿

E. 胸部 CT

35. 病人出现便秘时,不正确的处理方法是

A. 使用开塞露　　　　B. 腹部按摩

C. 使用缓泻剂　　　　D. 用肥皂水灌肠

E. 鼓励病人多食蔬菜水果

36. 医嘱给予 20% 甘露醇 250ml 静脉滴注,每分钟至少需要滴入

A. 60 滴　　　　　　　B. 80 滴

C. 100 滴　　　　　　D. 125 滴

E. 150 滴

（二）简答题

1. 为什么豆纹动脉是脑出血的好发血管?

2. 为什么脑出血主要影响内囊区域?

3. 为什么脑出血常在情绪激动、用力时发病?

4. 为什么内囊出血也主要表现为"三偏征"?

5. 为什么甘露醇要快速静脉滴注? 为什么甘露醇常 q6h 使用?

6. 为什么心、肾功能不全者慎用甘露醇?

7. 为什么脑出血病人要头部抬高? 为什么脑出血病人可以头置冰袋?

8. 预防脑出血的护理措施包括勿运动吗?

9. 使用甘露醇时怎样保护静脉? 为什么?

参 考 答 案

（一）选择题

1~5　BDCCE　6~10　EEAEC

11~15　ECADD　16~20　CDCAD

21~25　BBBBC　26~30　EAECB

31~35　ADEBD　36　D

（二）简答题

1. 答:豆纹动脉从大脑中动脉直角发出,且管腔较细,承受较高压力,容易发生破裂。

2. 答:内囊血液供应主要来自豆纹动脉,豆纹动脉又容易发生破裂。

3. 答:情绪激动、用力时血压骤升,脑血管内压力增高,容易诱发脑血管破裂。

4. 答:内囊聚集了大量的上、下行传导束,其中有支配躯体运动的锥体束、传导感觉的丘脑皮质束以及传导对侧视觉冲动的视辐射,所以,不论内囊是缺血性病变还是出血性病变,都主要表现为"三偏征"。

5. 答:快速静脉滴注甘露醇能迅速提高血浆渗透压,达到利尿、降颅压的效果。甘露醇作用维持4~6小时。

6. 答:甘露醇需快速静脉滴注,所以心功能不全者慎用。甘露醇是通过肾脏排尿,达到降低颅压效果的,所以肾功能不全者慎用。

7. 答:降低颅内压。因为头置冰袋既可降温,也可减轻脑水肿,还可以止血。

8. 答:不包括勿运动,但不能剧烈运动。

9. 答:静脉输注 20% 甘露醇时,血浆渗透压升高,血管壁内皮细胞脱水,促使血小板聚集,白细胞浸润产生炎症改变,同时释放组胺,使静脉变硬、收缩而导致静脉炎。所以,选择粗大静脉注射,尽量避免患侧血管。选用大针头,或用留置针。每日更换注射部位,在注射局部加温,以便减少甘露醇对局部血管的刺激,防止静脉炎发生。

第 7 节　蛛网膜下隙出血病人的护理

一、实践指导

▲**实训 9-7-1**

【实践目的】　帮助学生识别蛛网膜下隙出血和脑出血的特点。

【实践地点】　无特殊要求。

【实践内容】　蛛网膜下隙出血和脑出血的特点。

【实践用物】　蛛网膜下隙出血和脑出血特点连接图(图 9-7-1)。

蛛网膜下隙出血		脑出血
	主要病因:高血压合并脑动脉硬化	
	主要病因:脑动脉瘤、血管畸形	
	脑实质动脉破裂,脑血肿压迫脑组织导致缺血、缺氧,引起神经定位体征	
	脑表面血管破裂后,血液流入蛛网膜下隙,刺激脑膜、增高颅压,引起一系列临床表现,往往无神经定位体征	
	好发部位:豆纹动脉,影响内囊区	
	好发部位:脑组织表面血管	
	多见于老年人、多有瘫痪	
	多见于青壮年、多无瘫痪	
	轻度头痛、呕吐,脑膜刺激征阴性	
	剧烈头痛、呕吐,脑膜刺激征阳性	
	CT检查:脑实质内有高密度影改变	
	CT检查:蛛网膜下隙有高密度影改变	
	脑脊液呈淡红色	
	脑脊液呈均匀血性	
	易并发:颅高压、脑疝	
	易并发:再出血、脑血管痉挛、脑疝	
	主要治疗:脱颅压、调节血压	
	主要治疗:镇静、抗纤溶、扩血管、脱颅压	

图 9-7-1　蛛网膜下隙出血和脑出血特点连接图

【实践方法】 连线。

*参考情境:见图 9-7-2。

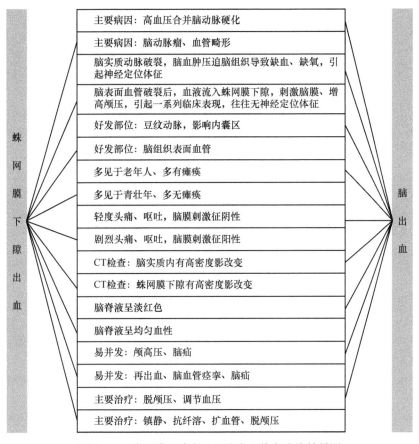

图 9-7-2 蛛网膜下隙出血和脑出血特点连线结果图

▲实训 9-7-2

【实践目的】 训练学生掌握腰穿后护理。

【实践地点】 模拟病房。

【实践内容】 腰穿后护理。

【实践用物】 病床、常规消毒用物、无菌腰穿包(腰穿针、5ml 注射器、50ml 注射器、试管、测压管、三通管、洞巾、纱布、弯盘)、无菌手套、局麻药、胶布等。

【实践方法】 模拟训练:腰穿后护理。

*参考情境:略

▲实训 9-7-3

【实践目的】 帮助学生鉴别不同类型脑血管疾病。

【实践地点】 无特殊要求。

【实践内容】 不同类型脑血管疾病的鉴别。

【实践用物】 不同类型脑血管疾病的鉴别图(图 9-7-3)。

【实践方法】 请学生指出图中 A、B、C、D 各表示什么疾病。

*参考答案:A 表示脑栓塞,B 表示脑血栓形成,C 表示蛛网膜下隙出血,D 表示脑出血。

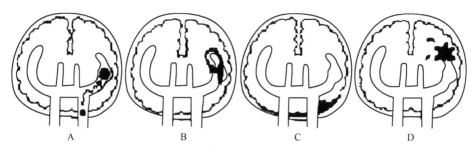

图 9-7-3　不同类型脑血管疾病的鉴别图

二、练 习 题

（一）选择题

1. 蛛网膜下隙出血属于
A. 缺血性脑血管疾病
B. 出血性脑血管疾病
C. 脑梗死
D. TIA
E. 脑栓塞

2. 病人，女性，60 岁。用力排便后突然出现剧烈头痛，恶心、喷射状呕吐，很快出现意识模糊，且脑膜刺激征阳性，无肢体瘫痪，既往体健。此病人可能的诊断是
A. 脑出血　　　　　B. 脑栓塞
C. 蛛网膜下隙出血　D. 脑血栓形成
E. 脑梗死

3. 病人，女性，52 岁。初步诊断为蛛网膜下隙出血。此病最主要的原因是
A. 脑血管畸形　　　B. 脑动脉粥样硬化
C. 血液病　　　　　D. 脑动脉炎
E. 抗凝治疗的并发症

4. 病人，男性，30 岁。因突然头痛、呕吐，脑膜刺激征阳性入院，初步诊断为蛛网膜下隙出血，病因诊断主要依靠
A. 脑脊液检查　　　B. CT 检查
C. MRI 检查　　　　D. 脑血管造影
E. 脑超声检查

5. 病人，男性，30 岁。以蛛网膜下隙出血入院，本病临床特点主要是
A. 剧烈头痛、呕吐、脑膜刺激征阳性，无肢体瘫痪
B. 剧烈头痛、呕吐、脑膜刺激征阴性，无肢体瘫痪
C. 剧烈头痛、呕吐、脑膜刺激征阳性，有肢体瘫痪
D. 剧烈头痛，无呕吐，脑膜刺激征阳性，无肢体瘫痪
E. 剧烈眩晕、呕吐、脑膜刺激征阳性，无肢体瘫痪

6. 蛛网膜下隙出血发病后绝对卧床休息
A. 1～2 周　　　　　B. 2～4 周
C. 6～8 周　　　　　D. 4～6 周
E. 8～10 周

7. 病人，女性，58 岁。高血压 10 年，因情绪激动后出现剧烈头痛，呕吐，测血压 220/110mmHg，意识障碍，大小便失禁，脑膜刺激征阳性，CT 显示高密度影，最恰当的护理措施是
A. 发病 1～12 小时内避免搬动病人，病人侧卧位，头部稍抬高
B. 发病 12～24 小时内避免搬动病人，病人侧卧位，头部稍抬高
C. 发病 24～48 小时内避免搬动病人，病人侧卧位，头部稍抬高
D. 发病 48～72 小时内避免搬动病人，病人侧卧位，头部稍抬高
E. 发病 72～96 小时内避免搬动病人，病人侧卧位，头部稍抬高

8. 病人，女性，58 岁。剧烈咳嗽后突然出现头痛，恶心、喷射状呕吐，很快出现意识模糊，且脑膜刺激征阳性，无肢体瘫痪，初步诊断为蛛网膜下隙出血。此病根治办法（主要治疗措施）为
A. 降低颅内压，使用甘露醇
B. 手术治疗　　　　C. 抗凝治疗
D. 止血治疗　　　　E. 营养治疗

9. 诊断有无动脉瘤的金指标是
A. CT
B. MRI
C. 脑脊液检查
D. DSA（数字减影脑血管造影）
E. 经颅多普勒检查

（10~11 题共用题干）

病人，女性，48 岁。争吵时突然出现剧烈头痛，恶心、喷射状呕吐，随后意识模糊，被家人送到医院，急行 CT 检查，蛛网膜下隙图像上呈高密度影，脑膜刺激征阳性，无肢体瘫痪，既往体健。

10. 该病的诊断是

A. 脑出血　　　　　　B. 脑血栓形成

C. 脑梗死　　　　　　D. 蛛网膜下隙出血

E. 短暂性脑缺血发作

11. 该病最主要的确诊方法是

A. CT

B. MRI

C. 脑脊液检查

D. DSA（数字减影脑血管造影）

E. 经颅多普勒检查

（二）简答题

1. 为什么过度用力或情绪激动易导致蛛网膜下隙出血？

2. 蛛网膜下隙出血常有偏瘫吗？

3. 急性脑血管疾病中哪个病脑膜刺激征最明显？

4. 蛛网膜下隙出血的主要死因是疾病本身还是并发症？

5. 脑膜炎和蛛网膜下隙出血都有脑膜刺激征，如何通过脑脊液检查进行鉴别？

6. 脑出血病人也可以有血性脑脊液，怎样与蛛网膜下隙出血进行鉴别？

7. 蛛网膜下隙出血病人呕吐剧烈时用止吐药还是用脱颅压药？

8. 防止蛛网膜下隙出血病人再出血的根本方法是避免用力，还是对脑动脉瘤实施手术？

9. 为什么发病后绝对卧床休息 4~6 周？本病要避免哪些诱发血压、颅内压增高的因素？

参 考 答 案

（一）选择题

1~5　BCADA　6~10　DCBDD　11　A

（二）简答题

1. 答：本病病人脑血管壁薄弱，过度用力或情绪激动使血管内压力增高，易导致脑血管破裂。

2. 答：不常有。

3. 答：蛛网膜下隙出血。

4. 答：主要死于并发症。再出血、脑血管痉挛、脑疝、脑积水等并发症都会导致病人死亡。

5. 答：脑膜炎病人脑脊液可查到病菌、病毒或白

细胞，一般不是血性的。

6. 答：脑出血病人脑脊液为淡红色，不是鲜红色。脑出血一般脑膜刺激征不明显。头痛、呕吐程度也较轻。颅脑 CT 能明确诊断。

7. 答：蛛网膜下隙出血病人呕吐剧烈往往是颅内高压所致，所以用脱颅压药。

8. 答：对脑动脉瘤实施手术。

9. 答：卧床休克 4~6 周的目的是预防再出血。本病要避免用力排便、咳嗽、打喷嚏，避免情绪激动、劳累、大幅度翻身、剧烈运动等。

第 8 节　癫痫病人的护理

一、实 践 指 导

▶实训 9-8-1

【实践目的】　帮助学生掌握癫痫持续状态的观察内容。

【实践地点】　模拟病房。

【实践内容】　癫痫持续状态的观察内容。

【实践用物】　无特殊要求。

【实践方法】　讨论：癫痫持续状态的观察内容。

＊参考情境

教师：癫痫持续状态的病人要特别观察记录什么？

学生甲：观察记录发作全过程、发作类型、抽搐部位、持续时间、间隔时间、频率等。

学生乙:记录病人生命体征、神志和瞳孔的变化。

学生丁:注意发作过程有无心率加快、血压升高、呼吸减慢或暂停、瞳孔散大等,注意有无大小便失禁。

教师:大家讲得很好,只是忽略了意识恢复时的观察,此时要注意有无自动症、头痛、疲乏、肌肉酸痛等表现。

▲实训 9-8-2

【实践目的】 帮助学生掌握癫痫病人的护理要点。

【实践地点】 模拟病房。

【实践内容】 癫痫病人的护理。

【实践用物】 病床、静脉注射用物等。

【实践方法】 模拟情境:向病人家属宣传癫痫及癫痫持续状态的护理常识。

*参考情境

病人家属:护士,以前我女儿每次癫痫发作很快就好了,这次怎么老抽,还醒不过来呀?

护士:阿姨,您女儿这次发作与以前不一样,是癫痫持续状态。

病人家属:哦。你现在给她推的什么药呀?

护士:是地西泮,目的是迅速控制癫痫发作。

病人家属:那你怎么推的这么慢呀?快点推呀,让她早点醒过来呀!

护士:因为这个药过量会抑制呼吸,不能推得太快,所以我推的比较慢。此外,我边推药还要边观察呼吸。

病人家属:哦。我女儿这次发病怎么这么严重,我们都急死了。

护士:您别太急,我们会尽最大的努力去抢救她的,请您多多配合。如果您女儿再次发作,要立即按床头铃叫我们,并将这个特制的压舌板塞放在臼齿之间,头偏向一侧,解开衣领、裤带,用软枕保护她,以免撞伤、坠床等意外发生。

病人家属:好的,我一定按你们说的做。我女儿这次发作就是不听医生的话导致的。本来吃抗癫痫药效果挺好的,半年多没发作了。她自认为病好了,就自己减少药量,结果病情更重了。

护士:您说得对,癫痫病人一定要遵医嘱用药,不能自行减量或停用药物,服药期间要定期复诊,注意观察药物不良反应。

(2周以后)

病人:护士,谢谢您救了我的命!回去后我一定要按医嘱吃药。

护士:除了遵医嘱用药外,还要特别注意安全。您可以正常的生活和工作,但要注意避免长时间看电视、洗浴、打游戏等,尽量不去舞厅、歌厅、游戏厅。外出要带够足量药物,随身携带信息卡。您以后不要从事高空作业、驾驶、水上作业等发作可能危及生命的工种,避免单独一个人游泳、泡澡等。

病人:我是小学教师,我从事这个工作可以吗?

护士:可以。

病人:谢谢!

护士:不客气!

▲实训 9-8-3

【实践目的】 训练学生掌握癫痫持续状态的急诊护理。

【实践地点】 模拟病房。

【实践内容】 癫痫持续状态的急诊护理。

【实践用物】 推床、带床栏病床、腕带、约束带、测量生命体征用物、静脉注射用物、氧气、吸引器、特护记录单等。

【实践方法】 模拟情境:请同学分别扮演医生、病人、家属、护士,模拟癫痫持续状态的急诊护理。

*参考情境:病人家属用推车送癫痫持续状态病人入院。见图9-8-1。

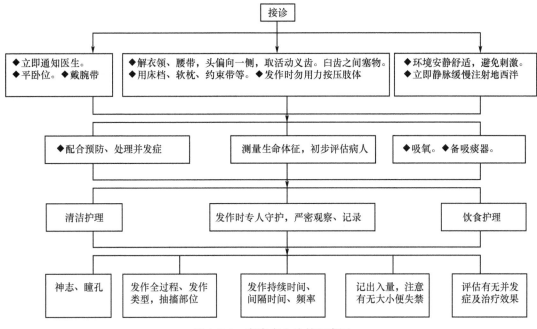

图 9-8-1 癫痫病人抢救程序图

二、练 习 题

（一）选择题

1. 癫痫是因多种病因导致脑神经元。

A. 缺血   B. 萎缩

C. 凋亡   D. 高度同步正常放电

E. 高度同步异常放电

2. 与癫痫发作有关的因素是

A. 遗传   B. 脑疾病

C. 全身疾病   D. 情绪

E. 以上均是

3. 癫痫的临床特点是

A. 发作性、短暂性、重复性、刻板性

B. 发作性、持续性、重复性、刻板性

C. 逐渐性、短暂性、重复性、刻板性

D. 发作性、短暂性、非重复、刻板性

E. 发作性、短暂性、重复性、多变性

4. 各类癫痫的主要症状是

A. 昏迷   B. 抽搐

C. 呼吸暂停   D. 牙关紧闭

E. 双眼上翻

5. 癫痫最常见的临床类型是

A. 失神发作

B. 全面性强直-阵挛性发作（GTCS）

C. 精神症状性发作

D. 运动性发作

E. 复杂部分性发作

6. 癫痫大发作最典型的特点是

A. 牙关紧闭

B. 口吐白沫

C. 大小便失禁

D. 逐渐神志丧失和强直后阵挛

E. 突然神志丧失和强直后阵挛

7. GTCS 三期分别是

A. 强直期、阵挛期、发作期

B. 抽搐期、阵挛期、发作后期

C. 强直期、阵挛期、发作后期

D. 前驱期、阵挛期、发作后期

E. 发作前期、发作期、发作后期

8. 全面强直-阵挛发作时护理措施不妥的是

A. 让病人取平卧位

B. 松解领扣和腰带

C. 切勿喂水

D. 牙垫塞入上、下门齿之间

E. 不能强力按压肢体

9. 关于癫痫病人长期服药的描述正确的是

A. 服药量要大

B. 联合用药

C. 症状控制后及时停药

D. 最好单一药物治疗

E. 根据病情随时增减药量

10. 该病人发作时的治疗措施妥当的是

A. 预防外伤及其他并发症

B. 立即把病人抱到床上

C. 用约束带约束四肢防自伤

D. 立即口服抗癫痫药

E. 及时为病人进行心电监护

11. 病人,男性,28 岁。原有癫痫大发作史,今日有多次抽搐发作,间歇期意识模糊,两便失禁,首选急救措施是

A. 鼻饲抗癫痫药

B. 20% 甘露醇静脉滴注

C. 肌内注射苯巴比妥

D. 0.1% 水合氯醛保留灌肠

E. 静脉推注地西泮

12. 病人,男性,18 岁。吃饭时突然中断、发呆,手中筷子掉落,约 10 秒钟后又能继续吃饭,近日经常有类似发作,每次发作后均无记忆,最可能的诊断是

A. 癫痫失神发作

B. 肌阵挛发作

C. 无张力发作

D. 癫痫精神运动性发作

E. 癫痫单纯部分性发作

(13~15 题共用题干)

病人,女性,18 岁。突发双眼上吊,牙关紧闭,口吐白沫,双上肢屈曲,双拳紧握,双下肢伸直,持续约 20 秒,20 分钟后,再次出现此症状,持续约 10 秒,发作间歇时病人神志不清,有小便失禁。

13. 该病人最恰当的诊断是

A. 失神发作 B. 肌阵挛发作

C. 癫痫持续状态 D. 强直发作

E. 阵挛性发作

14. 控制癫痫持续状态首选药物是

A. 地西泮 B. 丙戊酸钠

C. 氯丙嗪 D. 卡马西平

E. 苯妥英钠

15. 癫痫最具特征的检查是

A. CT B. 脑电图

C. MRI D. 生化检查

E. 抽脑脊液

(二) 简答题

1. 为什么异常放电波及脑干网状结构上行激活系统会导致失神发作?

2. 为什么网状脊髓束受抑制会发生强直-阵挛?

3. 意识丧失的间接依据是舌咬伤、尿失禁等,对吗?

4. GTCS 要不要住院治疗? 癫痫持续状态呢?

5. 单纯性部分发作与复杂性部分发作的区分主要是有无意识障碍,对吗?

6. 癫痫诊断主要靠病史、临床表现还是主要靠神经系统检查和辅助检查?

7. 为什么 GTCS 不立即用药?

8. 不同情况下癫痫护理的重点有哪些不同?

9. 癫痫大发作时将牙垫塞入上下门齿之间对吗? 为什么?

10. 若癫痫病人正在静脉输液,为防止注射针刺破血管,癫痫发作时家属用力按压肢体妥当吗? 为什么? 你认为应怎样做?

11. 癫痫持续状态病人能不能经口喂药? 为什么?

12. 坚持服抗癫痫药需要多少年?

13. 为防止意外,不让癫痫病人外出,对吗?

参 考 答 案

(一) 选择题

1~5 EEABB 6~10 ECDDA

11~15 EACAB

(二) 简答题

1. 答:觉醒状态主要由脑干网状结构上行激活系统来维持。

2. 答:因为网状脊髓束的作用是使牵张反射消失,肌张力降低。

3. 答:对。

4. GTCS 发作时间很短,不需住院治疗。但癫痫持续状态需要住院治疗。

5. 答:对。单纯性部分发作没有意识障碍,复杂性部分发作有。

6. 答:主要靠病史、临床表现。因为癫痫发作一般比较短暂,来不及做神经系统检查。部分癫痫病人脑电图检查始终正常,故也不能完全依赖辅助检查进行诊断。

7. 答:GTCS 发作时间很短,来不及用药,所以主要是预防外伤及并发症。

8. 答:GTCS 护理重点是防窒息、防损伤;癫痫持

续状态护理重点是立即制止发作;发作间歇期护理重点是指导病人遵医嘱用药。

9. 答:不对。应该置于病人口腔一侧上下白齿之间,以免损伤门齿。

10. 答:不妥当。癫痫发作时用力按压病人的肢体,易造成骨折。应该选择非关节处进行静脉注射,加强局部固定。

11. 答:最好不要经口喂药,因为易发生窒息。建议鼻饲给药。

12. 答:一般 GTCS 完全控制 4~5 年后可以考虑开始停药。停药前应有一个缓慢减量的过程,一般不少于 6 个月。遵医嘱停药。

13. 答:不对。癫痫病人可以正常的生活和工作。但要注意安全。

第9节　三叉神经痛病人的护理

练习题

(一)选择题

1. 三叉神经痛是在下列哪个分布区域内出现的疼痛

A. 脑神经　　　　B. 脊神经

C. 交感神经　　　D. 副交感神经

E. 三叉神经

2. 三叉神经痛的性质是

A. 短暂、反复发作、难以忍受的剧痛

B. 短暂、偶然发作、难以忍受的剧痛

C. 短暂、反复发作、轻微的疼痛

D. 持续发作、难以忍受的剧痛

E. 持续发作、轻微的疼痛痛

3. 三叉神经痛时间描述正确的是

A. 持续数秒或 1~2 分钟,突发突止,间歇期仍轻微痛

B. 持续数秒或 10~20 分钟,突发突止,间歇期完全正常

C. 持续数秒或 1~2 分钟,逐渐发生,间歇期完全正常

D. 间断数秒或 1~2 分钟,突发突止,间歇期完全正常

E. 持续数秒或 1~2 分钟,突发突止,间歇期完全正常

4. 三叉神经痛首选药物是

A. 苯妥英钠　　　B. 氯硝西泮

C. 卡马西平　　　D. 吗啡

E. 哌替定

5. 病人,男性,41 岁。既往体健,近日因寒冷突然出现左侧面部剧痛,持续数秒或 1~2 分钟,突发突止,间歇期完全正常,首先应考虑的诊断

A. 牙痛　　　　　B. 三叉神经痛

C. 面神经炎　　　D. 鼻窦炎

E. 单纯部分性发作

6. 病人,女性,34 岁。2 周来,常在刷牙时出现左侧面颊和上牙部疼痛,每次持续 1~2 分钟,神经系统检查未发现异常,诊断为三叉神经痛,首选的治疗药物是

A. 阿司匹林　　　B. 6-氨基己酸

C. 地西泮　　　　D. 卡马西平

E. 新斯的明

(二)简答题

1. 为什么三叉神经痛发作时伴有流泪及流口水?

2. 三叉神经痛的"扳机点"是否与三叉神经分布区域有关?

3. 卡马西平的服用剂量有什么规律?

4. 为什么洗漱、进餐动作要轻柔?

参考答案

(一)选择题

1~5　EAECB　6　D

(二)简答题

1. 答:与三叉神经分布区域及受刺激有关。

2. 答:"扳机点"在三叉神经分布区域内。

3. 答:逐渐增量,疼痛控制后逐渐减量。

4. 答:以免刺激"扳机点"诱发疼痛。

第 10 节　帕金森病病人的护理

练 习 题

(一) 选择题

1. 帕金森病好发年龄是
A. 40 岁以前　　　　　B. 30 岁以前
C. 20 岁以前　　　　　D. 10 岁以前
E. 以上均不对

2. 帕金森病主要与什么有关
A. 脑内多巴胺减少　　B. 脑内多巴胺增多
C. 电解质紊乱　　　　D. 脑缺血
E. 脑内乙酰胆碱减少

3. 帕金森病特征性症状是
A. 头痛　　　　　　　B. 静止性震颤
C. 姿势步态异常　　　D. 运动迟缓
E. 共济失调

4. 病人，女性，48 岁。临床上出现以静止性震颤、肌强直、运动迟缓和姿势步态障碍为临床特征的临床表现。该病的诊断是
A. 脑出血　　　　　　B. 脑血栓形成
C. 脑梗死　　　　　　D. 帕金森病
E. 短暂性脑缺血发作

(5~6 题共用题干)

病人，女性，48 岁。有"搓丸样动作"，静止时出现且明显，睡眠时消失，伴"齿轮样肌强直"、"写字过小症"、"慌张步态"，诊断为帕金森病。

5. 本病常用治疗方法为
A. 抗胆碱能药物非替代治疗
B. 金刚烷胺非替代治疗
C. 多巴胺替代疗法
D. 多巴胺受体激动剂治疗
E. 以上均是

6. 本病要加强安全护理，要特别注意以下哪方面问题
A. 跌倒　　　　　　　B. 烧伤、烫伤
C. 坠床　　　　　　　D. 走失
E. 以上均是

(二) 简答题

1. 典型的帕金森病有哪四大主要特征？哪一项是本病特征性症状？

2. 既然本病药物治疗不能抑制疾病进展，且都有副作用和长期服用后药效衰减的缺点，为什么还要进行药物治疗。

3. 若有病人问你：我和另一个病人都患有帕金森病，为什么吃的药不一样？苯海索和美多巴哪个药更好？你将如何回答？

4. 为什么用左旋多巴治疗时，不应同时服维生素 B_6？

5. 为什么不直接用多巴胺治疗本病？

6. 为什么帕金森病护理中安全护理放在第一位？

7. 为什么地毯微凸对正常人没影响，但却非常容易导致帕金森病病人跌倒？

8. 什么情况下会出现"开-关现象"和"剂末恶化"？如何处理？

9. 为什么帕金森病康复护理要针对不同时期进行不同护理？

10. 帕金森病病人端碗持筷有困难，吃饭又慢，为什么还想尽一切办法鼓励病人自己进食？

11. 为什么对帕金森病病人来说，排便护理和皮肤护理很重要？

参 考 答 案

(一) 选择题

1~5　EABDE　6　E

(二) 简答题

1. 答：静止性震颤、肌强直、运动迟缓、姿势步态障碍。静止性震颤为首发症状，是本病特征性症状。

2. 答：因为目前尚无阻止本病自然进展的良好方法，相比之下，药物治疗最为有效。

3. 答：苯海索和美多巴都是治疗帕金森病的药物，只是作用机制不一样。一般先采用抗胆碱能药物(如苯海索等)等非替代疗法，疗效减弱后再改用或加用替代性药品(如美多巴等)。你们两个病人病情不一样，所以用药不一样。

4. 答：维生素 B_6 能在中枢神经系统以外促进 L-多巴转变为多巴胺，减少多巴胺进入脑内。

5. 答：多巴胺不易透过血脑屏障，须用能透过血脑屏障的左旋多巴与外周多巴脱羧酶抑制剂(苄丝

肼、卡比多巴)组成的复方多巴制剂,使更多多巴进入脑内后再脱羧成多巴胺。

6. 答:因为病人往往有静止性震颤、肌强直、运动迟缓、姿势步态障碍,容易跌倒、坠床,所以,本病安全护理尤为重要。

7. 答:因为帕金森病常有"慌张步态"伴走路拖步,易被微凸地毯绊倒。

8. 答:①"开-关现象"指症状在突然加重与突然缓解之间波动。遵医嘱加用多巴胺受体激动剂,减少左旋多巴用量,可以防止或减少"开-关现象"发生。

②"剂末恶化"又称疗效减退,指每次服药后药物的作用时间逐渐缩短。遵医嘱增加每天总剂量,分开多次服用可以预防"剂末恶化"。

9. 答:因为不同时期帕金森病活动障碍程度不同。

10. 答:鼓励生活自理,有利于防止和推迟关节强直与肢体挛缩。

11. 答:因为本病有自主神经系统紊乱,表现为顽固性便秘、夜间大量出汗等。

第11节　急性炎症性脱髓鞘性多发性神经病病人的护理

练 习 题

(一) 选择题

1. 吉兰-巴雷综合征首发症状是

A. 四肢对称性收缩

B. 四肢对称性无力

C. 四肢交叉性收缩

D. 四肢交叉性无力

E. 四肢同侧性无力

2. 吉兰-巴雷综合征临床特征是

A. 急性、对称性、弛缓性肢体瘫痪

B. 慢性、对称性、弛缓性肢体瘫痪

C. 急性、交叉性、弛缓性肢体瘫痪

D. 慢性、交叉性、弛缓性肢体瘫痪

E. 急性、同侧性、弛缓性肢体瘫痪

3. 吉兰-巴雷综合征脑脊液特点是

A. 蛋白增高　　　B. 细胞增高

C. 蛋白减少　　　D. 细胞减少

E. 蛋白-细胞分离现象

4. 吉兰-巴雷综合征最主要的感染因子是

A. 病毒　　　　　B. 支原体

C. 衣原体　　　　D. 空肠弯曲菌

E. 大肠埃希菌

5. 吉兰-巴雷综合征最主要的死因是

A. 跌倒　　　　　B. 窒息

C. 呼吸肌麻痹　　D. 四肢肌麻痹

E. 腹肌麻痹

6. 吉兰-巴雷综合征最主要的护理措施是

A. 保持呼吸道通畅,预防并发症

B. 增加营养　　　C. 康复训练

D. 卧床休息　　　E. 心理护理

(二) 简答题

1. 为什么吉兰-巴雷综合征病人会出现神经传导速度减慢现象?

2. 吉兰-巴雷综合征病人常有意识改变吗?

3. 为什么急性呼吸衰竭是本病死亡的主要原因?

4. 末梢型感觉障碍的特点是什么?

5. 哪项辅助检查最有助于吉兰-巴雷综合征诊断?

6. 吉兰-巴雷综合征病人急诊入院,你首先观察病人什么情况?首先指导病人做什么?

参 考 答 案

(一) 选择题

1~5　BAEDC　6　A

(二) 简答题

1. 答:吉兰-巴雷综合征病人有神经轴突髓鞘脱离现象,此时,神经冲动不能通过郎飞节跳跃传导,只能沿着神经轴突缓慢传导。

2. 答:一般吉兰-巴雷综合征病人意识没有明显改变。

3. 答:与呼吸肌麻痹有关。

4. 答:肢体远端有麻木、蚁走感、针刺感、烧灼感等感觉异常,可出现手套、袜套样感觉减退。

5. 答:脑脊液检查可见蛋白-细胞分离现象。

6. 答:首先观察病人呼吸,指导病人有效排痰,避免误吸。

第 12 节　重症肌无力病人的护理

练 习 题

简答题

1. 有人说重症肌无力主要是由乙酰胆碱合成和释放减少导致的,对吗?

2. 一位 27 岁病人神志清楚、眼睑下垂、眼球居中、吐词欠清、声音低弱、呼吸浅快、肌张力低,你认为她是重症肌无力吗?病人若有晨轻暮重症状是不是更有助于诊断?

3. 三种危象分别与抗胆碱酯酶药物有什么关系?

参 考 答 案

简答题

1. 答:不对。重症肌无力因是突触后膜上的乙酰胆碱受体被破坏了,使乙酰胆碱无法发挥作用所致。

2. 答:是重症肌无力。若有晨轻暮重症状更有利于诊断。

3. 答:①重症肌无力危象:加大抗胆碱酯酶药剂量。②胆碱能危象:立即停用抗胆碱酯酶药物,静脉注射阿托品。③反拗危象:暂停抗胆碱酯酶药物,维持输液或改用其他疗法。

第 13 节　神经系统常用诊疗技术及护理

腰 椎 穿 刺 术

腰椎穿刺术(lumbar puncture)(简称腰穿)是穿刺针从腰椎间隙进入蛛网膜下隙放出脑脊液(CSF)的技术。是诊断和治疗中枢神经系统疾病最易进行和创伤最小的手术。

【相关知识】

1. 脑脊液循环　脑脊液是无色透明液体,大多数由侧脑室脉络丛产生,经过一些脑室和孔道最后流到脑和脊髓表面的蛛网膜下隙,并通过脑脊液循环,保持蛛网膜下隙内压力动态平衡。见图 9-1-2。

2. 脑脊液特点　具有一定的压力,一定细胞成分及化学成分。正常情况下脑脊液产生与吸收是平衡的,成人脑脊液总量平均为 130ml。正常脑脊液压力为 $80 \sim 180mmH_2O$。超过 $200mmH_2O$ 提示颅内压增高,低于 $80mmH_2O$ 为颅低压。

【适应证】

1. 诊断性穿刺　主要是对中枢神经系统疾病诊断及鉴别诊断。通过放出脑脊液,了解脑脊液常规、生化(糖、氯化物和蛋白质)、细胞学、免疫学变化以及病原学证据,测定脑脊液的压力。通过压颈试验可以了解蛛网膜下隙有无阻塞。通过注入空气或造影剂,可以了解蛛网膜下隙情况。

2. 治疗性穿刺　向蛛网膜下隙注入药物或放出异常的脑脊液。

【禁忌证】

1. 穿刺部位皮肤软组织或脊柱有感染者。

2. 颅内压增高　颅内占位性病变或阻塞性脑积水引起的颅内压增高是腰穿绝对禁忌证,此时腰穿能促使或加重脑疝形成,引起呼吸骤停或死亡。若颅高压病人无颅内占位性病变又需要腰穿检查协助诊断时,可审慎地进行腰穿。

3. 出血倾向病人　只有在特别急需的情况下方可对有出血倾向的病人做诊断性腰穿。若 BPC

<20×10⁹/L 时,腰穿前需输新鲜 BPC;若正接受肝素治疗,腰穿前需给予鱼精蛋白应用;若正接受华法林治疗,腰穿前需给予维生素 K 或新鲜血浆。

4. 某些疾病不能耐受腰穿　如心衰、休克、危重病人、精神病人等不宜做腰穿。

5. 麻醉药过敏者。

【并发症】

最严重的并发症是脑疝。最常见的并发症是低颅压性头痛,可持续 2~8 天,常伴有恶心、呕吐、眩晕等症状。低颅压性头痛通常是由脑脊液放出过多造成颅内压减低,牵拉脑膜及血管组织所致。

【操作流程】

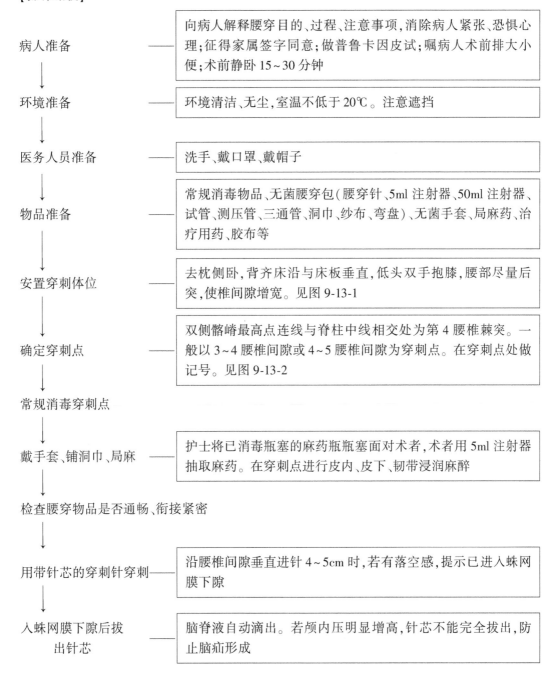

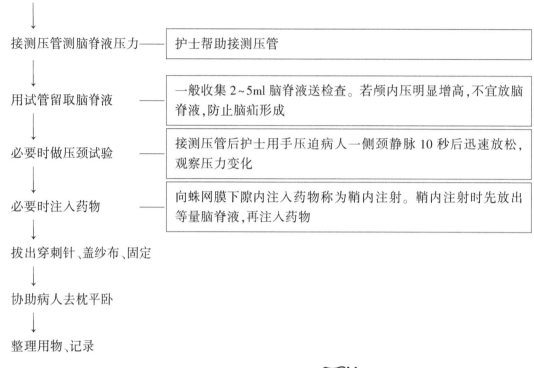

接测压管测脑脊液压力 —— 护士帮助接测压管

用试管留取脑脊液 —— 一般收集 2~5ml 脑脊液送检查。若颅内压明显增高,不宜放脑脊液,防止脑疝形成

必要时做压颈试验 —— 接测压管后护士用手压迫病人一侧颈静脉 10 秒后迅速放松,观察压力变化

必要时注入药物 —— 向蛛网膜下隙内注入药物称为鞘内注射。鞘内注射时先放出等量脑脊液,再注入药物

拔出穿刺针、盖纱布、固定

协助病人去枕平卧

整理用物、记录

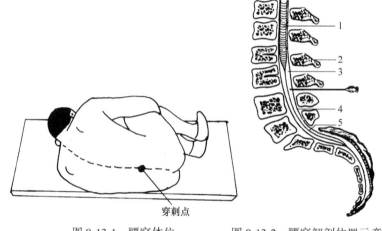

穿刺点

图 9-13-1　腰穿体位　　　　图 9-13-2　腰穿解剖位置示意图

【护理】

1. 观察病情变化　术中密切观察病人的生命体征、神志、面色、出汗、疼痛情况。发现异常及时通知医生。若病人有脑疝先兆,要立即建立静脉通道,使用脱颅压药,积极配合抢救。术后注意观察病人是否有头痛、恶心、呕吐、眩晕等情况。

2. 术中安慰病人　腰穿期间护理人员在病人旁边适当解释,指导病人张开嘴巴,缓慢呼吸,放松心情,提醒病人勿动,必要时协助病人维持固定姿势。

3. 协助收集脑脊液　使用无菌试管收集脑脊液。收集的脑脊液于 30 分钟内送检,以免放置过久变质。若不能立即送检,应将脑脊液置 4℃冰箱内。

4. 术后护理　为预防病人腰穿后颅内压降低所致的头痛,术后去枕平卧 4~6 小时,24 小时内不宜下床活动。鼓励病人多饮水,但颅内压较高者,不宜多饮水。若病人头痛,将其安排在较暗的房间休息 12~24 小时,使脚略抬高 10°~15°。

5. 穿刺部位护理 保持纱布清洁干燥,观察有无渗液、渗血等情况。

脑血管造影

脑血管造影是将含碘造影剂注入颈动脉或椎动脉内,然后连续 X 线摄片记录造影剂随脑血液循环在不同时间、部位行经情况的一种显影技术。目前脑血管造影已逐渐被数字减影脑血管造影(digital subtraction angiography,DSA)所取代。DSA 应用电子计算机程序将组织图像转变成数字信号输入并储存,然后经动脉或静脉注入造影剂获得第二次图像,也经计算机转变成数字信号,两次数字相减后将获得一个新的只充满造影剂的血管图像(图 9-13-3)。DSA 简便快捷,血管影像清晰,并可选择性拍片,尤其适用于头颈部血管病变,如动脉瘤和血管畸形等。数字减影脑血管造影目的是观察脑血管的走行,血管有无移位、闭塞及其他异常等。

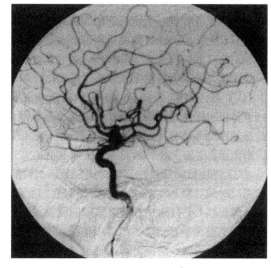

【适应证】

1. 脑血管疾病。

2. 颅内占位病变和颅脑外伤。

【禁忌证】

1. 有严重出血倾向者。

2. 对造影剂和麻醉剂过敏者。

3. 病情危重不能耐受手术者。

4. 穿刺部位皮肤感染者。

图 9-13-3 脑血管 DSA 影像

【操作流程】

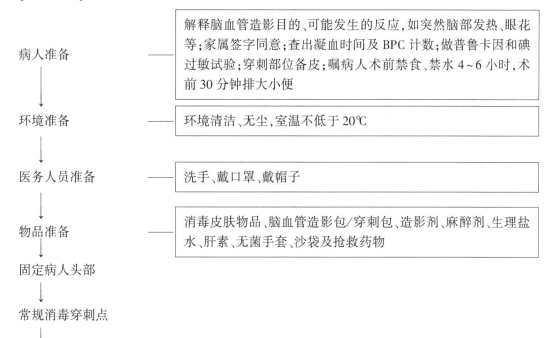

病人准备	——	解释脑血管造影目的、可能发生的反应,如突然脑部发热、眼花等;家属签字同意;查出凝血时间及 BPC 计数;做普鲁卡因和碘过敏试验;穿刺部位备皮;嘱病人术前禁食、禁水 4~6 小时,术前 30 分钟排大小便
环境准备	——	环境清洁、无尘,室温不低于 20℃
医务人员准备	——	洗手、戴口罩、戴帽子
物品准备	——	消毒皮肤物品、脑血管造影包/穿刺包、造影剂、麻醉剂、生理盐水、肝素、无菌手套、沙袋及抢救药物
固定病人头部		
常规消毒穿刺点		
穿刺或插管	——	从股动脉插管到靶动脉

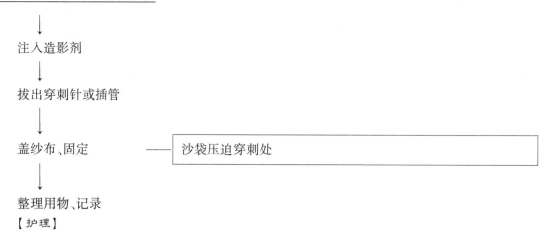

整理用物、记录

【护理】

1. 观察病情　术中、术后均要密切观察病人的生命体征、神志、瞳孔变化情况。DSA 术后观察足背动脉搏动、下肢皮肤温度和颜色等,注意敷料是否清洁干燥,有无渗血及皮下血肿等情况发生,发现异常及时通知医生,酌情处理。

2. 压迫止血　DSA 术后穿刺部位加压包扎 6~8 小时,术侧肢体制动,平卧 24 小时。

3. 嘱病人多饮水　促进造影剂排出。

4. 遵医嘱预防性的应用抗生素。

（任海燕　张小来）